Arzneimittel-Nebenwirkungen

Eine organbezogene Übersicht

Dirk Keiner
Cordula Lebert

Arzneimittel-Nebenwirkungen

Eine organbezogene Übersicht

Dirk Keiner
Cordula Lebert

Govi

ISBN 978-3-7741-1670-2 (E-Book, ISBN 978-3-7741-1671-9)
Dieses Werk wurde 2014 begründet von Hartmut Morck und Egid Strehl.

Apothekerhaus Eschborn, Carl-Mannich-Straße 26, 65760 Eschborn
avoxa.de, govi.de

Titelbild: © hywards - stock.adobe.com
Satz: Fotosatz Buck, Zweikirchener Str. 7, 84036 Kumhausen
Druck und Verarbeitung: Medienhaus Plump GmbH, Rheinbreitbach
Printed in Germany

Bibliografische Information der Deutschen Nationalbibliothek
Die Deutsche Nationalbibliothek verzeichnet diese Publikation in der Deutschen Nationalbibliografie; detaillierte bibliografische Daten sind im Internet über http://dnb.d-nb.de abrufbar.

Wichtiger Hinweis

Medizin und Pharmazie als Wissenschaft sind ständig im Fluss. Forschung und klinische Erfahrungen erweitern unsere Kenntnisse, insbesondere was Behandlung und medikamentöse Therapie anbelangt. Soweit in diesem Werk eine Dosierung oder eine Applikation erwähnt wird, darf der Leser zwar darauf vertrauen, dass Autoren, Herausgeber und Verlag größte Mühe darauf verwandt haben, dass diese Angabe genau dem Wissensstand bei Fertigstellung des Werkes entspricht. Dennoch ist jeder Leser aufgefordert, die Packungsbeilage oder die Fachinformation der verwendeten Präparate zu prüfen, um in eigener Verantwortung festzustellen, ob die dort gegebene Empfehlung für Dosierungen oder Beachtung von Kontraindikationen gegenüber der Angabe in diesem Buch abweicht. Das gilt besonders bei selten verwendeten oder neu auf den Markt gebrachten Präparaten und bei denjenigen, die von zuständigen Behörden in ihrer Anwendbarkeit eingeschränkt worden sind. Alle Angaben ohne Gewähr.
Geschützte Handelsnamen (Warenzeichen) wurden nicht besonders kenntlich gemacht. Aus dem Fehlen eines solchen Hinweises kann also nicht geschlossen werden, dass es sich um einen freien Warennamen handelt. Die erwähnten Handelspräparate wurden lediglich beispielhaft bzw. aus didaktischen Überlegungen heraus gewählt. Produktbezeichnungen und Warenzeichen können warenzeichenrechtlich geschützt sein, auch wenn ein Hinweis auf etwa bestehende Schutzrechte fehlt.

Aus Gründen der besseren Lesbarkeit wird an einigen Stellen auf die gleichzeitige Verwendung der Sprachformen männlich, weiblich und divers (m/w/d) verzichtet. Sämtliche Personenbezeichnungen gelten gleichermaßen für alle Geschlechter.

Vorwort

Die Kenntnis und die Überwachung unerwünschter Arzneimittelwirkungen (UAW) stellen wichtige pharmazeutische Handlungsfelder im Medikationsmanagement dar. Es bestehen zahlreiche Anforderungen in bezug auf den UAW-Meldeprozess.

Im Rahmen der individualisierten Therapieentscheidung stellt bei der Auswahl der Arzneistoffe das Nebenwirkungsprofil einen relevanten Sicherheitsaspekt dar. UAWs gehen mit zahlreichen Risiken einher wie höhere Morbiditäts- und Mortalitätsraten, Verlängerung des Krankenhausaufenthaltes, unnötigen Wiedereinweisungen sowie erhöhten Gesundheitsausgaben.

Die Identifizierung sowie die Zuordnung einer UAW ist thematisch wie zeitlich herausfordernd. Angehörige von Gesundheitsberufen erkennen manchmal nicht, dass eine UAW aufgetreten ist, indem sie die Beschwerden oder Symptome der Patienten als geringfügig und irrelevant oder im Zusammenhang mit dem Fortschreiten ihrer Erkrankungen fehlinterpretieren. Dies könnte erklären, warum viele UAW nie erkannt werden.

Apotheker genießen eine hohe Anerkennung für ihre Rolle bei der Umsetzung von Pharmakovigilanz-Prinzipien und der Meldung von UAWs in ihrer täglichen Praxis. Dem sollten wir gerecht werden. Nebenwirkungen durch Arzneimittel treten im Apothekenalltag als arzneimittel-bezogene Probleme oft in Erscheinung mit einem Anteil je nach Studiendesign und -größe zwischen 11 Prozent (APO-AMTS-Projekt) und 25 Prozent (AWATAR-Studie).

Dieses Werk verbindet meist häufige Arzneimittelnebenwirkungen in einem sich auch veränderten therapeutischen Umfeld mit Praxistipps und Fallbeispielen. Die strukturierte Darstellung anhand von Körperregionen erleichtert die Identifizierung sowie Zuordnung von UAWs innerhalb eines polypharmazeutischen Umfeldes. Dabei haben wir unseren Schwerpunkt auf die erwachsenen Patienten gelegt.

Nutzen Sie die gemeinsame Abstimmung mit den ärztlichen Kollegen für eine effektive und sichere patientenindividualisierte Arzneimitteltherapie. Ein gezieltes „Abfragen" von UAWs wird der Patient nicht gewöhnt sein. Es stellt aber den wichtigsten Zugang zu UAWs dar.

Die inhaltliche Ausgestaltung erfolgte in Zeiten der COVID-19-Pandemie, also in einer Zeit, wo viel über Risiken und Nebenwirkungen von Impfstoffen geredet, geschrieben und diskutiert wurde. Bringen Sie sich aktiv ein in die breite Nebenwirkungsdiskussion von alten wie neuen Arzneistoffen bzw. Therapiestrategien. Der Patient wird es Ihnen sicherlich danken.

Frühjahr 2023
Die Herausgeber

Inhalt

Abkürzungsverzeichnis

→	Siehe Abschnitt/ Kapitel
AMK	Arzneimittelkommission der Deutschen Apotheker
AAD	Antibiotika-assoziierte Diarrhoe
ABDA	Bundesvereinigung Deutscher Apothekerverbände
ADKA	Bundesverband Deutscher Krankenhausapotheker
AGEP	akute generalisierte exanthematische Pustulose
AI	Aromatase-Inhibitoren
AIN	Aktute interstitielle Nephritis
AkdÄ	Arzneimittelkommission der deutschen Ärzteschaft
ALT	Alanin-Aminotransferase
AM	Arzneimittel
AMD	Altersbedingte Makuladegeneration
AMG	Arzneimittelgesetz
AMTS	Arzneimitteltherapiesicherheit
AN	Analgetika-Nephropathie
ANV	Akutes Nierenversagen
APS	Aktionsbündnis Patientensicherheit
ARDS	Acute respiratory distress syndrome
ART	Antiretrovirale Therapie
AST	Aspartat-Aminotransferase
ATN	akute Tubulusnekrose
ATP	Adenosin-Triphosphat
BAL	Bronchioalveoläre Lavage
BfArM	Bundesinstitut für Arzneimittel und Medizinprodukte
BfR	Bundesamt für Risikobewertung
BHS	Blut-Hirn-Schranke
BIP	Bleomycininduzierte Pneumonie
BMD	Bone Mineral Density (Knochendichte)
BMG	Bundesministerium für Gesundheit
BMP	Bone morphogenetic protein
BRONJ	Bisphosphonat-induzierte Osteonekrosen des Kiefers
CDI	Clostridium difficile Infektion
CIN	Chemotherapie induzierte Neuropathie
CIP	Checkpoint-Inhibitor-Pneumonitis
COMT	Catechol-O-Methyltransferase

COP	Kryptogene organisierende Pneumonie
COPD	Chronic Obstructive Pulmonary Disease
CRP	C-reaktives Protein
DAD	Diffuser Alveolarschaden
DILD	Drug-induced interstitial lung disease
DILI	Drug induced liver injury
DITP	Drug-induced thrombocytopenia
DKG	Deutsche Krankenhausgesellschaft
DMARD	Disease-modifying anti-rheumatic drug
DPD	Dihydropyrimidin-Dehydrogenase
DPLD	Diffuse parenchymatöse Lungenerkrankungen
DPR	Deutscher Pflegerat
DRESS	Drug reaction with eosinophilia and systemic symptoms (Hypersensitivitätssyndrom)
DTP	Diphtherie-Tetanus-Pertussis-Impfung
EEG	Elektroenzephalogramm
EMA	European Medicines Agency
EMB	Ethambutol
ENS	Enteritisches Nervensystem
FDA	Food and Drug Administration (USA)
FI	Fachinformation
fMRT	funktionelle Magnetresonanztomographie
GBFDE	generalisiertes bullöses fixes Arzneiexanthem
GC	Glucocorticoid
GFR	Glomeruläre Filtrationsrate
GI	Gastrointestinal
GIT	Gastrointestinaltrakt
HDAC	Histondeacetylase
ICD	International Statistical Classification of Diseases and Related Health Problems
ICI	Immuncheckpoint-Inhibitor
IfSG	Infektionsschutzgesetz
ILD	Interstitial lung disease
INH	Isoniazid
KAM	Komplementäre Arzneimittel
KBV	Kassenärztliche Bundesvereinigung
KG	Körpergewicht
KI	Konfidenzintervall
KM	Kontrastmittel
LUFU	Lungenfunktionsdiagnostik

MOH	Medication overuse headache
MTX	Methotrexat
NCI	National Cancer Institute
NEM	Nahrungsergänzungsmittel
NNH	Number needed to harm
NRTI	Nucleosidische-Reverse-Transkriptase-Inhibitoren
NSAR	Nicht-steroidales Antirheumatikum
NSCLC	non-small cell lung cancer (nicht-kleinzelliges Lungenkarzinom)
NSF	nephrogene systemische Fibrose
NSIP	Nicht-spezifische interstitielle Pneumonie
OIO	Opioid-indzierte Obstipation
OPV	oraler Polio-Impfstoff
OR	Odds Ratio
PA	Pyrrolizidin-Alkaloide
PCM	Paracetamol
PET	Positronenemissionstomographie
P-GP	P-Glykoprotein
PNP	Polyneuropathien
PPI	Protonenpumpeninhibitor
PRAC	Ausschuss für Risikobewertung im Bereich der Pharmakovigilanz
RKI	Robert-Koch-Institut
SJS	Stevens-Johnson-Syndrom
SLE	systemischer Lupus erythematodes
SSNRI	Selektive Serotinin-Noradrenalin-Reuptake-Inhibitoren
SSRI	Selektive Serotinin-Reuptake-Inhibitoren
Td	Tetanus-Diphterie-Imfpung
TdP	Torsade de Points
TEN	toxisch epidermale Nekrolyse
TKI	Tyrosin-Kinase-Inhibitoren
TZA	Tricyclische Antidepressiva
UAW	unerwünschte Arzneimittelwirkung
UDP	Uridindiphoshat
UGT	UDP-Glukuronosyl-Transferasen
ULN	Upper limit of normal
VHF	Vorhofflimmern
WHO	Word Health Organisation
ZNS	Zentrales Nervensystem

1 Einführung

Kein Arzneimitteleinsatz ohne Risiko – mal mehr, mal weniger. Doch genau hier liegt die Herausforderung für Ärzt:innen, Apotheker:innen und die Patient:innen im Alltag. Arzneimittelnebenwirkungen verringern die Lebensqualität der Patient:innen und führen zu Adhärenzminderung [34, 37]. Die Reaktion auf eine Nebenwirkung ist jedoch nur möglich, wenn diese bekannt ist und erkannt wird. Studien zufolge setzen 20 % der Patient:innen ihre Arzneimittel nebenwirkungsbedingt ab, ohne dass das ärztliche Fachpersonal Kenntnis davon hat [37].

Die Bemühungen, dass Patient:innen selbst unerwünschte Arzneimittelwirkungen melden können, gehen in die richtige Richtung. Analysen von Spontanberichten zeigen auch die Notwendigkeit dieser Nebenwirkungsberichte, da Patient:innen über andere unerwünschte Arzneimittelwirkungen berichten als ärztlich ausgebildete Personen [15]. Zudem werden über die Spontanberichte seltene Nebenwirkungen und solche, die nur bei bestimmten vulnerablen Patient:innen oder erst nach längerer Anwendung auftreten, erfasst, die in der klinischen Prüfung nicht detektierbar sind (Fallgrößen, Studiendauer, Ausschlusskriterien). Neben Netzwerk-Metaanalysen, Metaanalysen und Reviews sind für die Signaldetektion Fallserien und Case Reports sowohl für die Nebenwirkungsbewertung nutzbar als auch für die Beurteilung der Arzneimitteltherapiesicherheit. Pharmakovigilanzdaten sind dabei ebenfalls sehr hilfreich und in der europäischen Datenbank gemeldeter Verdachtsfälle von Arzneimittelnebenwirkungen unter http://www.adrreports.eu/ [20] transparent nach Handelsnamen (Produkten) oder Wirkstoffen (Substanzen) und weiteren Aspekten aktuell selektierbar. Eine Auswertung der nunmehr integrierten deutschen Datenbank liegt mit Angaben zur Hepatotoxizität, Nierenversagen und QT-Zeitverlängerung vor [8].

Die niederländischen Pharmakovigilanzdaten zeigen am Beispiel der Statine sehr eindrucksvoll die Nebenwirkungsunterschiede zwischen Frau und Mann [12]. Auch in VigiBase, der Datenbank der WHO für individuelle Nebenwirkungsmeldungen, fanden sich bei mehr als 15 Millionen Meldungen bei Frauen insgesamt mehr Nebenwirkungen, jedoch lag die Zahl der Berichte zu tödlichen Nebenwirkungen bei Männern höher als bei Frauen (6,7 % vs. 4,2 %) [50]. Geschlechterspezifische Aspekte werden am Ende dieses Kapitels dargestellt. Sie sind im Alltag vor allem im Hinblick auf die Arzneimitteltherapiesicherheit sowie das Nebenwirkungsrisiko zu berücksichtigen. Arzneigruppenspezifische Unterschiede wie bei Antidiabetika [27] sollten dann auch in Leitlinien aufgenommen werden, wie das Leitlinien-Update 2019 der Österreichischen Diabetes Gesellschaft (ÖDG) zeigt [29]. Auch Nebenwirkungslisten bei den Arzneimitteln sollten bekannte Geschlechtsunterschiede beinhalten [52].

Nebenwirkungen in der Apotheke wurden im APO-AMTS-Projekt bei 323 Medikationsanalysen (Typ 2a) zwischen Oktober 2016 und November 2017 als dritthäufigstes arzneimittelbezogenes Problem nach Interaktionen und ungeeigneter Dosierung dokumentiert [53].

Mit mehr als 6 % gehören UAW zu den häufigsten Ursachen für Gesundheitsprobleme, die schwerwiegend genug sind, um zu einem ungeplanten Krankenhausbesuch zu führen. Die Prävalenz für das Aufsuchen einer Notfallaufnahme liegt nach einer Analyse von 4 deutschen Zentren bei 6,5 %. Von den als wahrscheinlich eingestuften Auslöser für UAW waren Antithrombotika, Antihypertensiva (ACE-Hemmer/AT1-Blocker, Betablocker, Diuretika) Antidepressiva, Analgetika (Opioide, periphere Analgetika) und Antineoplatische-/immunmodulierende Arzneistoffe die am häufigsten vermuteten Auslöser. Patienten mit Verdacht auf UAW verwendeten durchschnittlich sieben verschiedene Wirkstoffe (Bandbreite von 1 bis 18) gleichzeitig an. Die Zahl der eingenommenen Medikamente nahm mit zunehmendem Alter zu [54]. Ebenfalls ist die pharmakogenomische Variabilität (→ Kap. 1, „Polymorphismen") mit Effekten auf spezifische UAWs zu beachten wie bei Clopidogrel, Codein, PPIs oder Sulfonylharnstoffen. So könnten schwerwiegenden UAWs verhindert und die Arbeitsbelastung in Notaufnahmen verringert werden [55]. Die Sensibilisierung für arzneimittelbezogene Probleme, unterstützt durch die Nutzung des Medikationsplans, wird einen wichtigen Beitrag zur zukünftigen Verbesserung der Arzneimitteltherapiesicherheit leisten.

Praxistipp
Jede auftretende Nebenwirkung ist dem behandelnden Arzt zurückzumelden. Das gilt besonders bei onkologischen Therapien [1]. Das betrifft jeden Verdachtsfall sowie jede nicht vorschriftsmäßige Anwendung mit oder ohne Nebenwirkungen.

1.1 Arzneimitteltherapiesicherheit (AMTS)

Arzneimitteltherapiesicherheit (AMTS) ist laut dem BfArM die Gesamtheit aller Maßnahmen zur Gewährleistung eines optimalen Medikationsprozesses mit dem Ziel, Medikationsfehler und damit vermeidbare Risiken für Patient:innen bei der Arzneimitteltherapie zu verringern.

Seit 2016 existiert ein Aktionsplan, um dieses Ziel zu erreichen. Die thematischen Schwerpunktthemen sind (BfArM):

- Sensibilisierung von Patient:innen , Ärzt:innen, Apotheker:innen, Pflegenden und der Öffentlichkeit für vermeidbare Risiken der Arzneimitteltherapie,
- Verbesserung der Informationen über Arzneimittel, Kennzeichnung von Arzneimitteln,
- Dokumentation der Arzneimitteltherapie und Messung der Arzneimitteltherapiesicherheit,
- Strategien zur Verbesserung der Sicherheit des Arzneimitteltherapieprozesses,
- Forschung im Bereich der Arzneimitteltherapiesicherheit und
- Organisation der Umsetzung und Fortschreibung des Aktionsplans durch eine Koordinationsgruppe, bestehend aus AkdÄ, ABDA, ADKA, APS, BMG, DKG, DPR, KBV und Patient:innen-Verbänden.

Das wichtigste Ergebnis ist die Einführung des bundeseinheitlichen **Medikationsplans** in Papierform durch Vertragsärzt:innen, wenn mindestens drei verordnete Arzneimittel gleichzeitig angewandt werden.

Die Gesamtheit der Maßnahmen zur Entdeckung, Erfassung, Bewertung und Vorbeugung von Nebenwirkungen sowie anderen arzneimittelbezogenen Problemen, die bei der Anwendung von Arzneimitteln auftreten, wird als **Pharmakovigilanz** bezeichnet.

Ein weiterer wichtiger Aspekt ist die Meldung von potenziellen oder tatsächlichen **Medikationsfehlern**. Ein Medikationsfehler umschließt laut EU-Definition ein unabsichtliches Handeln im Medikationsprozess, das zu einer Schädigung der Patient:innen führt oder aber führen könnte und Fehler aller Beteiligten (Ärzt:innen, Pflege, Apotheker:innen Patient:innen, Angehörige) umfasst. Medikationsfehler sollten zentral gemeldet werden. Auch hierfür existieren Meldebögen, die auf der Internetseite der AKDÄ heruntergeladen werden können. In vielen Krankenhäusern und Pflegeeinrichtungen haben sich dezentrale Meldesystem im Rahmen eines Fehlermanagements (von Fehlern anderer lernen) bewährt, die auf lokalspezifische Situationen/Umstände eingehen können.

Ein Medikationsprozess beinhaltet alle Stufen der Arzneimitteltherapie:

- Arzneimittelanamnese,
- Verordnung,
- Patient:innen-Information,
- Selbstmedikation,
- Verteilung/Abgabe,
- Anwendung (Applikation/Einnahme),
- Dokumentation,
- Therapie-Überwachung/AMTS-Prüfung,
- Kommunikation/Abstimmung und
- Ergebnisbewertung.

Im Krankenhaus kommt im Rahmen von AMTS den (Stations-) Apotheker:innen eine besondere Bedeutung zu, deren Nutzen in Studien belegt werden konnte. Durch die Teilnahme an Visiten, einer routinemäßigen Sichtung der Verordnungen, die Prüfung der Aufnahme- und Entlassmedikation und die Unterstützung bei der Erstellung von Therapiestandards können Medikationsfehler vermieden werden, die Verweildauer verkürzt und Kosten gesenkt werden. Der Anteil pharmazeutischer Interventionen durch Nebenwirkungen ist im Closed-Loop-Medikationsmanagementprozess jedoch gering (0,3 %) [56].

Medikationsfehler in der Praxis sind beispielsweise Verwechslungen durch Look- und Soundalikes, die zu ernsten und potenziell lebensbedrohlichen Situationen führen können. Auch digitale Freitextverordnungen von Arzneistoffen sind im Alltag riskant.

Fallbeispiel

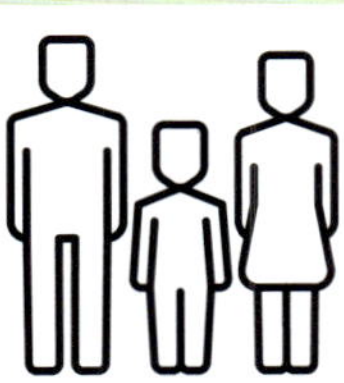

© tentacula-stock.adobe.com

Frau, 76 J.

Bei der Aufnahme ins Krankenhaus wird im Rahmen der Arzneimittel-Anamnese Eferox® 10 angegeben und in die Kurve übernommen. Tatsächlich handelt es sich aber um Exforge® 10.

Die Patientin soll Digoxin 0,2 mg nach Therapiestart auf der Intensivstation auf der chirurgischen Normalstation erhalten. Im Freitext als Sonderanforderung wurde Digitoxin 0,2 mg eingegeben. Nach Arztrücksprache war jedoch Lanicor (Digoxin) 0,25 mg richtig.

Praxistipp
Durch den bundeseinheitlichen Medikationsplan und die weitere Digitalisierung im Gesundheitswesen sind fehlerhafte Aufnahmen/Abschriften der Verordnungen oder Namensverwechslungen von Medikamenten weniger wahrscheinlich. Dennoch sollte bei der Rezeptabgabe der Abgleich mit dem Medikationsplan erfolgen. Das gilt vor allem bei Wirkstoff-Verordnungen.

1.1.1 Meldepflicht

Die **Meldepflicht** für Apotheker:innen als freier Heilberuf ist im Heilberufsgesetz der jeweiligen Bundesländer verankert (Berufsordnung) und e<rfolgt mittels Meldebogen an die Arzneimittelkommission der Deutschen Apotheker (AMK). Die Meldungen sind wichtig und dienen vor allem:

- der Entdeckung bislang unbekannter und seltener Nebenwirkungen,
- der Erfassung von Sicherheitsproblemen neuer Arzneimittel im klinischen Alltag,
- der Überwachung bekannter Arzneimittel
- und der Erfassung typischer Risiken durch Medikationsfehler.

Der Anteil an Spontanmeldungen für Verdachtsfälle zu UAW der deutschen Bevölkerung in Datenbanken durch Apotheker:innen liegt bei ca. 10 % (Kinder: Eudra-Vigilance-Datenbank 2000–2019 9,4 %; BfArM-Datenbank 1978–2016 10,3 %) [15,57].

Für das Medikationsmanagement von großer Bedeutung im Umgang mit UAW sind Rote-Hand-Briefe. Der Fokus auf Nebenwirkungen (Stufe 3) nimmt innerhalb der Arzneimittelsicher-

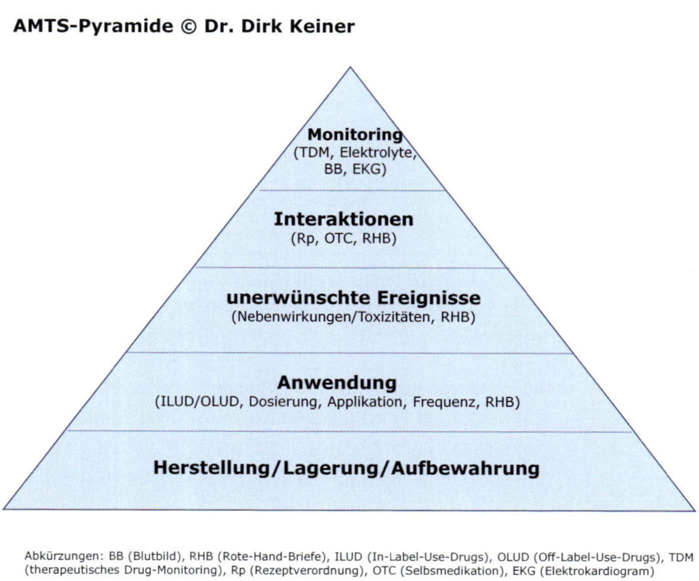

Abbildung 1.1: Fünf-Stufige Pyramide für AMTS-Risiken © Dr. Dirk Keiner [32]

heit eine wichtige Rolle ein, wie die 5-stufige AMTS-Pyramide (Abbildung 1.1) zeigt. Nur in 3,5 % der Fälle berichteten die UAW-Reports von Off-Label-Use [57].

Bestimmte Medikamentenverordnungen können auf ein UAW-Behandlung hindeuten wie Antiallergika, Antidiarrhoika, Antiemetika, Elektrolyte (Calcium, Eisen, Kalium, Magnesium, Natrium, Phosphat), Kortikosteroide, Vitamine (D, K), Natriumpolystyrolsulfonat sowie typische Antidote wie Flumazenil oder Naloxon.

Auch ein atypisches Labor- oder Diagnoseverfahren kann darauf hindeuten, dass eine Nebenwirkung vorliegt. Gängige Monitoringaspekte (Stufe 5) können ebenfalls hilfreich sein zur Identifizierung einer UAW.

1.2 Definition und Charakteristika unerwünschter Arzneimittelwirkungen

1.2.1 Definitionen

Nach AMG § 4, Abs 13 sind **unerwünschte Arzneimittelwirkungen** (UAW) die beim bestimmungsgemäßen Gebrauch eines Arzneimittels auftretenden, schädlichen und unbeabsichtigten Reaktionen. Synonym dazu sind folgende Begriffe: Nebenwirkungen, Adverse Drug Reactions, Side Effects. **Schwerwiegende** UAW sind Nebenwirkungen, die tödlich oder lebensbedrohend sind, eine stationäre Behandlung oder Verlängerung einer stationären Behandlung erforderlich machen, zu bleibender oder schwerwiegender Behinderung, Invalidität, kongenitalen Anomalien oder Geburtsfehlern führen. **Unerwartete** UAW sind Nebenwirkungen, deren Art, Ausmaß oder Ausgang von den Angaben in der Packungsbeilage des Arzneimittels abweichen. Die Sätze 1 bis 3 gelten auch für die als Folge von Wechselwirkungen auftretenden Nebenwirkungen.

Auch die europäische Zulassungsbehörde EMA (European Medicines Agency) definiert in den internationalen ICH-Richtlinien (International Conference of Harmonization) ebenso wie das AMG schwerwiegende UAW als solche, die eine Bedrohung für das Leben der Patient:innen darstellen und deshalb unabhängig von der verabreichten Dosis des Pharmakons zu einem der bereits oben aufgeführten Ereignisse führen können. Im Englischen wird die Nebenwirkung üblicherweise mit „side effect" oder „adverse reaction" bezeichnet.

Eine weitergehende Beschreibung von **unerwünschten Ereignissen** bezieht auch den unsachgemäßen Gebrauch von Arzneimitteln mit ein. Danach können diese Ereignisse beispielsweise durch die Einnahme einer höheren als der verordneten Dosis, die Nichtbeachtung von Wechselwirkungen auch mit Lebensmitteln und Nahrungsergänzungsmitteln oder aufgrund einer fehlerhaften Abstimmung von Patient:innen, ärztlicher Fachperson oder Dritter auftreten.

Alle Ereignisse können durch einen ICD-Code klassifiziert werden (im Jahr 2020: T66–T78: Sonstige und nicht näher bezeichnete Schäden durch äußere Ursachen, Achtung jährliche Aktualisierung) [25].

Bei nahezu allen Arzneistoffen muss neben ihrer beabsichtigten Wirkung auch mit einer bis mehreren Nebenwirkungen gerechnet werden. Sie können je nach klinischem Fall entweder:

- erwünscht oder – in der Regel – unerwünscht sein,
- harmlos oder schwerwiegend sein,

- vorhersehbar oder nicht vorhersehbar sein,
- dosisabhängig oder nicht-dosisabhängig sein,
- Folge eines fehlerhaften Verhaltens der Patient:innen sein,
- durch ungenügende Abstimmung aller Beteiligten verursacht sein.

Die Häufigkeit von UAW ist definitionsgemäß festgelegt.

Tabelle 1.1: Definition der Häufigkeiten von UAW

Häufigkeit	Prozentualer Anteil der Patient:innen
Sehr häufig	≥10 %
Häufig	≥1 % bis <10 %
Gelegentlich	≥0,1 % bis <1 %
Selten	≥0,01 % bis <0,1 %
Sehr selten einschließlich Einzelfälle	<0,01 %

1.2.2 Häufigkeit von UAW

Bei 5 bis 20 % aller medizinisch behandelten Klinikpatient:innen werden unerwünschte Arzneimittelwirkungen beobachtet. In der inneren Medizin werden zwei bis vier % der Patient:innen wegen Nebenwirkungen aufgenommen, die scheinbar als eigenständige Krankheitssymptome auftreten. Bei Patient:innen, die sich bereits in stationärer Therapie befinden, treten etwa 19 % aller Komplikationen im Krankenhaus im Zusammenhang mit der Arzneimitteltherapie auf.

Es wird geschätzt, dass damit 1,8 Millionen zusätzliche Krankenhaustage pro Jahr in Deutschland anfallen. Die Kosten hierfür werden auf 601 Millionen Euro geschätzt. Da man davon ausgeht, dass etwa 45 % dieser UAW vermeidbar sind, besteht ein hohes Einsparpotenzial. Da nur schwerwiegende unerwünschte Arzneimittelereignisse (UAE) aus dem ambulanten Bereich stationär behandelt werden, sollte die Häufigkeit von UAW hier deutlich höher liegen. Zu den Angaben der Häufigkeit gibt es allerdings unterschiedliche Analysen, die sich methodisch unterscheiden, aber in der Größenordnung nicht wesentlich voneinander abweichen.

Für verschiedene Arzneimittelgruppen ist auch mit spezifischen, teilweise recht hohen Nebenwirkungsraten zu rechnen: bei Zytostatika bis zu 50 %, bei Antihypertensiva und Neuroleptika bis zu 30 % bei Antiphlogistika und oralen Antidiabetika bis zu 20 %.

1.2.3 Arten von unerwünschten Arzneimittelwirkungen

Viele Arzneimittelnebenwirkungen treten bereits bei deren therapeutischer Dosierung auf, andere jedoch erst bei Überdosierung des Pharmakons. Solche Schädigungen sind in der Regel vorhersehbar (Beispiel: Hypoglykämie bei Insulinüberdosierung). Die Nebenwirkung stellt hier eine übersteigerte Hauptwirkung dar. Oftmals stehen die zu befürchtenden Nebenwirkungen jedoch mit der therapeutischen Hauptwirkung in keinerlei Zusammenhang und sind auf einen anderen Wirkmechanismus zurückzuführen (Beispiel: Nierenschädigung durch das Antimykotikum Amphotericin B). Nebenwirkungen können aber auch konsequente und damit logische

Folgeerscheinungen der Hauptwirkung sein (Beispiel: reflektorische Tachykardie nach Gaben eines starken Antihypotonikums). Nebenwirkungen können sich außerdem völlig unabhängig von der Hauptwirkung eines Pharmakons manifestieren (Beispiel: erhöhte Thromboseneigung bei Einnahme von Kontrazeptiva).

Ebenso kann es zu Nebenwirkungen als Folge von Arzneimittelinteraktionen kommen: Rifampicin verursacht durch Enzyminduktion den beschleunigten Abbau anderer Substanzen, so dass deren Wirkung gemindert wird, beziehungsweise gänzlich ausbleibt. Die letztgenannten unerwünschten Arzneimittelwirkungen sind aufgrund des heutigen Kenntnisstandes in der Regel vorhersehbar. Pharmakologische Tests an Tieren (nicht aber In-vitro-Untersuchungen) liefern hierfür wertvolle Hinweise.

Stets ist daran zu denken, dass Wechselwirkungen zu einer Verstärkung, aber auch zu einer Wirkminderung des Medikaments führen können, das wegen einer zu vermeidenden Nebenwirkung bereits unter Beobachtung steht und gegebenenfalls sogar einem Therapeutischen Drug-Monitoring unterzogen wird. Jedoch kann auch die Medikation, die bisher unauffällig war und die nicht gemonitort wurde, durch Interaktionen zu unerwünschten Wirkungen führen. Ebenso ist bei Cytochrom-P450- und Carrier-abhängigen Arzneimittelinteraktionen sowohl bei Enzyminduktion als auch -inhibition eine Latenzzeit zu berücksichtigen, sowohl bis zum Erreichen der vollen Aktivität als auch bis zum Abklingen unter die kritische Wirkkonzentration nach Absetzen eines Induktors beziehungsweise Inhibitors.

Üblicherweise werden unter Nebenwirkungen in der Regel unerwünschte Arzneimittelwirkungen (UAW) verstanden. Art und Häufigkeit von Nebenwirkungen sind als therapeutisches Risiko in jedem Einzelfall gegen das Krankheitsrisiko abzuwägen. Im Allgemeinen sind die unerwünschten Arzneimittelwirkungen eines Pharmakons für dieses spezifisch und dosisabhängig. Derartige Nebenwirkungen werden als toxisch bezeichnet. Sie sind dadurch charakterisiert, dass sie in Abhängigkeit von der gewählten Einzel- beziehungsweise Gesamtdosis bei jedem Menschen eine bestimmte Schädigung hervorrufen. Eine toxische Schädigung kann auch in einer übersteigerten Hauptwirkung bestehen:

- Überdosierung Antidiabetika → Hypoglykämie
- Überdosierung Herzwirksame Glykoside → atrioventrikuläre Überleitungsstörungen
- Überdosierung Opioide → Atemdepression

Arzneimitteltoxische Reaktionen können sich also bei entsprechender Dosierung aus den gewünschten Wirkungen beziehungsweise aus dem ihnen zu Grunde liegenden Wirkmechanismus ergeben, auf dem auch die Hauptwirkung beruht. Beispiele für derartige Wirkmechanismus-abhängigen Nebenwirkungen sind die extrapyramidalen Störungen durch Neuroleptika (in Folge einer Blockade von Dopamin-Rezeptoren), die Tachykardie bei der Anwendung von Tokolytika, die ihrerseits auf einer Stimulation vasaler und kardialer β-Rezeptoren beruht. Allerdings können toxische Schädigungen auch in Phänomenen bestehen, die nichts mit der gewünschten Hauptwirkung zu tun haben, wie etwa die Schädigung des Hör- und Gleichgewichtsorgans durch Aminoglykosid-Antibiotika. Dabei ist die Gesamtdosis, bei der eine solche toxische Nebenwirkung auftritt, im Einzelfall unterschiedlich und nicht vorhersagbar. Die individuelle Toleranz gegen toxische Nebenwirkungen kann starken Schwankungen unterworfen sein, dies auch in Abhängigkeit vom Gesundheits- beziehungsweise Funktionszustand der

Organe (Nieren-/Leberfunktion) und dem Geschlecht. Auch das Alter ist ein wichtiger Faktor. Diese Aussagen gelten für alle Substanzen, wobei ein und dasselbe Individuum gegen ein bestimmtes Pharmakon eine geringe Toleranz, gegen ein anderes jedoch eine hohe Toleranz aufweisen kann. Die unterschiedliche Verträglichkeit bei verschiedenen Individuen wird dagegen als biologische Streuung bezeichnet. Ihre Ursachen sind meistens ungeklärt, hängen jedoch in der Regel mit einer unterschiedlichen Aufnahme, Verteilung und Ausscheidung der die Nebenwirkung(en) auslösenden Substanz zusammen, wobei auch **Genderaspekte** (→ „geschlechtsspezifische Aspekte“) eine Rolle spielen können.

Alle diese Aspekte führen dazu, dass ein Teil der Patient:innen auch dann Zeichen von Arzneimittelunverträglichkeiten zeigt, wenn hinsichtlich seiner Pharmakotherapie keine offensichtliche Abweichung von der Norm festgestellt werden kann. Allerdings kann es vorkommen, dass eine für die meisten Patient:innen verträgliche Dosis eines Pharmakons bei einzelnen bereits Nebenwirkungen aufgrund einer herabgesetzten individuellen Toleranz auslösen können. Nebenwirkungen haben in Abhängigkeit vom Arzneistoff meistens auch spezielle Zielorgane, wie beispielsweise den Magen-Darm-Trakt, die Leber, die Nieren oder das Zentralnervensystem. Nebenwirkungen können nach Absetzen eines Medikaments auch dauerhaft bestehen bleiben (Beispiel: Taubheit nach einer Aminoglykosid-Überdosierung). Nicht selten sind unerwünschte Arzneimittelwirkungen auch sekundäre Wirkungen als Folge der Hauptwirkung dieses Arzneistoffs (Beispiel: Schädigung der physiologischen Bakterienflora durch Antibiotika).

Insbesondere ist die Aktivität der metabolisierenden **Cytochrom-P450-Isoenzyme** der Leber von großem Einfluss. Diese Enzyme sind stark variabel, da auch sie durch die Vorbehandlung mit derselben oder einer anderen Substanz beziehungsweise durch die gleichzeitige Behandlung mit anderen Pharmaka oder durch verschiedene Grunderkrankungen stark streuen können oder auch Patient:innen-individuellen genetisch bedingten Faktoren unterliegen. Eine bessere individuelle Ausrichtung der Pharmakotherapie in Hinblick auf Haupt- und Nebenwirkungen setzt die Kenntnis genetischer Merkmale des Individuums voraus und ist Ziel des Forschungsgebiets Pharmakogenomik. Zahlreiche Patient:innen wurden als **„langsame Verstoffwechsler“** und **„schnelle/ultraschnelle Verstoffwechsler**“ identifiziert, was erhebliche Auswirkungen auf die Dosierung haben kann. Diesen Effekt nennt man auch Polymorphismus.

Eine Sonderform toxischer Nebenwirkungen bei einer Pharmakotherapie ist die sogenannte **Jarisch-Herxheimer-Reaktion.** Sie ist gekennzeichnet durch die Verstärkung von Krankheitserscheinungen am Beginn einer antibakteriellen Therapie und beruht auf der Wirkung von Endotoxinen, die aus Mikroorganismen bei deren Zerfall unter dem Einfluss von Antibiotika freigesetzt werden. Dementsprechend kommt eine Jarisch-Herxheimer-Reaktion ohne Infektionserreger nicht vor. Ihre Diagnose sollte jedoch nicht zu einer Unterbrechung oder Unterlassung der Behandlung führen, sondern lediglich zu einer Modifizierung der Dosierung so lange, bis die akuten Reaktionssymptome nachlassen. Die Jarisch-Herxheimer-Reaktion tritt vor allem bei bakterizid wirkenden Antibiotika und hoher Infektionslast auf, falls möglich sollte daher auch an eine Umstellung der Therapie mit einem bakteriostatisch wirksamen Antibiotikum gedacht werden. Auch bei einer sehr effektiven antihelmintischen Therapie von systemischen Wurminfektionen (z. B. Billharziose) kann eine Jarisch-Herxheimer-ähnliche Reaktion auftreten, die in diesem Fall durch die Freisetzung toxisch wirkender Elemente aus den zerfallenden Parasiten verursacht wird.

Ein spezieller Fall von unerwünschten Arzneimittelwirkungen sind **allergische Reaktionen**. Sie fallen in der Regel dann auf, wenn der Organismus auf das Pharmakon verstärkt hyperreagiert. Allergische Reaktionen sind weitgehend dosisunabhängig und nicht für den betreffenden Arzneistoff charakteristisch. Sie sind Folge einer Antigen-Antikörperreaktion, die eine entsprechende pathologische Reaktionskette unabhängig von der Struktur des Antigens auslöst. Erst der zweite Kontakt mit dem gleichen Antigen, das zunächst eine Sensibilisierung verursachte, kann schließlich eine allergische Überempfindlichkeitsreaktion in Gang setzen. Die Vorhersehbarkeit allergischer Reaktionen wird zusätzlich durch das Phänomen der Kreuzallergie erschwert. Hier wird dann die Reaktion auch durch einen mit dem Erstantigen strukturverwandten Stoff sogar bereits beim ersten Kontakt mit diesem ausgelöst.

1.2.4 Ursachen und Angriffsorte

Nebenwirkungen können sich sehr rasch nach Anwendung eines Arzneimittels manifestieren wie im Fall von anaphylaktischen Reaktionen. Unerwünschte Arzneimittelwirkungen können allerdings auch mit teilweise großer Verzögerung auftreten, zum Beispiel eine Herzschädigung nach einer mehrmaligen Krebsbehandlung mit Anthrazyklin-Derivaten wie Doxorubicin. Nebenwirkungen können akut lebensbedrohlich sein wie die bereits erwähnte Anaphylaxie, aber auch verhältnismäßig milde und voll reversibel verlaufen, wie dies bei einer passageren Obstipation in Folge der vorübergehenden Einnahme aluminiumhydroxidhaltiger Antazida der Fall ist. Üblicherweise muss die Nebenwirkung eines Pharmakons nicht an der Stelle auftreten, an der es seine heilende beziehungsweise symptomatische Wirkung entfaltet, sondern das Zielorgan/die Zielorgane liegen anderswo (Beispiel: Ödembildung im Bindegewebe bei Glucocorticoid-Einnahme als Immunsuppressivum zur Vermeidung einer akuten Transplantat-Abstoßung). Es gibt aber auch nicht wenige Pharmaka, die ihre Nebenwirkungen am Zielorgan manifestieren, an dem sie ihre erwünschten Wirkungen entfalten sollen. Ein Beispiel hierfür ist das Antiarrhythmikum Dronedaron, dass in Studien eine erhöhte Sterblichkeit gegenüber

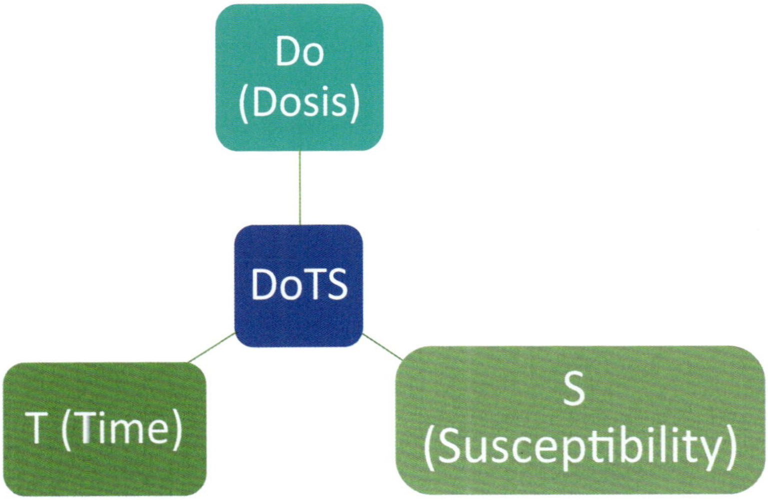

Abbildung 1.2: Das DoTS-System

Placebo aufwies. Sie ist die Folge einer verminderten Funktion des linken Ventrikels. Eine besondere Situation liegt vor, wenn die Nebenwirkung zu denselben – in diesem Fall völlig unerwünschten – Resultaten führt, zu deren Bekämpfung ein Arzneistoff eingesetzt wird, so bei Zytostatika, die Zweitmalignome verursachen können.

Das **„DoTS"-System**, welches Nebenwirkungen nach drei Faktoren klassifiziert, kann bei der Nebenwirkungsbeurteilung hilfreich sein (siehe Tabelle 1.2) [58]. Der endgültige Nachweis der Kausalität einer UAW ist schwer, aber Tools wie die Naranjo-Skala über einen Punktescore (eindeutig: >9, wahrscheinlich: 5–8, möglich: 1–4, zweifelhaft: 0) können ebenso helfen, Prozesse der Behandlung oder Therapiemöglichkeiten zu lenken [59]. Das RUCAM-Tool (Roussel Uclaf Causality Assesment Method, https://clincasequest.hospital/rucam-scale/) als wesentliches Instrument mit 7 Kriterien für die Beurteilung arzneimittelbedingter Leberschäden (DILI → Kapitel 6) sollte der Apotheker im Krankenhaus auch für die prospektive Beurteilung (Früherkennung, Management) verwenden [60].

Tabelle 1.2: Nebenwirkungseinschätzung mittels „DoTS"-System [58]

Faktor	Nebenwirkungsbeispiele		
	Osteoporose durch Corticosteroide **(s. Kapitel 9)**	**Anaphylaxie durch Peniclline**	**Hepatotoxizität durch Isoniazid** **(s. Kapitel 6)**
Do (dose-related): dosisabhängig	Kollateraler Effekt	Überempfindlichkeit	Kollateraler Effekt
T (time-related): zeitabhängig	Spät	Sofort (erste Dosis)	Intermediär (keine entscheidende Relevanz)
S (Susceptibility): Anfälligkeit	Ältere Patienten, Geschlecht	Unverstanden	Genetisch (Metabolisierung), Alter, exogen (Alkohol), Erkrankung (Malnutrition)

Praxistipp

Zur Klärung der Ursache einer UAW sind folgende Fragen hilfreich:

- Seit wann tritt die Nebenwirkung auf?
- Gibt es eine Änderung der Medikation?
- Gibt es eine Änderung von Verhaltensweisen (Nahrungsumstellung, Einnahmemodus o. ä.)?

1.3 Organspezifischer Blick

Arzneimittelbedingte Nebenwirkungen sind an jedem Körperorgan möglich, ihre Ausprägung kann sehr unterschiedlich ausfallen je nach Zeitpunkt (akut, chronisch) und Schwere. Je nach Population (Schwangere, Kinder, Erwachsene) und Setting (ambulant, stationär) sind unterschiedliche Arzneimittelhäufigkeiten und Arzneimittelgruppen belegt. Insgesamt liegt die Unvorhersehbarkeit von UAW unter anderem an der individuellen Arzneimittelbiotransformation (Pharmakogenetik), an Arzneimittelinteraktionen (Polypharmazie) und Selbstmedikation. Bei der Bewertung von UAW sollte auch das Ausmaß im Placebo-Arm berücksichtigt werden. Übersichtliche Informationen finden sich in der SIDER-Datenbank unter http://sideeffects.embl.de/ [19]. Insgesamt treten arzneimittelbedingte Nebenwirkungen am häufigsten im ZNS auf, gefolgt vom GIT und dem kardiovaskulärem System [34]. In der FAERS-Datenbank (2014–2018) betrafen durch Off-Lable-Use die meisten Meldungen gastrointestinale unspezifische Symptome gefolgt von Blutungen. Die TOP-10-Reihenfolge sah wie folgt aus: Aspirin, Rivaroxaban, Lansoprazol, Apixaban, Clopidogrel, Dabigatran, Pantoprazol, Omeprazol, Esompeprazol und Dexlansoprazol. Der Anteil berichteter UAWs war bei Frauen (47,02 %–50,06 %) höher als bei Männern (37,13–38,92 %) [61].

Therapiebedingte onkologische Spätfolgen bei **Kindern** treten mit unterschiedlichem zeitlichem Abstand zu der onkologischen Erkrankung und Behandlung auf und können sich in unterschiedlichen Organsystemen manifestieren. Zu den häufigsten Spätfolgen gehören kardiale Erkrankungen, Sekundärmalignome sowie endokrine Störungen (Wachstum, Knochen). Zudem sind manche Langzeitüberlebende von kognitiven Einschränkungen und psychischen Störungsbildern betroffen [62].

Tabelle 1.3: Übersicht organspezifischer Nebenwirkungen

Organ	Anzahl UAW-verursachender AM	Häufigkeit	Fokus	Geschlechtespezifisches Risiko	Beispiel für Internetquellen	Literatur
Auge	>70 AM	nicht exakt bekannt, die wenigsten Daten	viele spezifische AM(-Klassen)	F >M (*Klinik: F <M)	-	[28, 40]
Darm	>700 AM	häufig	vielschichtig	F=M	-	
Haut	0,1–1 %	häufig (Klinik-Patient:innen: 2–3 %)	systemische Arzneimittel, TTS	F=M	https://dermnetnz.org	[43]
Herz	zahlreich (1–2 % aller AM)	10 % Krebs-Patient:innen	kardiale und nicht-kardiale AM	F >M	Datenbank für QT-Arzneimittel: https://www.crediblemeds.org/	[9]

Fortsetzung Tabelle 1.3: Übersicht organspezifischer Nebenwirkungen

Organ	Anzahl UAW-verursachender AM	Häufigkeit	Fokus	Geschlechtespezifisches Risiko	Beispiel für Internetquellen	Literatur
Knochen	>21 AM-Gruppen	häufig	Einfluss auf Calcium- und Vitamin-D-Stoffwechsel	F >M	https://osteoporosis.ca/ DVO-Leitlinie (S3): https://dv-osteologie.org/osteoporose-leitlinien	[16]
Leber	>1200 AM	selten, aber riskant (5,6 %)	breites Spektrum (AM, NEM, Heilkräuter)	F >M	LiverTox Datenbank: https://www.ncbi.nlm.nih.gov/books/NBK547852/	[2]
Lunge	>1500 AM	unbekannt, da häufig übersehen und unterdiagnostiziert	breites Spektrum (AM, Phytopharmaka, KAM)	F ≤M	PneumoTox Datenbank: https://www.pneumotox.com	[10, 26]
Niere	>500 AM	sehr häufig (14-26 % der Erwachsenen)	viele AM-Klassiker	F >M	NephroTox Datenbank: http://www.nephrotox.com/	[4]
ZNS	zahlreiche AM (keine Anzahl ermitteltl)	gelegentlich (0,6 %) bis häufig (1,0 %)	breite Symptompalette	F >M	-	[38, 46]
Ohr	> 600 AM	häufig	Hörstörungen/Schwindel/Tinitus	F≤M	-	[63,64]

AM = Arzneimittel, F= Frauen, M= Männer, NEM = Nahrungsergänzungsmittel, KAM = Komplementäre Arzneimittel

1.4 Polymorphismen

Die Pharmakogenetik wird für das Nebenwirkungsrisiko auch außerhalb der Onkologie zu einem immer wichtigeren Managementaspekt und sich daher auch in Leitlinien stärker niederschlagen.

Die Aktivität von Leberenzymen zur Metabolisierung von Arzneimitteln unterliegt interindividuellen genetisch bedingten Schwankungen. Dazu zählen vor allem die Cytochrom-P450-Enzyme, die als Monooxygenasen in der Phase I der Metabolisierung wirken. Die genetische Variabilität ist besonders ausgeprägt bei CYP2D6 und CYP2C19.

Bei **CYP2D6** sind 5 bis 14 % der Kaukasier, bis zu 5 % der Afrikaner und bis zu 1 % der asiatischen Bevölkerung langsame Metabolisierer. Bei **CYP2C19** tragen circa 30 % der kaukasischen Bevölkerung in einem oder beiden Allelen eine Mutation (CYP2C19*2,*3,*4 oder *5). Dadurch wird die Stoffwechselaktivität des Enzyms stark eingeschränkt oder sie geht vollständig verloren. Für **CYP2C9** sind zwei Polymorphismen, die mit einem erheblichen Funktionsverlust einhergehen (CYP2C9*2 bzw. *3), beschrieben. Die Enzymaktivität bei homozygoten Individuen für das CYP2C9*3-Allel beträgt weniger als 5 % im Vergleich zu Wildtypträgern. Etwa 1 bis 3 % der deutschen Bevölkerung (Kaukasier) sind für die beiden mutierten Allele CYP2C9*2 beziehungsweise *3 homozygote Träger. Das CYP2C9-Enzym macht mit circa 30 % den hauptsächlichen Anteil aller CYP2C-Isoenzyme in der Leber aus. Bei **CYP2A9** liegen die häufigsten Mutationen, die zu einer Inaktivierung des Enzyms führen, auf den Allelen *2 und *3. In der kaukasischen Bevölkerung beträgt der Anteil der langsamen Metabolisierer etwa 4 %.

Eine besondere Bedeutung kommt im Phase-II-Stoffwechsel **den UDP-Glukuronosyl-Transferasen** (UGT) zu. Diese Glukuronidierung koppelt Uridindiphoshat-(UDP)-Glukuronsäure an verschiedene Substrate. Die große Familie (15 UGT-Enzyme) ist in zahlreichen Organen nachweisbar und weist ebenso Polymorphismen auf. Insbesondere die Glukuronidierungsfähigkeit der Enzyme der UGT1 A-Familie hat klinische Relevanz.

1.4.1 Irinotecan

Eine UGT1A1-Genotypisierung kann hilfreich sein, um Patient:innen mit einem erhöhten Risiko für schwere Neutropenien und Durchfälle zu identifizieren. Patient:innen, die langsame UGT1A1-Metabolisierer sind (z. B. homozygot für UGT1A1*28 oder *6-Varianten, wie beim Gilbert-Syndrom), haben nach einer Behandlung mit Irinotecan ein erhöhtes Risiko für eine schwere Neutropenie und Durchfall. Dieses Risiko steigt mit der Dosis von Irinotecan. Eine Dosisreduktion von 20 % bei Darmkrebs wird vorgeschlagen [24, 18].

1.4.2 5-Fluorouracil und Prodrugs

Der Ausschuss für Risikobewertung im Bereich der Pharmakovigilanz (PRAC) der Europäischen Arzneimittelagentur EMA empfiehlt seit 2020, dass Patient:innen auf das Fehlen beziehungsweise den partiellen Mangel des Enzyms Dihydropyrimidin-Dehydrogenase (DPD) getestet werden sollten, bevor sie eine Krebsbehandlung mit Fluorouracil-haltigen Arzneimitteln beginnen, die durch Injektion oder Infusion verabreicht werden [7].

Diese Empfehlung gilt entsprechend für die Behandlung mit den verwandten Wirkstoffen Capecitabin und Tegafur, die im Körper in Fluorouracil umgewandelt werden (Prodrugs). Von dieser Empfehlung nicht betroffen ist die Behandlung schwerer Pilzinfektionen mit Flucytosin (ein weiteres mit Fluorouracil verwandtes Arzneimittel), da der Beginn der Behandlung nicht verzögert werden sollte und Flucytosin erst in der Pilzzelle nach der Aufnahme enzymatisch zu Fluorouracil umgewandelt wird.

Für die Behandlung mit topischem Fluorouracil (Anwendung auf der Haut zur Behandlung verschiedener Hautkrankheiten) ist das Testen auf DPD-Mangel nicht erforderlich.

Das Fehlen eines funktionierenden DPD-Enzyms, das für den Abbau von Fluorouracil erforderlich ist, kann zu schweren und lebensbedrohlichen Nebenwirkungen wie Neutropenie (geringe Mengen bestimmter weißer Blutkörperchen, die zur Bekämpfung von Infektionen benötigt werden), Neurotoxizität (Schädigung des Nervensystems des Körpers), schwerem Durchfall und Stomatitis (Entzündung der Mundschleimhaut) führen.

Der PRAC hat die folgenden Maßnahmen empfohlen, um die sichere Anwendung von Fluorouracil-haltigen Arzneimitteln und verwandten Wirkstoffen zu gewährleisten:

- vollständiger DPD-Mangel → keine parenterale Gabe
- partieller DPD-Mangel → reduzierte Anfangsdosis dieser Arzneimittel.

1.4.3 Tamoxifen

Tamoxifen wird in der Leber über CYP2D6 zu dem wirksamen Metaboliten Endoxifen umgewandelt. Patientinnen mit zu niedriger oder fehlender CYP2D6-Aktivität haben keinen oder einen geringeren Nutzen von einer Tamoxifen-Therapie (ca. 7 %), da die wirksame Komponente nicht in ausreichendem Maße gebildet wird (etwa 75 % niedrigere Konzentration). Patientinnen, die als schnelle beziehungsweise ultraschnelle Verstoffwechsler identifiziert sind, zeigen eine Überempfindlichkeit gegenüber dem Wirkstoff. Das BfArM hat in einem Stufenplanbescheid bereits 2012 auf die Gefahr einer unwirksamen Therapie aufgrund dieser genetischen Besonderheit und auf mögliche klinisch relevante Wechselwirkungen mit starken CYP2D6-Hemmern wie Paroxetin, Fluoxetin, Bupropion, Chinidin und Cinacalcet hingewiesen [5].

1.4.4 Trizyklische Antidepressiva

Die meisten Antidepressiva werden über Cytochrom-P450-Enzyme abgebaut. Insbesondere bei CYP2C19 und CYP2D6 kommen bei etwa jedem zehnten Behandelten genetische Varianten vor, die zu einem Nichtansprechen oder einem vermehrten Auftreten von UAW unter der antidepressiven Therapie durch eine erniedrigte oder gesteigerte Metabolisierungsrate auftreten [13].

Da Patient:innen sehr häufig individuell auf die Medikation ansprechen, wird dieser Polymorphismus oft erst spät als Ursache erkannt. Bei einem Verdacht sollte ein Therapeutisches Drug Monitoring oder auch eine Genotypisierung (siehe Fallbeispiel) durchgeführt werden.

Tabelle 1.4: Wesentliche Substrate der Cytochrom P450-Isoenzyme aus der Gruppe der Antidepressiva [13]

CYP1A2	CYP2C9/10	CYP2C19	CYP2D6	CYP3A3/4
Agomelatin Duloxetin Fluvoxamin Imipramin	Doxepin Fluoxetin	Amitriptylin Citalopram Clomipramin Doxepin Fluoxetin Imipramin Moclobemid Sertralin Trimipramin	Amitriptylin Clomipramin Desipramin Doxepin Fluoxetin Fluvoxamin Imipramin Maprotilin Mianserin Mirtazapin Nortriptylin Paroxetin Trimipramin Venlafaxin Vortioxetin	Trazodon

1.4.5 Isoniazid

Isoniazid wird in der Leber durch Acetylierung und Hydrolyse zu inaktiven Metaboliten abgebaut (Phase-II-Metabolisierung). Schnelle Acetylierer scheiden überwiegend Metaboliten aus und nur wenig unverändertes Isoniazid. Langsame Acetylierer scheiden neben Metaboliten auch in größerem Umfang unverändertes Isoniazid aus. Langsame Acetylierer haben ein erhöhtes Risiko für eine Hepatotoxizität, schnelle Acetylierer ein erhöhtes Risiko für Therapieversagen und Rezidive.

Circa 40 % der Bevölkerung der Bundesrepublik und circa 80 bis 90 % der Japaner, Chinesen und Eskimos sind sogenannte schnelle Acetylierer.

1.4.6 Clopidogrel

Clopidogrel ist ein Prodrug, das über CYP2C19 in einen aktiven Metaboliten umgewandelt wird. Patient:innen mit verminderter Aktivität von CYP2C19 (intermediäre Metabolisierer) beziehungsweise CYP2C19-defiziente Patient:innen (langsame Metabolisierer) haben ein erhöhtes Risiko für kardiovaskuläre Ereignisse. Bereits 2010 hat die FDA über die mögliche Unwirksamkeit von Clopidogrel bei Patient:innen mit diesem Polymorphismus gewarnt [17].

1.4.7 Codein

Codein wird vorrangig in der Leber durch Glukuronidierung metabolisiert und in geringerem Ausmaß durch O-Demethylierung zu Morphin abgebaut. Die O-Demethylierung wird durch das CYP2D6-Enzym katalysiert. Hauptmetabolite sind Morphin, Norcodein sowie die Morphin- und Codein-Konjugate. Die Metabolisierung unterliegt größeren interindividuellen Schwankungen. Patient:innen mit einer schnellen Verstoffwechslung haben eine höhere Morphinkonzentration und ein höheres Risiko morphinbedingter Nebenwirkungen, teilweise mit lebensgefährlichen

Folgen (Fallberichte USA). Aus diesem Grund hat das BfArM 2012 über diese Risiken informiert und auf die genaue Einhaltung der Dosierungsanleitung für Codein-haltige Arzneimittel hingewiesen [6]. Seit 2015 sind Codein-haltige Antitussiva bei Kindern unter zwölf Jahren kontraindiziert und dürfen zudem bei Kindern und Jugendlichen zwischen zwölf und achtzehn Jahren mit Atembeschwerden nicht mehr angewendet werden.

1.4.8 Siponimod

Bei Siponimod (MAYZENT®) muss vor Behandlungsbeginn der CYP2C9-Genotyp bestimmt werden. Die Anwendung bei Patient:innen mit dem Genotyp *CYP2C9**3/*3 ist kontraindiziert. Das *CYP2C9**2 und *3-Allel führt mit einer herabgesetzten Enzymaktivität zu einer reduzierten täglichen Erhaltungsdosis mit 1 mg (vier Tabletten zu 0,25 mg).

Fallbeispiel	
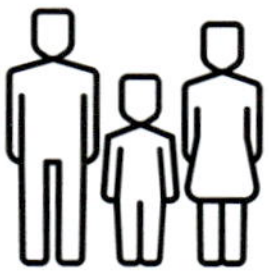 © tentacula-stock. adobe.com	Genetische Analyse einer 50-jährigen Patientin mit Verdacht auf Polymorphismus und bestehender Indikation für ein Schmerztherapie. Arztanfrage: Welche Medikation ist möglich? Amitriptylin, Amitriptylin-N-oxid, Doxepin, Duloxetin, Pregabalin Gabapentin, Lamotrigin, Mirtazapin, Venlafaxin
Eingesandtes Material	EDTA-Blut zur Gerinnungsdiagnostik
Indikation	Medikamentenunverträglichkeit (z. B. Ibuprofen, Paracetamol)
Vitamin-K-Stoffwechsel	CYP2C9 unauffällig
Ergebnis	Die häufigsten Defizienzallele des CYP2C9-Gens (*2 und *3) konnten nicht nachgewiesen werden.
Beurteilung	Mit hoher Wahrscheinlichkeit ist von einem extensiven Metabolisierer-Phänotyp mit normaler Metabolisierungskapazität des CYP2C9 auszugehen.
Methode	PCR und Sequenzanalyse des Exons 3 und 7 des CYP2C9-Gens zum Nachweis der häufigsten Mutationen, die zu einer Inaktivierung des Enzyms führen (*2 und *3). In der kaukasischen Bevölkerung beträgt der Anteil der langsamen Metabolisierer etwa 4 %.
11-ß-Hydroxylase-Genmutation	Unauffällig
Beurteilung	Die Untersuchung gab keine Hinweise auf pathologische Veränderungen im CYP11B1 Gen. Aufgrund des Ergebnisses der molekulargenetischen Diagnostik ist ein 11-ß-Hydroxylase-Mangel oder ein Überträgerstatus für einen Steroid-11-ß-Hydroxylase-Mangel sehr unwahrscheinlich.
CYP2C19-Genanalyse	Ausschluss/Nachweis der Defizienzallele *2, *3

Fortsetzung Fallbeispiel	
Indikation	Arzneimittelunverträglichkeit (z. B. verschiedene Antidepressiva, Neuroleptika, Clopidogrel, PPI)
Ergebnis	Genotyp *1/*17. Es konnte das CYP2C19*17Allel (c-*806C>T)* in heterozygoter Form nachgewiesen werden. Die häufigsten CYP2C19 Defizienzallele *2, *3 konnten nicht nachgewiesen werden.
Beurteilung	Das CYP2C19*17 ist im Promotor des CYP2C19 Gens lokalisiert und ist mit einem gesteigerten Metabolismus assoziiert. Mit hoher Wahrscheinlichkeit von einem UM (ultra-rapid-metabolizer) Phänotyp mit **gesteigerter Metabolisierung** von CYP2C19 Substraten auszugehen. Sofern bei der Patientin UAW im Sinne einer Überdosierung oder Unterdosierung aufgetreten sind, sollte eine Dosisanpassung erwogen werden.
Fazit	In Frage kommen Arzneistoffe, die nicht über CYP2C19 metabolisiert werden wie Venlafaxin (vgl. hierzu Tabelle 1.4).

Praxistipp
Wertvolle Hinweise auf den Einfluss des Genotypes und eine Auswirkung auf die AUC eines Arzneistoffes liefert der DDI-Predictor (https://www.ddi-predictor.org/). Die Website widmet sich der quantitativen Vorhersage der Auswirkungen von Arzneimittelwechselwirkungen, die durch Cytochrome P450 (1A2, 2C9, 2C19, 2D6 und 3A4) vermittelt werden, sowie der genetischen Polymorphie dieser Cytochrome.

1.5 Geschlechterspezifische Aspekte

Die Ermittlung von Geschlechtsunterschieden in Dosierung, Wirksamkeit und Sicherheit ist ein essenzieller erster Schritt zur personalisierten Therapie. Im Medikationsmanagement sind geschlechterspezifische Unterschiede unbedingt zu beachten. Sie haben Auswirkungen auf die Arzneimitteltherapie und das Krankheitsmanagement. Dabei spielen verschiedene Aspekte der genetischen Ausstattung, aber auch andere Aspekte eine Rolle.

1.5.1 Körperliche Unterschiede

Frauen haben im Vergleich zu Männern meist

- ein geringeres Körpergewicht,
- einen niedrigeren Body-Mass-Index (BMI),
- mehr Körperfett,
- weniger Muskelmasse,
- weniger Körperwasser,
- eine geringere Organgröße,
- weniger Magensäure und
- Unterschiede in der Aktivität der Leberenzyme.

Daneben haben Hormonschwankungen während des Menstruationszyklus, der Schwangerschaft, der Menopause und der Einnahme von hormonellen Kontrazeptiva einen Einfluss auf verschiedene Faktoren. Genetische und/oder hormonelle Unterschiede zwischen Männern und Frauen bedingen unterschiedliche Risiken unter anderem für Osteoporose, für Herzkrankheiten, Nieren- und Leberfunktionsstörungen.

1.5.2 Pharmakokinetische Effekte

Das Ausmaß der vielen pharmakokinetischen Unterschiede zwischen den Geschlechtern ist meistens klein (<20 %). Ab einem Unterschied von über 20 % wird es allerdings klinisch bedeutsam. Eine Analyse von 69 neuen Arzneimitteln (FDA-Zulassung 09/2007 bis 08/2010) ergab, dass 73 % keine geschlechterspezifischen Unterschiede aufwiesen. Bei 8 % bestanden pharmakokinetische Unterschiede von unter 20 % und bei 20 % von über 20 %. Eine geschlechtsspezifische Dosisanpassung war bei den untersuchten Arzneimitteln jedoch nicht notwendig. Bei Arzneimtteln mit geringer therapeutischer Breite sollte jedoch wegen der intra- und interindivudellen Schwankungen nach Möglichkeit ein Therapeutisches Drug Monitoring vorgenommen werden. So hebt die Nationale Versorgungsleitlinie chronische Herzinsuffizienz (3. Auflage, 2019) das TDM bei herzwirksamen Glykosiden mit Zielserumkonzentrationen im unteren therapeutischen Bereich bei älteren und weiblichen Patienten hervor, um toxische Dosierungen zu vermeiden.

Absorption: Die geringere Menge an Magensäure im Vergleich zu Männern kann Absorption von Arzneimittel beeinflussen (Menge und Geschwindigkeit).

Distribution: Frauen sind durchschnittlich kleiner, leichter und haben einen erhöhten Fettanteil, eine geringere Muskelmasse und weniger Körperwasser als Männer. Daher bestehen erheblich Unterschiede in der Größe der Verteilungsräume bei hydrophilen und lipophilen Substanzen. Arzneimittel nutzen in der Blutbahn Eiweißstoffe oft als Transporter. Auch hier bestehen geschlechtsspezifische Unterschiede.

Metabolisierung: Die Aktivität von Enzymen in der Leber ist bei Frauen und Männern ungleich, was zu einer verstärkten oder abgeschwächten Wirkung beziehungsweise verlängerten oder verkürzten Wirkdauer führen kann. Hinzu kommen ungleiche Ernährungsgewohnheiten und ein meist gesünderer Lebensstil. Der Konsum von Alkohol und Tabak, der bei Männern weiter verbreitet ist als bei Frauen, hat einen Einfluss auf Leberenzyme. So steigert Tabakrauchen die Aktivität (z. B. CYP1A2). Da auch einige Arzneimittel diesen Metabolisierungsweg nutzen, kann deren Wirkung auf diese Weise abgeschwächt werden.

Elimination: Der Haupteliminationsweg für Arzneimittel ist die Ausscheidung über Nieren und/oder Fäzes. Männer haben eine höhere Kreatinin-Clearance, daher werden Arzneimittel meist schneller über die Nieren ausgeschieden als bei Frauen. Darmbeschwerden kommen bei Frauen häufiger vor als bei Männern.

1.5.3 Pharmakodynamische Effekte

Rezeptoren: Arzneimittel wirken häufig über Interaktionen mit körpereigenen Rezeptoren oder Ionenkanälen. Bei der Anzahl und Verteilung dieser Targets gibt es geschlechtsspezifische Unterschiede, was zu einer unterschiedlichen Wirkung von Arzneimittel führen kann.

1.5.4 Psychosoziale Effekte

Höhere Nebenwirkungsraten bei Frauen werden durch pharmakologische Unterschiede (siehe oben) erklärt, aber auch durch im Vergleich zu Männern

- häufigeren Arztkonsultationen,
- höheren Verordnungszahlen,
- höherer Adhärenz,
- sensibleren Körper- und Krankheitswahrnehmungen,
- ausgeprägterem Gesundheitsbewusstsein,
- unterschiedlicher Erkrankungsanfälligkeit und
- größerer Kommunikationsbereitschaft.

Das Ziel, die Versorgungsqualität der Patient:innen zu verbessern, lässt sich nur erreichen, wenn auch geschlechterspezifische Unterschiede identifiziert und im klinischen Alltag („Gender-Pharmazie") berücksichtigt werden [33, 39].

Für neu zugelassene Arzneimittel finden sich geschlechterspezifische Hinweise und Analysen vermehrt in der Fachinformation, auch wenn bislang keine therapeutischen Konsequenzen daraus resultieren. Im europäischen öffentlichen Beurteilungsbericht EPAR sind ebenfalls geschlechterspezifische Aspekte zu finden. Der verstärkte Erkenntnisgewinn von Geschlechterunterschieden [14, 33, 39, 44, 48] trägt aber wesentlich dazu bei, Defizite bei der Anwendung in der medizinischen Praxis und folglich in der Erstellung von Leitlinien abzubauen. Genderunterschiede bei Therapienebenwirkungen in der Onkologie finden sich vor allem bei Übelkeit, Erbrechen, Diarrhö und Mukositis [51].

Tabelle 1.5: Beispiele für genderspezifische Unterschiede in der Arzneimitteltherapie [47]

Arzneimittelklasse	Outcome bei Frauen
Analgetika	Mehr UAW bei Frauen postoperativ. Akutes Leberversagen aufgrund einer Überdosierung unter Paracetamol bei Frauen häufiger. Häufigere UAW bei Frauen unter NSAR. Häufigere UAW (Übelkeit, Erbrechen, Atemdepression) bei Frauen auch bei geringerer Dosis.
Anästhetika	Mehr UAW bei Frauen.
ACE-Hemmer	Trockener Reizhusten bei Frauen zwei- bis dreimal häufiger. Keine Genderunterschiede bei Angioödem und Urtikaria.
Antiarrhythmika	QT-Zeit Verlängerung und Torsade de pointes häufiger bei Frauen.
Anorektika	Häufigere Kardiovalvulopathie unter Fenfluramin, Dexfenfluramin, Phentermin bei Frauen.
Antikoagulantien/ TAH/Aspirin/ Heparin/ Thrombolytika	Häufigere UAW und schwere Blutungen bei Frauen; unter Aspirin erhöhtes Blutungs- und Ulkusrisiko bei Frauen. Erhöhtes Risiko für Blutungen und intrakranielle Hämorrhagien unter Thrombolytika.

Fortsetzung Tabelle 1.5: Beispiele für genderspezifische Unterschiede in der Arzneimitteltherapie [47]

Arzneimittelklasse	Outcome bei Frauen
H1-Antihistaminika	Erhöhtes Risiko für Sedierung und Schläfrigkeit bei Frauen.
Betablocker	Verstärkte Blutdruck- und Herzfrequenzsenkung unter Metoprolol bei Frauen.
Benzodiazepine/ Z-Substanzen	Verstärkte Beeinträchtigung psychomotorischer Fähigkeiten unter Diazepam bei Frauen. Zur Vermeidung des morgendlichen Hang-over sollte die Zolpidem-Dosierung bei Frauen um 50 % gesenkt werden.
Calcium-Antagonisten	Höheres Risiko einer Ödembildung bei Frauen. Cave bei Einnahme oraler Kontrazeptiva und Benzodiazepinen während der Menstruation.
Digoxin	Extrapyramidale und anticholinerge UAW bei Frauen häufiger. Bei Männern Probleme mit Sexualität häufiger.
Diuretika	Häufigere stationäre Aufenthalte durch Hypoosmolarität, Hyponatriämie, Hypokaliämie und höheres Risiko von Arrhythmien bei Frauen.
GIIb/IIIa Inhibitoren	Höhere Rate an Blutungen bei Frauen.
Procainamid	Systemischer Lupus erythematodes bei Frauen häufiger.
Statine	Erhöhtes Risiko für Myopathien insbesondere bei älteren Frauen mit niedrigem Gewicht.
Thiazolidonone	Doppeltes Frakturrisiko bei Diabetikerinnen.
UAW	**Outcome bei Frauen**
Anaphylaktischer Schock	Häufiger bei Frauen unter Opioiden, AM mit neuromuskulärer Blockade, Hypnotika, Benzodiazepinen.
Hauterkrankungen	Systemischer Lupus erythematodes und Photosensibilität bei Frauen häufiger.

1.6 Literatur Kapitel Einführung

[1] Abedin N, Waidmann O, Trojan J. Zulassungsstatus und Nebenwirkungen von Immuncheckpointinhibitoren. Gastroenterologe 2019;14: 203–215

[2] Alempijevic T, Zec S, Milosavljevic T: Drug-induced liver injury: Do we know everything? World J Hepatol 2017;9(10):491–502

[3] Aly AF, ARZNEIMITTELTHERAPIE Ein „Was ist Was" der Sicherheit. https://www.akdae.de/Kommission/Presse/DAe/20141031.pdf

[4] Awdishu L, Mehta RL: The 6R's of drug induced nephrotoxicity. BMC Nephrol 2017;18:124

[5] BfArm Stufenplanverfahren 2012: Tamoxifen: Mögliche reduzierte Wirksamkeit bei der Behandlung von Brustkrebs (Wechselwirkungen mit starken Inhibitoren des Cytochrom P450 Enzyms CYP2D6; Genvarianten des Enzyms CYP2D6)

[6] BfArm. Codein: Genetischer Polymorphismus – Todesfälle bei Kindern. 2012

[7] BfArm. Fluorouracil, Capecitabin, Tegafur und Flucytosin: Empfehlung zur Testung und Behandlung. 04.08.2020
[8] Böhm R et al.: Management von Nebenwirkungen mittels Pharmakovigilanz-Daten. Pharmakon 2018;6(4):283–289
[9] Bots SH, den Ruijter HM: Recommended Heart Failure Medications and Adverse Drug Reactions in Women. Call for Sex-Specific Data Reporting. Circulation 2019;139:1469–1471
[10] Choi W et al.: Risk factors for interstitial lung disease: a 9-year Nationwide population-based study. BMC Pulm Med 2019;18:96.
[11] Cronin-Fenton DP, Damkier P, Lash TL. Metabolism and transport of tamoxifen in relation to its effectiveness: new perspectives on an ongoing controversy. Future Oncol. 2014 Jan; 10(1): 107–122. doi: 10.2217/fon.13.168
[12] de Vries ST et al. Sex differences in adverse drug reactions reported to the National Pharmacovigilance Centre in the Netherlands: An explorative observational study. Br J Clin Pharmacol 2019;85:1507–1515
[13] DGPPN. S3-Leitlinie/Nationale VersorgungsLeitlinie Unipolare Depression Langfassung 2. Auflage, 2015 Version 5 AWMF-Register-Nr.: nvl-005
[14] Dorak MT, Karpuzoglu E: Gender Differences in Cancer Susceptibility: An Inadequately Addressed Issue. Front Genet 2012; 3: 268
[15] Dubrall D et al. Häufige Nebenwirkungen und als ursächlich verdächtigte Arzneimittelgruppen. Dtsch Arztebl Int 2018;115(23):393–400
[16] Emeny RT et al.: Association of Receiving Multiple, Concurrent Fracture-Associated Drugs With Hip Fracture Risk. JAMA Network Open 2019;2(11):e1915348
[17] FDA Drug Safety Communication: Reduced effectiveness of Plavix (clopidogrel) in patients who are poor metabolizers of the drug. 2010
[18] Fujii, H., Yamada, Y., Watanabe, D. et al. Dose adjustment of irinotecan based on UGT1A1 polymorphisms in patients with colorectal cancer. Cancer Chemother Pharmacol 2019;83, 123–129
[19] http://sideeffects.embl.de/
[20] http://www.adrreports.eu/
[21] https://www.akdae.de/AMTS/
[22] https://www.akdae.de/Arzneimittelsicherheit/UAW-Meldung/
[23] https://www.bfarm.de/SharedDocs/Formulare/DE/Arzneimittel/Pharmakovigilanz/aa-uaw-melde-bogen.html
[24] https://www.bfarm.de/SharedDocs/Risikoinformationen/Pharmakovigilanz/DE/RHB/2021/rhb-irinotecan.html
[25] https://www.dimdi.de/dynamic/de/klassifikationen/icd/icd-10-gm/
[26] Irfan O et al.: Pharmacological Threat to Lungs: A Case Series and Literature Review. Cureus 2017; 9(5):e1232
[27] Joung KI, Jung GW, Park HH et al. Gender differences in adverse event reports associated with antidiabetic drugs. Scientific Reports 2020;10:17545
[28] Karrer JE et al.: Pharmacovigilance in ophthalmology in Switzerland: an analysis of the most frequently reported ocular adverse drug reactions within the last 25 years. Swiss Med Wkly 2019;149:w20085
[29] Kautzky-Willer A, Harreiter J, Abrahamian H et al. Geschlechtsspezifische Aspekte bei Prädiabetes und Diabetes mellitus – klinische Empfehlungen (Update 2019). Wien Klin Wochenschr 2019;131[Suppl 1]:S221–S228
[30] Keiner D. Gendermedizin. Der kleine Unterschied. Pharm Ztg 2015;160(41):3140-3142
[31] Keiner D. Gendermedizin: „Wir stehen erst am Anfang". Dtsch Arztebl 2017; 114(5): [4]; DOI: 10.3238/PersOnko/2017.02.03.01

[32] Keiner D: Einführung in die AMTS-Pyramide. MMP 2021;44(5):173–176

[33] Keiner D: Genderaspekte bei Osteoporose – Herausforderungen im Managementalltag. Pharmakon 2020;8(2):113–120

[34] Khali H, Huang C: Adverse drug reactions in primary care: a scoping review. BMC Health Services Research 2020;20:5

[35] Khalil H, Huang C: Adverse drug reactions in primary care: a scoping review. Health Services Research 2020;20:5

[36] Klauber M, Geraedts JF, Wasem J. Krankenhaus-Report 2014 „Patient:innen sicherheit" Schattauer (Stuttgart) 2014

[37] Mohiuddin AK: Patient Compliance: An Untold Story or a Fairy Tale? Pharmaceut Reg Affairs 2018;7: 207. doi: 10.4172/2167–7689.1000207

[38] Moses H, Kaden I: Neurologic consultations in a general hospital: spectrum of iatrogenic disease. Am J Med 1986;81:955–958

[39] Pace S, Werz O: Schmerzmittel und Entzündungshemmer – geschlechtsspezifische Unterschiede. Pharmakon 2020;8(2):91–97

[40] Patel J et al.: Evaluation of ophthalmic adverse drug reactions at a tertiary-care hospital. Drugs & Therapy Perspectives 2015: 31(12)

[41] Perez IE et al.: Cancer Therapy-Related Cardiac Dysfunction: An Overview for the Clinician. Clinical Medicine Insights: Cardiology 2019;13:1–11

[42] Rodríguez-Antona 2010, Pharmacogenomics 11:621 / Gréen et al. 2009, Basic Clin Pharmacol Toxicol 104:130 / Spratlin et al. 2007, Crit Rev Onc (Haem 61:222 (2007) / Dai et al. 2001, Pharmacogenetics 11:597

[43] Samel AD, Chu CY: Drug eruptions. UpToDate März 2020

[44] Schopper M et al.: Gender-Aspekte in der Anästhesie. Modifiziertes Vorgehen in der Forschung und Versorgung? Anaesthesist 2012;61:288–298

[45] Seeringer A & Kirchheiner J (2008): CYP2D6-, CYP2C9- und CYP2C19-basierte Arzneimitteldosisanpassungen – Wann sind sie sinnvoll?. Internist. 49:877–883.

[46] Soria MJA et al.: Neurological syndromes associated with drug use. Frequency and characterisation. Neurología 2012;27(9):547–559

[47] Tamargo J , Rosano G, Walther T et al. Gender differences in the effects of cardiovascular drugs. European Heart Journal – Cardiovascular Pharmacotherapy 2017; 3:163–182

[48] Tamargo J et al.: Gender differences in the effects of cardiovascular drugs. European Heart Journal – Cardiovascular Pharmacotherapy 2017; 3:163–182

[49] UAW-Beispiele Kardiale AM (Tabelle 1.5) bei Tamargo J et al. Gender differences in the effects of cardiovascular drugs. European Heart Journal – Cardiovascular Pharmacotherapy 2017; 3:163–182

[50] Watson S et al.: Reported adverse drug reactions in women and men: Aggregated evidence from globally collected individual case reports during half a century. EClinicalMedicine 2019;17:100188

[51] Wong E et al.: Gender differences in symptoms experienced by advanced cancer patients: a literature review. Reviews in Health Care 2013; 4(2): 41–53

[52] Zucker I, Prendergast BJ. Sex differences in pharmacokinetics predict adverse drug reactions in women. Biol Sex Differ 2020;11(1):32

[53] Kurt V, Keip C, Reisdoerfer L et al. Beobachtungsstudie – Medikationsanaylsen auf dem Weg in den Apothekenalltag. Pharm Ztg 2021;166(20):1484–1487

[54] Schurig AM, Böhme M, Just KS, et al. Adverse Drug Reactions (ADR) and Emergencies. Dtsch Arztebl Int 2018;115(15):251–258.

[55] Just KS, Dormann H, Schurig M, et al. Adverse Drug Reactions in the Emergency Department: Is There a Role for Pharmacogenomic Profiles at Risk?-Results from the ADRED Study. J Clin Med 2020;9(6):1801.

[56] Berger V, Sommer C, Boje P, et al. The impact of pharmacists' interventions within the Closed Loop Medication Management process on medication safety: An analysis in a German university hospital. Front Pharmacol 2022;13:1030406.

[57] Leitzen S, Dubrall D, Toni I, et al. Analysis of the reporting of adverse drug reactions in children and adolescents in Germany in the time period from 2000 to 2019. PLoS One 2021;16(3):e0247446

[58] Aronson KJ, Ferner RE. Joining the DoTS: new approach to classifying adverse drug reactions. BMJ 2003;327:1222–1225

[59] Pappalardo F, Fantini L, Caruso V. Elevation of transaminases associated with teriparatide treatment: a case report. Eur J Hops Pharm 2022;29(5):290–293

[60] Lunardelli MM, Becker MW, Ortiz GX, BlattT CR. Drug-induced liver injury causality assessment data from a crosssectional study in Brazil: a call for the use of updated RUCAM in hospital Pharmacy. Rev Bras Farm Hosp Serv Saude 2022;13(2):791

[61] Han N, Oh JM, Kim IW. Adverse Events Related to Off-Label Drugs Using Spontaneous Adverse Event Reporting Systems. Ther Clin Risk Manag 2021;17:877–887

[62] Salow V, Borgmann-Staudt A, Disselhorst V et al. Spätfolgen und Nachsorge in der Pädiatrischen Onkologie. Monatsschr Kinderheilkd 2022;170(12):1125–1134

[63] Watts KL. Ototoxicity: Visualized in Concept Maps. Semin Hear 2019;40(2):177–187

[64] Altissimi G, Colizza A, Cianfrone G et al. Drugs inducing hearing loss, tinnitus, dizziness and vertigo: an updated guide. Eur Rev Med Pharmacol Sci 2020;24(15):7946–7952

2 Nebenwirkungen am zentralen Nervensystem (ZNS)

Neben dem hormonalen System steht dem menschlichen Organismus das Nervensystem für eine leistungsfähige Information, Koordination und Steuerung der Körperfunktionen zur Verfügung. Das Nervensystem lässt sich in spezifische und allgemeine Systeme untergliedern. Das spezifische System umfasst die sensorischen Systeme, das motorische, das vegetative System und die kortikalen Systeme. Die Funktionen des peripheren vegetativen Nervensystems werden durch übergeordnete Strukturen des Zentralnervensystems (ZNS) gesteuert, das durch das Gehirn und das Rückenmark gebildet wird.

2.1 Anatomie Gehirn und Rückenmark

Das ZNS besteht aus Gehirn und Rückenmark. Das menschliche Gehirn wiegt beim Erwachsenen circa 1.350 g. Es lässt sich in folgende Hirnabschnitte untergliedern:

- Rhombencephalon (Rautenhirn) mit verlängertem Mark (Medulla oblongata), Brücke (Pons), Kleinhirn (Cerebellum),
- Mesencephalon (Mittelhirn, Zwischenhirn) und
- Prosencephalon (Vorderhirn) mit den Untereinheiten Zwischenhirn (Diencephalon) und Endhirn (Telencephalon).

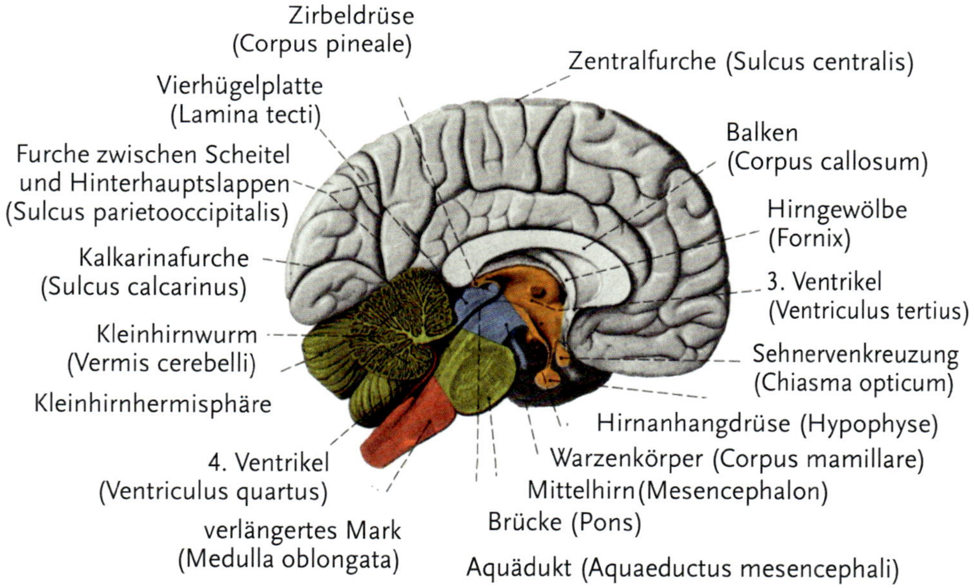

Abbildung 2.1: Anatomische Übersicht des Gehirns, © Urban & Schwarzenberg, München

2.1.1 Blut-Hirn-Schranke

Die Blut-Hirn-Schranke (BHS) trennt den Blutkreislauf vom zentralen Nervensystem und verhindert so einen intensiven Stoffaustausch zwischen Blut und Hirngewebe. Sie ist ein selektiver Filter für die Zufuhr von Nährstoffen und dem Abtransport von Stoffwechselprodukten. Die BHS besteht aus einer Basalmembran, einem aufliegenden dichten Kapillarendothel und einer Hülle aus Astrozyten, (vgl. Abbildung 2.2) sowie seitlich angelagerten Perizyten.

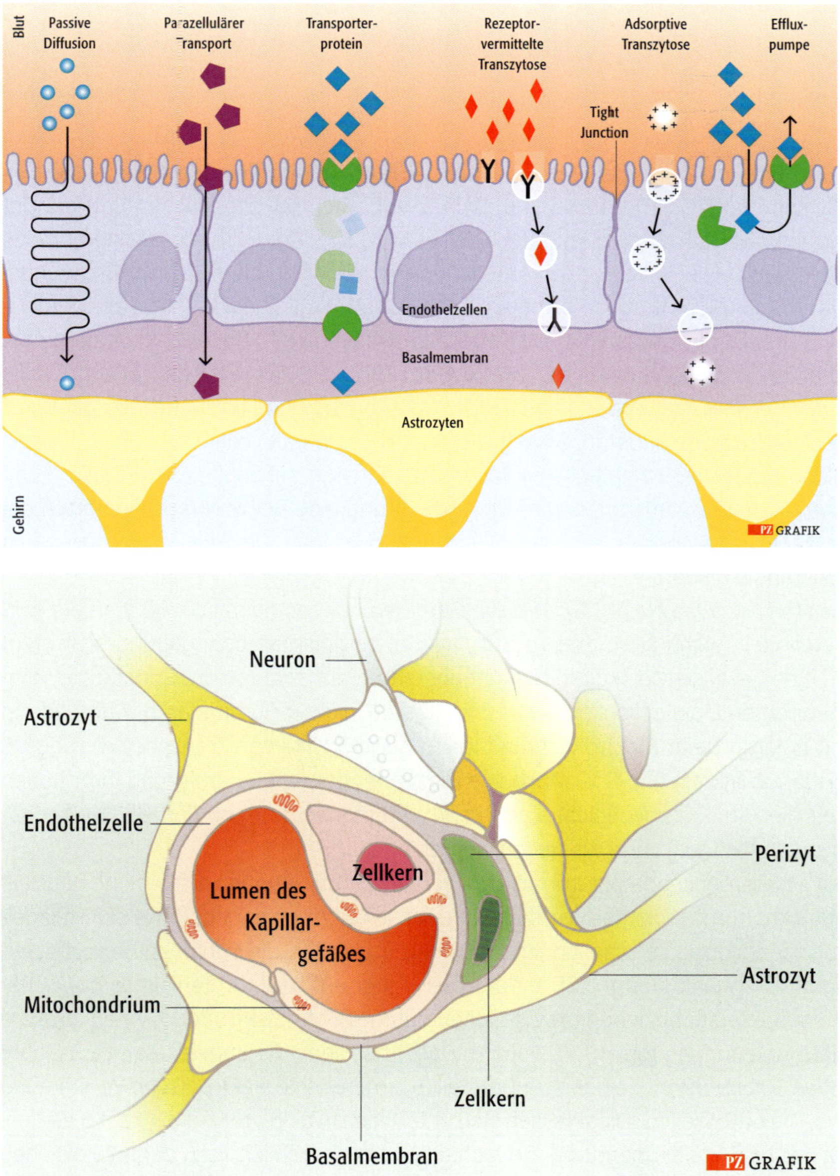

Abbildung 2.2: a) Aufbau der BHS und Transportprozesse; b) Querschnitt durch eine zelluläre Kapillare; © PZ Grafik Wosczyna

Im Wesentlichen wird die Barrierefunktion der BHS von den kapillären Endothelzellen gewährleistet, die durch sehr dichte Verbindungen, den sogenannten Tight Junctions oder Zonulae occludentes, miteinander verknüpft sind. Der Transport durch diese Barriere ist durch verschiedene Mechanismen möglich (siehe Abbildung 2.2a):

- durch passive Diffusion (z. B. lipophile Stoffe),
- parazellulär (Wasser, Glycerin, Harnstoff),
- über Transportproteine (Glukose, Aminosäuren),
- durch rezeptorvermittelte Transzytose (z. B. Transferrin, Insulin, Zytokine) und
- durch absorptive Transzytose (z. B. Peptide und Proteine mit basischem isoelektrischer Punkt).

Eine weitere Barrierefunktion ist der unidirektionale, ATP-abhängige Transport von Arzneimitteln über P-Glykoprotein (P-GP) im ZNS zum Schutz vor potenziell schädlichen Stoffen. Der genaue Mechanismus ist bislang noch ungeklärt, es wird eine Konformationsänderung des P-GP ausgelöst durch eine Hydrolyse von ATP angenommen, wodurch die Substratbindungsstelle sich zum Extrazellularraum hin öffnet und das Substrat ausgeschleust werden kann.

Die Funktion scheint bei Kindern noch nicht vollständig ausgereift. Daher besteht bei pädiatrischen Patient:innen ein höheres Risiko von UAW am ZNS [33]. Das P-GP gehört zur Familie der ABC-Transporter, die unter anderem an Zellmembranen der Blut-Hirn-Schranke lokalisiert sind und potenziell toxische Substanzen aktiv aus der Zelle transportieren.

Das Kapillarendothel zeigt eine hohe metabolische Aktivität mit zahlreichen Phase-I- und Phase-II-Enzymen. In den Astrozyten wird Cholesterol und eine Reihe von Botenstoffen gebildet, die die Kapillarendothelpermeabilität beeinflussen können. Die Rolle der Perizyten ist noch nicht vollständig geklärt.

Für die meisten Arzneistoffe (98 %) ist diese Barriere unüberwindbar. Sie können die BHS nur dann überwinden, wenn sie in freier Form, also nicht plasmaproteingebunden, im Blut vorliegen und eine gewisse Molekülgröße nicht überschreiten. Nichtpolare Substanzen können wegen ihrer guten Lipidlöslichkeit die Endothelzellen leichter durchqueren, während der Transport von polaren Nicht-Elektrolyten und Ionen nur mit Hilfe von Transportern möglich ist. Coffein, Ethanol, Nikotin und Pharmaka wie Diazepam penetrieren aufgrund ihrer hohen Lipidlöslichkeit die Hirnschranke leichter, während Wirkstoffe wie Penicillin, Adrenalin oder Dopamin nahezu vollständig zurückgehalten werden.

Mittels eines Elektroenzephalogramms (EEG) können Hirnfunktionen erfasst und beurteilt werden, indem Hirnströme registriert werden. Dabei lassen sich von der Kopfhaut der Schädeldecke rhythmische Potenzialschwankungen (EEG-Wellen) ableiten, die in ihrer aufgezeichneten Form das Elektroenzephalogramm (EEG) darstellen. Über auf bestimmte Punkte der Schädeloberfläche aufgesetzte beziehungsweise leitend aufgeklebte Elektroden können bipolare sowie unipolare Ableitungen registriert werden. Dabei betragen die abgeleiteten EEG-Spannungen nur etwa 10 bis 100 µV, so dass zur Darstellung immer eine elektronische Verstärkung erfolgen muss. Die EEG-Wellen selbst lassen sich unterteilen in α-, β-, δ- und θ- (Theta) Wellen. Die Frequenz der EEG-Wellen hängt bei Erwachsenen hauptsächlich vom augenblicklichen Aktivierungszustand der Hirnrinde ab. Fehlen EEG-Wellen vollkommen, ist der Hirntod eingetreten, erkennbar an der über einen bestimmten Zeitraum präsenten Nulllinie im EEG.

Neben diesen elektrophysiologischen können auch bildgebende Verfahren wie etwa die Positronenemissionstomographie (PET) und die funktionelle Magnetresonanztomographie (fMRT) zum Messen der neuronalen Aktivität herangezogen werden. Die diagnostischen Rückschlüsse werden über das Ausmaß der Durchblutung des jeweils untersuchten ZNS-Areals gezogen.

2.2 Risikofaktoren für UAW

Nebenwirkungen am zentralen Nervensystem sind sehr arten- und facettenreich. Sie sind oftmals schwerer zu identifizieren und zu interpretieren als Nebenwirkungen an anderen Organen und -systemen. Dabei bestehen zahlreiche Risikofaktoren:

- pharmakogenetische Faktoren
- hohes Lebensalter
- Säuglinge/Kleinkinder
- neurologische Vorerkrankungen z. B. Anfallsleiden
- Behandlung mit ZNS-wirksamen Pharmaka
- degenerative Hirnerkrankungen z. B. Alzheimer Demenz
- Hirnschädigungen, z. B. durch Schlaganfall, Verletzungen, o. ä.
- erhöhte Durchlässigkeit der Blut-Hirn-Schranke z. B. infolge Meningitis, Kopfverletzung, Multipler Sklerose, Hirntumor

2.3 Ursachen und Mechanismen

Als Ursachen/Mechanismen können auf molekularer beziehungsweise zellulärer Ebene folgende (Auswahl) genannt werden:

- Störungen des Hirn-Energiestoffwechsels
- Hemmung der ATP-Synthase
- Störung der Sauerstoff-Verwertung
- diverse Fehlfunktonen von Enzymen mit den Folgen
  - abnorme Calciumaufnahme in die Zelle
  - Bildung freier Sauerstoff-Radikale
  - inadäquate Freisetzung exzitatorischer Aminosäuren

2.4 Frühe Symptome

Prinzipiell kann aber eine Nebenwirkung bereits in einer unerwartet starken, an sich aber gewünschten Arzneimittelwirkung selbst bestehen. Häufiger jedoch kommt es zur Blockade von oder zu übersteigerten normalen neurologischen Funktionen. Einige Pharmaka besitzen jedoch eine genuine Neurotoxizität, gleichzusetzen mit der primären Toxizität von Wirkstoffen. Allerdings ist auch mit indirekter Neurotoxizität zu rechnen, beispielsweise in indirekter Folge von Arzneimittelnebenwirkungen an anderen Organen, z. B. an den Nieren. Hierbei können prädisponierende Risikofaktoren sowohl in der Person der Patient:innen selbst als auch in speziellen Arzneimitteln für eine oder mehrere seiner Krankheiten liegen. Frühe Hinweise auf ZNS-gerichtete Arzneimittelnebenwirkungen sind zum Beispiel

- Übelkeit,
- Benommenheit,
- Schwindel,
- Schlafstörungen,
- Konzentrationsstörungen,
- Kopfschmerz und
- Zittern.

Arzneimittelbedingte UAW am ZNS sind häufig in einer teilweisen und zeitweiligen Funktionsuntüchtigkeit der Blut-Hirn-Schranke zu suchen, die dann neben lipophilen auch weniger lipophile Arzneistoffe passieren lässt, insbesondere dann, wenn Patient:innen an multipler Sklerose, einem Hirntumor oder an Meningitis (s. o.) erkrankt sind.

2.5 Pharmakotherapie ausgewählter ZNS-Erkrankungen

Die Betrachtung verwendeter Pharmaka zur Therapie von Erkrankungen beziehungsweise Fehlfunktionen des ZNS (z. B. Parkinson, Anfallsleiden, Depression) beleuchtet das Dilemma, dass die Hauptwirkung dieser Medikamente selbst organbezogene, also das ZNS beeinträchtigende Nebenwirkungen, aber auch des peripheren Nervensystems auslösen kann (siehe Tabelle 2.1). Zudem werden bei diesen Krankheitsbildern beziehungsweise Organfehlfunktionen nicht selten Kombinationen aus Wirkstoffen angewendet. Deshalb muss bei neu auftretenden organbezogenen UAW auch an solche gedacht werden, die aus Interaktionen der Kombinationspartner untereinander resultieren. Noch schwerer aufzuklären ist das wechselwirkungsassoziierte Nebenwirkungspotenzial bei Patient:innen unter Polypharmazie. Kontraindikationen bei simultaner Gabe anderer Arzneimittel sind zu beachten.

2.5.1 Antikonvulsiva

Alle Antikonvulsiva hemmen die Erregbarkeit von Neuronen und reduzieren so das Risiko eines epileptischen Anfalls. Die Wirkung beruht auf folgenden hauptsächlichen Mechanismen [23]:

- Blockierung von spannungsabhängigen Ionenkanälen
  - Natriumkanäle: z. B. Carbamazepin, Oxcarbazepin, Phenytoin, Lamotrigin, Lacosamid, Zonisamid, Valproat, Topiramat
  - Calciumkanäle: z. B. Ethosuximid, Mesuximid, Gabapentin, Pregabalin, Zonisamid
- Modulation der Glutamat- und GABA-Rezeptoren: Primidon, Felbamat, Topiramat, Diazepam, Lorazepam, Phenobarbital, Clonazepam, Clobazam, Vigabatrin.

- Hemmung der Transmitterfreisetzung durch Beeinflussung des Vesikelproteins SV2 A: Levetiracetam
- Treten unter der Therapie weiterhin Anfälle auf, so sind folgende Fragen zu klären:
- Leitliniengerechte Auswahl?
- Compliance vorhanden?
- Richtige Dosierung? Auch eine Überdosierung kann u. U. einen Anfall induzieren.
- Wechselwirkungen mit simultan eingenommenen Medikamenten, die die Pharmakokinetik beeinflussen?

Charakteristische Nebenwirkungen, die bei vielen Antikonvulsiva auftreten, sind Schwindel, Müdigkeit, Verwirrtheit, Kopfschmerz, Schlafstörungen, Unruhe und Ataxie. Daneben sind zahlreiche weitere substanzspezifische Nebenwirkungen beschrieben (vgl. Tabelle 2.1)

2.5.2 Parkinsontherapeutika

Die Behandlung des Morbus Parkinson ist eine symptomatische Langzeittherapie mit dem Ziel, ein bestehendes Ungleichgewicht der Neurotransmitter Acetylcholin/Glutamat und Dopamin zu beheben. In Frage kommen folgende Therapieansätze:

- Dopaminzufuhr durch Levodopa (Prodrug von Dopamin) in Kombination mit Decarboxylasehemmern wie Benserazid, Carbidopa
- Dopaminagonisten zur Stimulierung der Rezeptoren
- nicht selektive Agonisten: Bromocriptin, Cabergolin, Lisurid, Pergolid
- selektive Agonisten: Apomorphin, Pramipexol, Ropinirol
- Hemmung der Catechol-O-Methyltransferase (COMT), die den Abbau von Dopamin und Levodopa bewerkstelligt: Entacapon, Tolcapon, immer in Kombination mit Levodopa
- MAO-B-Hemmer zur Verlangsamung des Dopaminabbaus: Safinamid, Selegilin, Rasagilin
- Hemmung der Überaktivität acetylcholinerger striataler Neurone: Amantadin
- In der Regel nicht mehr eingesetzt: Anticholinergika

Die häufigsten schwereren UAW von Parkinsontherapeutika sind Verwirrtheit, Somnolenz, Übelkeit, Dyskinesien, Halluzinationen und Obstipation (Tabelle 2.1). Bei einer Betrachtung von elf Substanzen (und deren Kombinationen) in 24 randomisierten kontrollierten Studien zeigten Ropinirol, Pirepidil und Bromocriptin die höchste Inzidenz der genannten UAW im Vergleich zu den anderen Substanzen [29].

2.5.3 Antidepressiva

Zur Behandlung von depressiven Patient:innen verfügt die Pharmakotherapie aufgrund der Vielschichtigkeit dieses Krankheitsbildes über zahlreiche herkömmliche und neue Wirkstoffe, die sich nach ihrem Wirkmechanismus beziehungsweise -ort weiter untergliedern lassen und sich ebenfalls zur Mono- und spezifischen Kombinationstherapie eignen:

- **nicht selektive Monoamin-Reuptake-Inhibitoren** „Trizyklika“: Amitriptylin, Clomipramin, Doxepin, Nortriptylin, Trimipramin, Maprotilin

- **selektive Serotonin-Reuptake-Inhibitoren (SSRI)**: Citalopram, Escitalopram, Fluoxetin, Fluvoxamin, Paroxetin, Sertralin
- **selektive Serotonin-Noradrenalin-Reuptake-Inhibitoren (SSNRI)**: Duloxetin, Mirtazapin, Venlafaxin
- **Monoamin-Oxidase-Hemmer („MAO-Hemmer")**: Moclobemid, Tranylcypromin
- andere: Bupropion, Johanniskraut

Die häufigsten schweren UAW (Delir, zerebrale Anfälle, Sedierung, Orthostase, Serotonin-Syndrom, Gewichtszunahme, Kardiotoxizität) treten bei den tri- und tetrazyklischen Vertretern auf [14].

Tabelle 2.1: Mögliche unerwünschte Arzneimittelwirkungen auf das Nervensystem bei der Behandlung der Epilepsie, Depression und Parkinson (Auswahl) [14, 22, 29, 41]

Zentrales Nervensystem	
UAW	**Arzneistoff(gruppe)**
Gangunsicherheit	Antiepileptika
Kopfschmerzen	Antiepileptika
Müdigkeit	Antiepileptika, tri-/tetrazyklische Antidepressiva
Schlafstörungen/ Schläfrigkeit	Antiepileptika, tri-/tetrazyklische Antidepressiva, Mirtazapin, Selegilin
Schwindel	Antiepileptika
Verwirrtheit	Antiepileptika, Parkinsontherapeutika
Delir	Tri-/tetrazyklische Antidepressiva
Anfälle (zerebral)	Tri-/tetrazyklische Antidepressiva, einige Antikonvulsiva wie Carbamazepin, Eslicarbazepinacetat, Ethosuximid, Phenytoin, Rufinamid, Vigabatrin
Halluzination	Parkinsontherapeutika
Serotonin-Syndrom	Siehe Tabelle 2.6
Peripheres Nervensystem	
UAW	**Arzneistoff(gruppe)**
Gewichts-veränderungen	Antikonvulsiva, tri-/tetrazyklische Antidepressiva, Mirtazapin
Muskelrelaxation, -schwäche	Antikonvulsiva aus der Gruppe der Benzodiazepine, Lithium
Obstipation	Parkinsontherapeutika
Verändertes Körperempfinden	Einige Antiepileptika wie Carbamazepin, Levetiracetam, Pregabalin, Stiripentol, Topiramat, Valproat

2.6 Ausgewählte Arzneistoffe mit UAW am ZNS

Gerade in den ersten Lebensmonaten, wenn die Blut-Hirn-Schranke noch nicht vollständig ausgebildet ist, treten arzneimittelinduzierte Risiken im zentralen Nervensystem schnell auf. Auch mehrere scheinbar unproblematische und lang etablierte Arzneistoffe sollten im Einsatz kritisch und zulassungskonform bei Patient:innen erfolgen. Der Beratungsbedarf der Apotheke dazu ist daher groß.

2.6.1 Diphenhydramin

Das Missbrauchspotenzial von Diphenhydramin und Dimenhydrinat ist schon lange auch bei Jugendlichen bekannt. Hochdosierungen wirken erregend auf das Zentralnervensystem mit Euphorie und Wahrnehmungsveränderungen einschließlich akustischer und optischer Halluzinationen als Ausdruck einer toxischen Psychose. Von besonderer Bedeutung ist die Gefahr einer unterschwelligen Schädigung der Muskulatur (Rhabdomyolyse), die zum Nierenversagen führen kann. Es liegen Berichte zu schwerwiegenden Nebenwirkungen (einschließlich mit tödlichem Verlauf) bei Kleinkindern vor. Zur Risikominimierung wurde 2018 eine neue Obergrenze für die Tagesdosis von Diphenhydramin-/Dimenhydrinat-haltigen Antiemetika für Kinder unter drei Jahren bei oraler und rektaler Galenik eingeführt (Diphenhydramin: 3 mg/kg KG/24 Stunden; Dimenhydrinat: 5 mg/kg KG/24 Stunden) [2].

Bei älteren Patient:innen steht laut Priscus-Liste Diphenhydramin im Zusammenhang mit kognitiven Beeinträchtigungen und einem erhöhten Risiko eines Delirs. Empfohlen sind eine Dosisanpassung/Dosisreduktion (niedrigste mögliche Dosis bis Halbierung der üblichen Dosierung) und eine Therapiedauer über maximal zehn Tage (Langzeitverabreichung vermeiden) [3].

2.6.2 Doxylamin

Bei älteren Patient:innen besteht erhöhte Sturzgefahr und ein erhöhtes Risiko für zentralnervöse Nebenwirkungen wie Schwindel, Depression und Kopfschmerzen. Der Wirkstoff wird in der Priscus- und FORTA-Liste (Kategorie D) aufgeführt. Empfohlen sind eine Dosisanpassung/ Dosisreduktion (niedrigste mögliche Dosis bis Halbierung der üblichen Dosierung) und eine Therapiedauer über maximal zehn Tage (Langzeitverabreichung vermeiden) [3].

2.6.3 Loperamid

Das ZNS von Kindern reagiert empfindlicher als das von Erwachsenen auf Loperamid. Somit zeigen sich bei ihnen schneller zentralnervöse Symptome wie Somnolenz, Apathie und Krampfanfälle. Überdosierungen und Interaktionen (Hemmung P-GP) erhöhen das Nebenwirkungsrisiko, was gerne bei missbräuchlicher Anwendung ausgenutzt wird. Es können durch Überwindung der BHS stimmungsaufhellende Effekte, ein Gefühl der Euphorie und Rauschzustände eintreten. Meist betreffen Intoxikationen jüngere männliche Patienten im Zusammenhang mit einer Co-Medikation [31].

2.6.4 Pregabalin

Bei akuter Überdosierung von Pregabalin (>600 mg/Tag) können Somnolenz, Verwirrtheit, Agitiertheit sowie Krampfanfälle und Koma auftreten. Monointoxikationen scheinen eher mit leichter Symptomatik zu verlaufen. Wird Pregabalin jedoch zusätzlich zu anderen sedierenden Arzneimitteln oder Drogen konsumiert, so können lebensbedrohliche Überdosierungen resultieren [27].

2.6.5 Xylometazolin

Vasokonstriktorische Substanzen aus der Gruppe der Imidazoline sind als topische Applikationen (Nase, Auge) weit verbreitet. Durch die Aktivierung von α_2-Rezeptoren im ZNS kann es zu Atemdepression, Bradykardie und komatösen Zuständen kommen, die auch in den Fachinformationen aufgeführt werden. Fallserien und -berichte zeigen diese schwerwiegenden unerwünschten Nebenwirkungen bei Neugeborenen und bei Kleinkindern/Kindern, die meist bei Überdosierungen auftreten [43].

2.7 Ausgewählte UAW am ZNS

2.7.1 Schlafstörungen

Arzneimittelbedingte Schlafstörungen können sich auf sehr unterschiedliche Art äußern. Beispielsweise rufen nicht wenige Pharmaka eine exzessive Schläfrigkeit hervor. Im Gegensatz dazu können eine ganze Reihe von Arzneistoffen auch eine quälende Schlaflosigkeit verursachen. Ebenso belastend sind unliebsame Traumerscheinungen, die ebenfalls durch etliche Substanzen verschiedener Arzneimittelgruppen verursacht werden können (Tabelle 2.2). Auch ein Mangel an Vitamin D kann zu Schlafstörungen führen [30], was bei einem Verdacht auf arzneimittelinduzierte Schlafstörungen berücksichtigt werden sollte.

Tabelle 2.2: Arzneimittelinduzierte Schlafstörungen

Wirkstoffgruppe	Wirkstoffbeispiele
Schläfrigkeit	
Antiepileptika	Phenobarbital, Phenytoin, Valproinsäure
Tri-, tetrazyklische Antidepressiva	Amitriptylin u. a.
Antiemetika	Hyoscin-Derivate
Antihistaminika	Betahistidin, Dimenhydrinat
Antihypertensiva	Methyldopa, Reserpin
Parkinsontherapeutika	Pramipexol, Dopamin-Agonisten, Ropinirol
Antipsychotika	Clozapin, Haloperidol
Betablocker	Propranolol, Timolol, Metoprolol

Fortsetzung Tabelle 2.2: Arzneimittelinduzierte Schlafstörungen

Wirkstoffgruppe	Wirkstoffbeispiele
Schlaflosigkeit	
Antidepressiva	MAO-Hemmer, Fluoxetin (SSRI)
Antiepileptika	Phenytoin
Antimalariamittel	Mefloquin, Chloroquin
Tumortherapeutika	Daunorubicin, Medroxyprogesteron, Interferon α
Parkinsontherapeutika	Amantadin, Levodopa
Anxiolytika	Buspiron
Bronchodilatatoren	Salmeterol, Terbutalin, Theophyllin, Ipatropiumbromid
Kardiovaskulär wirksame Therapeutika	Acetazolamid, Clonidin, Reserpin, Flunarizin
ZNS-Stimulantien	Nicotin, Methylphenidat, Ephedrin-Derivate
Schilddrüsenhormone	Liothyronin, Levothyroxin
Entzug von:	Opiaten, Sedativa, Hypnotika
Albträume	
ACE-Hemmer	Captopril
Anxiolytika	Bupropion
Antibiotika	Erythromycin, Ofloxacin, Ciprofloxacin, Emtricitabin/Tenofovir
Antidepressiva	SSRI: Fluoxetin, Venlafaxin
Antiepileptika	Valproinsäure
Parkinsontherapeutika	Amantadin, Cabergolin, Levodopa
Betablocker	Bisoprolol
ZNS-Stimulantien	Methylphenidat
Lipidsenker	Atorvastatin
Diverse	Digoxin, Verapamil, Ganciclovir, Oxybutynin, Amiodaron

2.7.2 Enzephalopathien und Anfallsleiden

Unter einer Enzephalopathie versteht man unabhängig von der Ursache und der Schwere der Erkrankung alle krankhaften Zustände des Gehirns. Anfallsleiden entstehen durch eine unregulierte Entladung in der Großhirnrinde mit motorischer oder auch nicht motorischer Symptomatik.

Antibiotika

Medikamenteninduzierte Enzephalopathien/Anfallsleiden können oft auf eine Behandlung mit einem Antibiotikum zurückgeführt werden [11]. Bei Patient:innen mit bestehender Niereninsuffizienz (<50 ml/min) kann das Antibiotikum **Cefepim** schwerwiegende neurologische Störungen einschließlich einer Enzephalopathie verursachen [17]. Aber auch bei anderen Substanzen beziehungsweise Substanzgruppen (Cephalosporine, Carbapeneme: Imipenem>Meropenem, Metronidazol, Fluorochinolone, Makrolide) wurde diese UAW beschrieben. Die Antibiotika- assoziierte Enzephalopathie (AAE) ist unterdiagnostiziert und grundsätzlich bei jedem Antibiotikum möglich. Nach Bhattacharyya [15] können drei Typen unterschieden werden:

- **Typ 1: mit epileptischen Episoden** – häufig im Zusammenhang mit Penicillinen und Cephalosporinen insbesondere bei hohen Dosierungen, aber auch mit Fluorchinolonen, Makroliden, Sulfonamiden. Einsetzen der Symptome innerhalb weniger Tage, nach dem Absetzen symptomfrei.
  In einer Studie mit 12.000 Patient:innen wurde die Häufigkeit von Krampfanfällen unter Penicillin mit 3,2 ‰ angeben, allerdings ist die Gefahr bei einer Niereninsuffizienz und Anfallsleiden in der Anamnese mit 10 % deutlich erhöht. Bei den Carbapenem scheint das Risiko für ein Anfallsleiden laut einer Metaanalyse vergleichbar zu sein [4]. Allerdings hat Imipenem wohl auch wegen dieser möglichen potenziellen Nebenwirkung anders als Meropenem keine Zulassung in der Indikation bakterielle Meningitis [9].
  Ist die Gabe dieser Antibiotika unvermeidlich, sollte ein Therapeutisches Drug Monitoring durchgeführt werden. Nicht immer sind die Anfälle tonisch-klonisch und somit daher auf den ersten Blick nicht unbedingt als Anfallsleiden zu erkennen. Aus diesem Grund sollten gefährdete Patient:innen, gut überwacht werden.
- **Typ 2: mit Symptomen einer Psychose** – nach der Gabe von Procain-Penicillin, Sulfonamiden, Fluorchinolonen und Makroliden beschrieben. Einsetzen der Symptome innerhalb weniger Tage, nach dem Absetzen symptomfrei.
- **Typ 3: mit abweichenden Befunden** in bildgebenden Verfahren und Beeinträchtigungen der Muskelkoordination sowie Funktionsstörungen des Gehirns – bislang nur bei Metronidazol.

Impfungen

Impfungen schützen unbestritten vor Infektionskrankheiten – einerseits den Impfkandidaten selbst und andererseits die Gesellschaft durch den Aufbau einer Herdenimmunität. Jede Impfung birgt jedoch auch das Risiko von Nebenwirkungen. Meist sind die Symptome (Rötung, Schwellungen, Schmerzen an der Impfstelle, allgemeines Krankheitsgefühl mit Fieber, Kopf- und Gliederschmerzen) auf die gewünschte Immunreaktion zurückzuführen. Schwerwiegende UAW nach Impfungen sind eher selten und müssen nach § 6 Abs Infektionsschutzgesetz (IfSG) namentlich gemeldet werden. Sie werden von den zuständigen Behörden regelhaft ausgewertet. Der Beweis eines kausalen Zusammenhangs ist in vielen Fällen schwierig, da seltene Komplikationen auch eher zufällig in zeitlicher Koinzidenz mit der Impfung auftreten können. Hier helfen epidemiologische Daten zur Inzidenz und Prävalenz in den jeweiligen Bevölkerungsgruppen. So liegt oft das Risiko einer UAW durch einen Impfstoff (z. B. Enzephalitis 1 bis 10 Fälle pro 10 Millionen Dosen [7]) unter dem Risiko, die Erkrankung auf eine andere Art zu erwerben. Dennoch konnte in einigen Fällen ein kausaler Zusammenhang einer schweren UAW als wahrscheinliche Reaktion auf eine Impfung belegt werden (Tabelle 2.3). Fieberkrämpfe können nach verschiedenen Impfungen insbesondere bei Kleinkindern auftreten; meist handelt es sich um unkomplizierte Fieberkrämpfe ohne neurologische Folgen. Anaphylaktische Reaktionen können in sehr seltenen Einzelfällen nach verschiedenen Impfungen auftreten (z. B. DPT, DT, Td, T, MMR, Hepatitis-B), oftmals scheint dies mit dem Vorhandensein von Hühnereiweiß assoziiert zu sein.

In der KiGGS Studie des RKI (Studie zur Gesundheit von Kindern und Jugendlichen in Deutschland) zur Surveillance von unerwünschten Impfnebenwirkungen aller Schweregrade bei 17.641 Kindern und Jugendlichen wurden im Vergleich mit anderen Impfungen bei der MMR-Kombinationsimpfung und der FSME-Impfung am häufigsten Nebenwirkungen beobachtet: 15,2 % (95 %-KI 10,9–20,7) bzw. 11,5 % (95 %-KI 8,1–16,2) [34].

Schwere Komplikationen wie eine Enzephalitis/Meningitis sind allerdings sehr selten. Ein Zusammenhang zwischen Masernimpfung, für die seit 2020 eine Impfpflicht besteht, und Autismus konnte nicht belegt werden.

Tabelle 2.3: Schwere Impfkomplikationen mit evidentem oder wahrscheinlichem kausalen Zusammenhang (eine Auswahl nach [6])

Impfung	Schwere, sehr seltene UAW
BCG	Disseminierte BCGitis <0,1/100.000, BCG-Osteitis 0,1–30/100.000
DT	GBS, periphere Nervenschädigung im Einzelfall
FSME	GBS, periphere Nervenschädigung im Einzelfall
Influenza	GBS selten
M(MR)	Selten Thrombozytopenie, Enzephalitis (mit Todesfolge), Meningitis 1/100.000 für den Impfstamm Urabe, Häufigkeit abhängig vom verwendeten Stamm.
OPV	Impfpoliomyelitis 1/2,5–4 Mio. bei Geimpften, bei Kontaktpersonen 1 /6,8 Mio.
Pertussis-/ DPT	Sehr selten Enzephalitis mit persistierenden Schädigungen, anhaltendes Schreien (>3 h)

BCG=Tuberculose, DT=Diphterie, FSME=Frühsommer-Meningoenzephalitis MMR=Mumps-Masern-Röteln, OPV= oraler Polio-Impfstoff, GBS= Guillan-Barré-Syndrom

Enzephalopathien/Anfallsleiden durch Zytostatika

Abhängig von der Substanz, der Dosis, der Applikationsweise und auch von Patient:innen-individuellen Risikofaktoren (Organfunktionen, Bestrahlung, Alter, etc.) können Zytostatika verschiedene **neurotoxische UAW** verursachen, die unmittelbar oder auch verzögert auftreten können. Begleitmedikationen können ebenfalls das Risiko für UAW erhöhen. Bei der Komedikation von Vinca-Alkaloiden mit Itraconazol treten durch die Blockade des Alkaloidmetabolismus über CYP3A4 vermehrt schwerwiegende UAW auf. Gleiches gilt auch für andere Inhibitoren dieses Enzyms, wie z. B. Ritonavir, Nelfinavir, Ketoconazol, Erythromycin, Ciclosporin und Nifedipin [8].

Die UAW sind in vielen Fällen nach Absetzen des Verursachers reversibel, können aber auch zu bleibenden Schäden führen. Sie reichen von peripheren Polyneuropathien bis hin zu schwerwiegenden Enzephalopathien, Krampfanfällen oder Blindheit. Alkaloide, Taxane, Platinverbindungen, Ifosfamid und Cytarabin sind häufig mit peripheren neurologischen Störungen assoziiert [44, 36], Methotrexat (intravenös, intrathekal), Cytosinarabinosid (Ara-C) und Ifosfamid mit zentral nervösen neurologischen Störungen [35, 44]. Eine Übersicht möglicher Neurotoxizitäten zeigt Tabelle 2.4.

Tabelle 2.4: Auswahl neurologischer Folgen einer Zytostatikatherapie nach [24]

Enzephalopathien (a) akute reversible; (b) chronische; (c) reversible posteriore (Leuk-)Enzephalopathie	
5-Fluorouracil (a) BCNU (Hochdosis) (b) Cortison (a) Cytosinarabinosid (a, b) Cyclosporin (c) Cyclophosphamid in Kombinationstherapie (c) Etoposid (a) Fludarabin >40 mg/m²/Tag (b) Ifosfamid (a) Interferon α (a)	Interleukin-2 (a) Methotrexat (a, b) Nitrosoharnstoffe (Hochdosis) (a) Paclitaxel (a) Procarbazin (a) Tamoxifen (Hochdosis) (a) VP16 (Hochdosis) (a) Hochdosis-Polychemotherapie (b) mit Stammzell-Transplantation (a)
(a) Zerebrale Krampfanfälle; (b) Zerebrale Infarkte	
AMSA (a) Amsacrin (a) Asparaginase (a) BCNU (a) Busulfan (Hochdosis) (a) Carboplatin (b) Cisplatin (a,b) Cyclosporin (a,b)	Dacarbazin (a) Etoposid (a) Etoposid (Hochdosis) (a) Methotrexat (a, b) Paclitaxel (a) Radiosensitizer (a) Vincristin (a) VP-16 (Hochdosis) (a)
Kortikale Blindheit	
Carboplatin Cisplatin Fludarabin (Hochdosis)	

2.7.3 Kopfschmerz

Bei dem medikamenteninduzierten Kopfschmerz werden zwei Arten unterschieden, der akute und der chronische Kopfschmerz.

Akuter Kopfschmerz

Die **akute** Form tritt in der Regel unmittelbar nach der Einnahme des Medikamentes mit migräneartigen Symptomen im Bereich der Stirn und der Schläfen auf. Auslöser sind häufig zentral wirksame Therapeutika (Antikonvulsiva, Parkinsontherapeutika), Blutdrucksenker wie Calciumantagonisten oder Nitrate (Nitratkopfschmerz), Phosphodiesterasehemmer vom Typ V (z. B. Sildenafil), Lithium, Tetrazykline, eine Hormonersatztherapie sowie Genussmittel wie Alkohol, Coffein und einige ZNS-wirksame Substanzgruppen wie Antidepressiva.

Chronischer Kopfschmerz

Der **chronische** Kopfschmerz präsentiert sich meist als dumpfer Dauerkopfschmerz von mehr als 15 Tagen pro Monat über mindestens drei Monate hinweg. Die häufigste Ursache ist der Dauergebrauch von Analgetika, Triptanen oder Ergotamin-Derivaten [21]. Diese Art von Kopfschmerz wird international auch als MOH (medication overuse headache) abgekürzt. Zur Diagnose muss eine ausführliche Medikamentenanamnese (Häufigkeit und Dauer des Kopfschmerzes, Einnahmehäufigkeit: mindestens 12 bis 15 Einzeldosen pro Monat) erhoben werden. Es wird geschätzt, dass die weltweite Prävalenz des MOH bei 0,7 bis 1 % liegt. Frauen sind häufiger betroffen als Männer. Als Risikofaktoren gelten weitere chronische Schmerzerkrankungen oder Abhängigkeiten, Inaktivität, Rauchen, niedriger sozialer Status, Stress, Übergewicht oder Erkrankungen aus dem psychiatrischen Formenkreis. Die Behandlung erfolgt nach den Leitlinien der Deutschen Gesellschaft für Neurologie und dauert mehrere Monate und muss bei Patient:innen mit Opioid-Abusus stationär durchgeführt werden [21].

2.7.4 Schwindel/Kognitive Störungen

Eine Vielzahl von Arzneimittelgruppen kann Schwindel oder Bewusstseinsstörungen hervorrufen, wobei eine breite Symptomvielfalt berücksichtigt werden muss [19].

Man unterscheidet zwischen dem systematischen (gerichteten) Schwindel und dem unsystematischen (ungerichteten) Schwindel. Bewusstseinsstörungen können in sehr unterschiedlicher Ausprägung (Störungen kognitiver, affektiver und psychomotorischer Art) vorkommen. Diese Art von unerwünschten Arzneimittelwirkungen tritt besonders häufig bei älteren Patient:innen auf. Durch die demographische Entwicklung mit einem zunehmenden Alter der Bevölkerung sind vermehrt neurodegenerative Erkrankungen wie Alzheimer zu erwarten. Doch nicht immer ist ein progredienter Verlust an Nervenzellen die Ursache kognitiver Einschränkungen. Oft können sie auf die Einnahme von Arzneimitteln zurückgeführt werden, allen voran solche, die den Neurotransmitterhaushalt von Acetylcholin, Dopamin, Serotonin, Noradrenalin, Histamin, Glutamat, Histamin und GABA beeinträchtigen können. Ältere Menschen reagieren empfindlicher auf diese Störungen, da ihr Neurotransmitter-Stoffwechsel verlangsamt und möglicherweise die Rezeptoraffinität und die gewünschte Reaktion verändert sind.

Als problematisch bei älteren Patient:innen werden laut der amerikanischen Beers-Liste und der deutschen Priscus-Liste (siehe Tabelle 2.5) sehr viele Arzneimittelgruppen angesehen, was die Ermittlung der Ursachen einer UAW nicht erleichtert. Für die Ursache von Schwindel und kognitiven Störungen kommen vor allem die fett gedruckten Arzneimittelgruppen der Priscus-Liste in Frage.

Tabelle 2.5: Wirkstoffe der Priscus-Liste. Fettgedruckt: Arzneistoffe mit erhöhtem Risiko für Schwindel und kognitive Störungen.

NSAR
Opioid-Analgetika
Antiarrhythmika
Antibiotika (Nitrofurantoin)
Anticholinergika
Antihistaminika
Urologische Spasmolytika
Antikoagulantien
Antidepressiva
Antihypertensiva
Neuroleptika
Laxanzien (Paraffin dickflüssig)
Muskelrelaxanzien
Sedativa, Hypnotika
Antidementiva
Vasodilatatoren
Antiepileptika (Phenobarbital)

Daneben können auch Diuretika durch einen erheblichen Flüssigkeits- und Elektrolytverlust zu Verwirrtheitszuständen führen.

Der Medikamenten-Anamnese kommt daher insbesondere bei älteren Patient:innen eine besondere Bedeutung zu, da sie laut der Leitlinie zu Demenzerkrankungen [18] auf bestehende Krankheiten hinweisen kann und Medikamente zu kognitiver Beeinträchtigung führen können.

Praxistipp

Beachten Sie insbesondere bei älteren Patient:innen problematische Arzneimittelgruppen. Hilfreich hierzu ist die Beers-Liste oder die Priscus-Liste.

Folgende Fragen können hilfreich sein:

- Welche Medikamente wurden eingenommen und wie lange?
- Welcher Art ist der aufgetretene Schwindel oder die kognitive Störung?
- Wie lange/wie oft treten die Symptome auf?
- Wurden differentialdiagnostische Maßnahmen durchgeführt?

2.7.5 Serotonin-Syndrom

Das Serotonin-Syndrom ist ein lebensbedrohliches Krankheitsbild, das durch eine Überaktivierung peripherer und zentraler postsynaptischer Serotonin-Rezeptoren (5-Hydroxytryptamin = 5-HT) ausgelöst wird. Ursache ist eine Überdosierung serotonerger Substanzen oder eine Folge von komplexen pharmakodynamischen Wechselwirkungen bei einer Mehrfachmedikation. So verdeutlichte der Rote-Handbrief im März 2013 das Risiko für ein Serotonin-Syndrom bei gleichzeitiger Verabreichung von transdermalem Fentanyl und serotonerg wirkenden Arzneimitteln [21] (siehe auch Fallbeispiel).

Bereits physiologische Neurotransmitter-Ausschüttungen können eine Neurotoxizität auslösen, wenn ihre (Wieder-)aufnahme in neuronale Vesikel gestört ist. Beispielsweise wird Serotonin im Überfluss durch Amphetamin-Derivate (Ecstasy) freigesetzt beziehungsweise seine Aufnahme durch die meisten Antidepressiva blockiert. Problematisch ist die gleichzeitige Zufuhr der Aminosäure L-Tryptophan (eine Serotonin-Vorstufe) oder eines Monoamino-Oxidase (MAO)-Hemmers. Das Krankheitsbild kann mild oder stark ausgeprägt sein und sich durch folgende Symptome äußern:

- Diarrhö
- Agitiertheit, Verwirrtheit, Hypomanie
- Parkinsonähnliche Symptome
- Labiler Blutdruck, Tachykardie, Schüttelfrost, Hyperthermie, ggf. Koma [46]

Tabelle 2.6: Substanzen, die ein Serotonin Syndrom verursachen können (Auswahl nach [46])

Wirkstoff	Inhibitor Serotonin-Wiederaufnahme	Inhibitor Serotonin-Metabolismus	Erhöhung Serotonin-Synthese	Erhöhung Serotonin Freisetzung	Aktivierung Serotonin-Rezeptoren
Amitriptylin	x				
Amphetamine	x		x	x	
Bupropion	x				
Buspiron		x			x
(ES)-Citalopram	x				
Clomipramin	x				
Cocain	x		x		
Dextromethorphan	x			x	
Dihydroergotamin					x
Doxepin	x				
Duloxetin	x				
Eletriptan		x			x

Fortsetzung Tabelle 2.6: Substanzen, die ein Serotonin Syndrom verursachen können (Auswahl nach [46])

Wirkstoff	Inhibitor Serotonin-Wiederaufnahme	Inhibitor Serotonin-Metabolismus	Erhöhung Serotonin-Synthese	Erhöhung Serotonin Freisetzung	Aktivierung Serotonin-Rezeptoren
Fentanyl					x
Fluoxetin	x				
Fluvoxamin	x				
Granisetron	x				
Imipramin	x				
Johanniskraut	x	x			
L-Dopa				x	
Linezolid		x			
Lithium					x
LSD					x
L-Tryptophan			x		
Maprotilin	x				
MDMA („Ecstasy")	x			x	
Methadon	x				
Metoclopramid					x
Mirtazapin	x			x	x
Naratriptan		x			x
Nortriptylin	x				
Ondansetron	x				
Oxycodon				x	
Paroxetin	x				
Pentazocin	x				
Pethidin	x				x
Rizatriptan		x			x
Selegilin		x			
Sertralin	x				
Sumatriptan		x			x

Fortsetzung Tabelle 2.6: Substanzen, die ein Serotonin Syndrom verursachen können (Auswahl nach [46])

Wirkstoff	Inhibitor Serotonin-Wiederaufnahme	Inhibitor Serotonin-Metabolismus	Erhöhung Serotonin-Synthese	Erhöhung Serotonin Freisetzung	Aktivierung Serotonin-Rezeptoren
Tapentadol	x				
Tramadol	x			x	
Tranylcypromin		x			
Trazodon	x				x
Trimipramin	x				
Venlafaxin	x				
Zolmitriptan		x			x

Daneben können auch pharmakodynamische Wechselwirkungen wie die Inhibition von CYP450-Enzymen zu einem Serotoninüberschuss führen. Bei einem Wechsel von Antidepressiva – beispielsweise von Fluoxetin auf einen anderen SSRI – muss dessen lange Halbwertszeit berücksichtigt werden.

Fallbeispiel

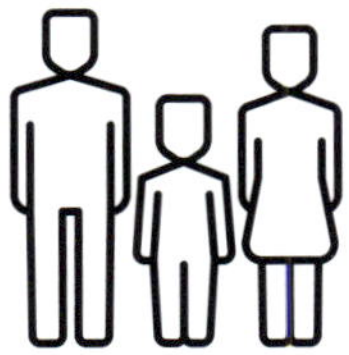

© tentacula-stock.adobe.com

Eine 74-jährige Patientin leidet unter einer arteriellen Hypertonie, Asthma bronchiale und chronischen Rückenschmerzen infolge eines Bandscheibenvorfalles. Seit einiger Zeit weist sie zudem eine depressive Symptomatik auf. Zusätzlich zur Dauermedikation (Ramipril 5 mg/Tag, HCT 12,5 mg/Tag, Salmeterol/Fluticason 2-mal 50 µg/250 µg/Tag, Ibuprofen 2-mal 600 mg/Tag, Fentanyl-Pflaster 25 µg alle 3 Tage) bekommt sie täglich 20 mg Citalopram und 1 mg Lorazepam. Nun zittert die Patientin und halluziniert. Die Körpertemperatur ist auf 39,2 Grad angestiegen und sie ist tachykard (HF: 102/Minute). Die Symptome deuten auf ein Serotoninsyndrom unter Fentanyl in Kombination mit serotonergen Arzneimitteln hin [27]. Nach Absetzen des Fentanyls sind die Symptome rückläufig.

2.7.6 Malignes neuroleptisches Syndrom

Das maligne neuroleptische Syndrom ist ein lebensbedrohliches, aber seltenes Krankheitsbild. Es wird durch Dopaminantagonisten (einige Neuroleptika), Lithium, Antidepressiva (z. B. Citalopram, Sertralin, Venlafaxin) aber auch durch Antikonvulsiva (z. B. Carbamazepin) oder Antiemetika (z. B. MCP) ausgelöst. Das maligne neuroleptische Syndrom kann sich bei hoher Dosierung oder schneller Auftitration der genannten Medikamente in den ersten vier Wochen nach Therapiebeginn manifestieren. Die Symptome treten in den ersten Wochen nach Therapiebeginn auf und umfassen eine akute Hyperthermie, Exsikkose und Schweißausbrüche, parkinsonähnliche Symptome und eine Tachykardie.

Die Behandlung erfolgt zunächst symptomatisch (Fiebersenkung, Volumensubstitution, Thromboseprophylaxe). Der Dopaminmangel kann durch Bromocriptin oder Amantadin ausgeglichen werden. In schweren Fällen kommt das direkt wirkende Muskelrelaxans Dantrolen zum Einsatz.

2.8 Ausgewählte UAW am peripheren Nervensystem

Zum peripheren Nervensystem gehören die Nerven, die Kopf, Gesicht, Augen, Nase, Muskeln und Ohren mit dem Gehirn verbinden (Hirnnerven). Damit stehen unter anderem die Mundtrockenheit durch anticholinerge Arzneistoffwirkungen (→ „7 Gastrointestinaltrakt"), Sehstörungen (siehe Kapitel 10 „Auge"), nicht selten periphere Nervenschmerzen (Neuropathien) sowie Nebenwirkungen am Muskel im Beratungsalltag im Fokus.

2.8.1 Neuropathien

Arzneimittelbedingte Neuropathien hängen in der Regel von der Dosis und der Dauer der Verabreichung ab. Meistens, aber nicht immer, bessern sie sich nach Therapieabbruch. Der Mechanismus der Schädigung ist fast immer unbekannt. Auf Symptome ist zu achten, um frühzeitig reagieren zu können und unnötige schmerzhafte Leiden zu vermeiden. Die Polyneuropathie (PNP) mit einer Prävalenz von fünf bis acht % ist vorwiegend eine Erkrankung des alten Menschen [30]. Risikofaktoren sind Alkoholabusus, Diabetes mellitus, Borreliose und ein Mangel an B-Vitaminen (B_1, B_6, B_{12}: Thiamin, Pyridoxin, Cobalamin). Insbesondere bei älteren Patient:innen kann als Folge einer Mangelernährung, Resorptionsstörungen oder Komedikationen (z. B. Isoniazid, Metformin [26], PPI und in geringerem Ausmaß H_2-Blocker [28]) oder bei Patient:innen durch Einnahme oraler Kontrazeptiva eine Hypovitaminose auftreten. Bei älteren Patient:innen ist eine Polyneuropathie allerdings häufig idiopathisch.
Aber auch zahlreiche Arzneimittel können direkt eine Neuropathie verursachen (Tabelle 2.7).

Die Chemotherapie-induzierte Neuropathie (CIN) ist die häufigste neurologische Nebenwirkung einer Tumortherapie mit Zytostatika wie Platinderivaten, Vinca-Alkaloiden, Taxanen, Proteasomen-Inhibitoren oder moderne Antikörper-basierte und immunologische Therapien (Checkpoint-Inhibitoren, CAR-T-Zelltherapie) [7, 25].

Tabelle 2.7: Arzneimittelbedingte Neuropathien

Wirkstoff(-gruppe)	Beispiele
Antiinfektiva	Fluorochinolone, Linezolid, Metronidazol, Nitrofurantoin, Isoniazid
Statine	Klasseneffekt
Zytostatika	Vinca-Alkaloide, Taxane, Platinverbindungen, Proteasomen-Inhibitoren (Bortezomib), Thalidomid
Herz-Kreislaufmittel	Amiodaron, Dronedaron [16], Hydralazin
Immuntherapeutika	Etanercept, Infliximab, Leflunomid
Antikonvulsiva	Carbamazepin

2.8.2 Muskelkrämpfe/Myalgien

Eine **Myalgie** ist meist ein unspezifisches Symptom bei einer Vielzahl neurologischer und anderer Erkrankungen. Ursache ist in vielen Fällen nicht eine primäre Schädigung des Skelettmuskels.

Der **Muskelkrampf** als plötzlich einsetzende, kurze, unbeabsichtigte und meist schmerzhafte Anspannung eines Muskels oder einer Muskelgruppe hat ebenfalls verschiedene Ursachen.

Myopathien sind Erkrankungen der Muskulatur, die mit strukturellen Veränderungen oder funktionellen Beeinträchtigungen einhergehen.

Neben den „klassischen" Chemotherapien (Cisplatin), kleinen Molekülen (TKIs vor allem Imatinib), Biologika (Brentuximab, Rituximab) treten auch bei immunonkologischen Therapien (CTLA-4-Inhibitoren, PD-1-Inhibitoren) neurologische Symptome auf sehr unterschiedliche Weise in Form von Myalgien, Muskelkrämpfen und Muskelschwäche meist in den Extremitäten auf.

Am bekanntesten sind die, wenn auch seltenen, Myopathien unter Statin-Behandlung, die allerdings nicht eindeutig definiert sind. Unter einer Statin-assoziierten Myopathie (Statin-Related Myopathy= SRM) versteht man eine Muskelerkrankung mit Muskelschmerzen, Schwäche oder Krämpfen mit einer Erhöhung der Kreatinkinase (CK)-Konzentration im Blut um mehr als das zehnfache der oberen Referenzwert-Grenze. Unter einer Statin-Myalgie versteht man Muskelschmerzen und/oder Schwäche ohne CK-Erhöhung [1]. Eine gefährliche Komplikation ist die Rhabdomyolyse mit einem CK-Wert oberhalb dem 50-fachen der oberen Referenzwerte. Gefährdet sind vor allem Patient:innen mit hoher Dosierung, geringem Körpergewicht, hohem Alter, exzessiver Muskelarbeit, Hypothyreose, weiblichem Geschlecht, Komedikationen mit Fibraten, Ciclosporin, Makroliden, Amiodaron, Verapamil oder der häufige Verzehr von Grapefruitsaft und der damit verbundenen Hemmung von CYP3A4.

Praxistipp
Die Medikamentenanamnese (z. B. Makrolidantibiotika, Ciclosporin) und der Genuss von Grapefruit beziehungsweise Grapefruitzubereitungen, welche bei gleichzeitiger Verabreichung mit Statinen Myalgien/Myopathien verursachen können, sollte erhoben werden [13]. Die Kreatinkinase (ein Muskelenzym) sollte bestimmt werden. Kreatinkinase kommt vor allem in der Muskulatur des Herzens und des Skeletts vor. Ansteigende Werte deuten auf eine Schädigung der Muskulatur hin.

2.9 Literatur Kapitel ZNS

[1] AMB 2009, 43, 91

[2] BfArM: Sachstand zu den Antihistaminika Dimenhydrinat, Diphenhydramin und Doxylamin. Sachverständigen-Ausschuss für Verschreibungspflicht. 3. Juli 2018

[3] BfArM: Sachstand zu den Antihistaminika Dimenhydrinat, Diphenhydramin und Doxylamin Sachverständigen-Ausschuss für Verschreibungspflicht. 3. Juli 2018

[4] Cannon JP, Lee TA, Clark NM, Setlak P, Grim A. The Risk of Seizures Among the Carbapenems: A Meta-Analysis J Antimicrob Chemother 2014;69(8):2043–55. doi: 10.1093/jac/dku111.Epub 2014 Apr 16

[5] Carriere I, Fourrier-Reglat A, Dartigues JF, et al.: Drugs with anticholinergic properties, cognitive decline, and dementia in an elderly general population: the 3-city study. Arch Intern Med 2009; 169:1317–1324
[6] Dittmann S. Ständige Impfkommission, Berlin. Risiko des Impfens und das noch größere Risiko, nicht geimpft zu sein. Wissensstand, Wissenslücken und Schlussfolgerungen Bundesgesundheitsbl – Gesundheitsforsch – Gesundheitsschutz 2002; 45:316–322
[7] Fachinformation Priorix Stand November 2019
[8] Fachinformation Vincristinsulfat Teva. Stand Februar 2020
[9] Fachinformation Zienam® Stand Dezember 2015
[10] Gao Q et al.: The Association between Vitamin D Deficiency and Sleep Disorders: A Systematic Review and Meta-Analysis. Nutrients 2018, 10, 1395; doi:10.3390/nu10091395
[11] Heim TM. Antibiotika sind Hauptverdächtige bei medikamenteninduzierter Enzephalopathie InFo Neurologie + Psychiatrie volume 22, 56–57(2020)
[12] Heinzerling L et al.: Checkpoint inhibitors – the diagnosis and treatment of side effects. Dtsch Ärztebl Int 2019;116:119–126
[13] Heuß D et al. Diagnostik und Differenzialdiagnose bei Myalgien, S1-Leitlinie, 2020, in: Deutsche Gesellschaft für Neurologie (Hrsg.), Leitlinien für Diagnostik und Therapie in der Neurologie. Online: www.dgn.org/leitlinien (abgerufen am 24.06.2020)
[14] http://www.depression-behandeln.de/depression-behandlung.html
[15] https://www.aerzteblatt.de/blog/65816/Koennen-Antibiotika-das-Gehirn-verwirren
[16] https://www.akdae.de/Arzneimittelsicherheit/Bekanntgaben/Archiv/2015/20150619.html
[17] https://www.akdae.de/Arzneimittelsicherheit/DSM/Archiv/2018–30.html
[18] https://www.awmf.org/uploads/tx_szleitlinien/038–013l_S3-Demenzen-2016–07.pdf
[19] https://www.awmf.org/uploads/tx_szleitlinien/053–018l_S3_Akuter_Schwindel_Hausarztpraxis_2018–07_1.pdf
[20] https://www.bfarm.de/SharedDocs/Risikoinformationen/Pharmakovigilanz/DE/RHB/2013/rhb-fentanyl-durogesic.html
[21] https://www.dgn.org/leitlinien/3629-ll-030–131-kopfschmerz-bei-uebergebrauch-von-schmerz-oder-migraenemitteln-2018
[22] https://www.epikurier.de/archiv/ausgabe-32014/nebenwirkungen-von-antiepileptika/
[23] https://www.gelbe-liste.de/wirkstoffgruppen/antikonvulsiva#Nebenwirkungen
[24] https://www.onkosupport.de/asors/content/e4126/e1743/e2190/e2274/e2258/ifo0506_59.pdf
[25] Jolien de J et al. Long term treatment with metformin in patients with type 2 diabetes and risk of vitamin B12 deficiency: randomised placebo controlled study. BMJ 2010; 340: c2181
[26] Jolien de J et al: Long term treatment with metformin in patients with type 2 diabetes and risk of vitamin B12 deficiency: randomised placebo controlled study. BMJ 2010; 340: c2181
[27] Köberle U et al. Abhängigkeitspotenzial von Pregabalin. AVP 2020
[28] LAM JR et al. Proton pump inhibitor and histamine 2 receptor antagonist use and vitamin B12 deficiency. JAMA 2013; 310: 2435–42
[29] Li BD et al. Adverse effects produced by different drugs used in the treatment of Parkinson's disease: A mixed treatment comparison. CNS Neurosci Ther. 2017;23:827–842. https://onlinelibrary.wiley.com/doi/epdf/10.1111/cns.12727
[30] Löscher WN, Iglseder B: Polyneuropathie im Alter. Der Internist 2020;61(3):254–260.
[31] Miller H et al. Loperamide misuse and abuse. Journal of the American Pharmacists Association 2017;57:S45-S50
[32] Möhn N., Könecke C, Skripuletz T: Neurotoxizität unter CAR-T-Zell-Therapie (CAR: chimärer Antigenrezeptor). DGNeurologie 2020;3:241–250

[33] Nicolas, J., de Lange, E.C.M. Mind the Gaps: Ontogeny of Human Brain P-gp and Its Impact on Drug Toxicity. AAPS J 21, 67 (2019). https://doi.org/10.1208/s12248-019-0340-z

[34] Poethko-Mül er C, Atzpodien ·K, Schmitz R, · M. Schlaud M. Abteilung für Epidemiologie und Gesundheitsberichterstattung, Fachgebiet Kinder- und Jugendgesundheit, Prävention, Robert Koch-Institut, Berlin. Impfnebenwirkungen bei Kindern und Jugendlichen. Ergebnisse des Kinder- und Jugendgesundheitssurveys Teil 1: Deskriptive Analysen Bundesgesundheitsbl 2011; 54:357–364

[35] Posner JB. Side effects of Chemotherapy. In: Posner JB (edr) Neurologic Complications of Cancer. FA Davis Philadelphia 1995; 282–310

[36] Quasthoff S, Hartung HP. Chemotherapyinduced peripheral neuropathy. J Neurol 2002; 249: 9–17

[37] Schagen SB et al. Neurophysiological evaluation of late effects of adjuvant high-dose chemotherapy on cognitive function. J Neurooncol 2001; 51: 159–65

[38] Schmiedl S et al. Welche Interaktionen sind relevant? Gleichzeitige Verordnung von Analgetika und Psychopharmaka. Angew Schmerzther Palliativmed 2014, 7(2): 27–31

[39] Schweikert-Wehner P: Polyneuropathien: Wenn Medikamente neurotoxisch sind. Dtsch Arztebl 2019; 116(37): [18]; DOI: 10.3238/PersNeuro.2019.09.13.03

[40] Sommer C et al. Polyneuropathies—etiology, diagnosis, and treatment options. Dtsch Arztebl Int 2018; 115: 83–90. DOI:10.3238/arztebl.2018.0083

[41] Stefan H, Ker ing F: Therapie der Epilepsie. Therapietabellen 2018;77, 9. Auflage

[42] Thews, G., Mutschler, E., Vaupel, P. Anatomie, Physiologie, Pathophysiologie des Menschen. Wissensch. Verlaggesellschaft mbH, Stuttgart; 6. Auflage, 2007

[43] Toni I et al. Nasal verabreichtes Xylometazolin verursacht schwerwiegende Nebenwirkung bei einem Säugling. 2013 (https://www.adka-arznei.info/aminfo2013/downloads/Poster_2013/38_Toni.pdf)

[44] Verstappen CC et al. Neurotoxic complications of chemotherapy in patients with cancer: clinical signs and optimal management. Drugs 2003; 63: 1549–63

[45] Vidal-Alaball, J, Butler CC: Reduced serum vitamin B_{12} in patients. BMJ 2010; 340: c2198

[46] Volpi-Abadie J, Kaye AM, Kaye AD. Serotonin Syndrome. Ochsner J. 2013 Winter; 13(4): 533–540

3 Nebenwirkungen am Herzen

3.1 Einleitung

Die klinische Relevanz für arzneimittelbedingte Schäden ist hoch und die Liste an Risikoarzneimitteln lang. Leistungseinbußen des Herzens werden Patient:innen unterschiedlich schnell spüren: schon nach kurzer Zeit, aber auch erst Jahre nach Therapieende. Schädigungen des Herzens treten direkt durch Einfluss auf die biochemischen Erregungsleitungsprozesse (Rezeptoren, Ionenkanäle) sowie indirekt durch Veränderungen im kardiovaskulären System (u. a. Gewebeschichten des Herzens, Koronararterien und -venen). Zahlreiche diagnostische Verfahren helfen bei der Suche nach kardialen Veränderungen (z. B. EKG, TTE, TEE, Herzkatheteruntersuchungen) auf.

Kardiale Arzneimittelrisiken sind im Medikationsmanagement eine große Herausforderung. Dabei ist bei einer Therapie, die im Rahmen der Zulassung erfolgt, von einem geringeren Risiko auszugehen als bei einer Off-label-Therapie [4]. Von circa 3 % aller Arzneimittel geht ein kardiologisches Risikopotenzial aus – jedoch gibt es keine absolute kardiale Sicherheit. Im Fokus stehen vor allem Rhythmusstörungen: Medikamente aus vielen therapeutischen Klassen können eine Vielzahl von **Arrhythmien** verursachen oder verschlimmern. Bei einigen arzneimittelinduzierten Arrhythmien kann die Beachtung von Risikofaktoren die Prävention und Risikominderung erleichtern. Über die Mechanismen von Arrhythmien, die mit bestimmten Medikamenten verbunden sind, ist noch vieles unbekannt [23]. Unter den Arzneistoffgruppen finden sich häufig verwendete, darunter **Analgetika**, **Antiinfektiva** (Antibiotika, Antimykotika, Virustatika), Onkologika (konventionelle und zielgerichtete Therapien), **Psychopharmaka** (Antidepressiva, Neuroleptika) sowie **Herzmedikamente** (z. B. Antiarrhythmika wie Amiodaron und Sotalol, Diuretika, überdosierte herzwirksame Glykoside).

Ein kritisches Ereignis stellt auch eine Veränderung des Blutdruckniveaus durch Induktion von Hypertonie, Hypotonie und orthostatische Hypotonie dar, die mit dem Alter und durch Polypharmazie ansteigen.

Eine Blutdruckerhöhung bei arzneimittelinduzierter Hypertonie erfolgt durch eine Vielzahl von Mechanismen, insbesondere Natrium- und Flüssigkeitsretention, Aktivierung des Renin-Angiotensin-Aldosteron-Systems, Veränderung des Gefäßtonus oder eine Kombination dieser Wege. Dieses Risiko wird als Ursache für Bluthochdruck gerne übersehen. Daher ist eine umfassende Arzneimittelanamnese (inklusive Selbstmedikation) und Substanzmissbrauch (Drogen) notwendig. Medikamenteninduzierter Blutdruckanstieg ist in der Regel geringfügig, von kurzer Dauer und nur selten ein hypertensiver Notfall. Neben Analgetika (nicht-selektive NSAR) und Onkologika (s. Tabelle 3.7) sind u. a. Corticoide, Psychopharmaka (Venlafaxin, siehe Tabelle 3.8) und eine HAART zu beachten und ein Monitoring notwendig [30]. Hypertonien zählen mit mehr als 30 % zu den häufigsten Folgen einer Corticoid-Therapie (dosis- und zeitabhängig) [31]. Unter der Therapie ist der Blutdruck monatlich zu kontrollieren.

Eine medikamenteninduzierte **orthostatische Hypotonie** ist häufig und über 250 Arzneistoffe sind damit verbunden. Die daraus resultierende zerebrale Hypoperfusion ist mit nachteiligen Folgen verbunden, darunter Stürze, Schlaganfälle, kognitive Beeinträchtigungen und erhöhte Sterblichkeit. In einer Metaanalyse waren im Vergleich zu Placebo mit einer erhöhten Wahrscheinlichkeit assoziiert Alphablocker, trizyklische Antidepressiva, Antipsychotika, Beta-Blocker und und SGLT-2-Hemmer [32].

3.2 Anatomie

Das menschliche Herz ist ein komplex aufgebautes Hohlorgan aus zwei Herzhälften, getrennt durch die Herzscheidewand (Septum) und einem verzweigten Gefäßsystem aus Venen und Arterien. In der rechten Herzhälfte strömt das sauerstoffarme Blut und in der linken Hälfte das sauerstoffreiche Blut. Jede Herzhälfte besteht wiederum aus einer Hauptkammer (Ventrikel) sowie einem Vorhof (Atrium) (siehe Abbildung 3.1). Das weibliche Herz ist kleiner und muss daher mehr „leisten". Herzgröße und Herzmasse nehmen mit dem Alter ab, bei Männern jedoch stärker als bei Frauen.

Damit das Herz als „Motor" pausenlos pumpen kann, müssen die Herzmuskelzellen gut versorgt werden mit Sauerstoff und vielen Nährstoffen (u. a. Mikronährstofffe wie Kalium, Calcium, Magnesium und Eisen). Die Versorgung erfolgt über die netzförmig auf dem Herzmuskel liegenden Herzkranzgefäße (Koronararterien). Die zwei großen Koronararterien und ihre Nebenäste bilden ein anfälliges Gefäßsystem, v. a. im Alter. Durch Ablagerungen in den Gefäßen (Arteriosklerose) können sich die Koronararterien verengen (koronare Herzkrankheit) oder die Herzkranzgefäße komplett verschließen (Herzinfarkt). Gerade in der Symptompräsentation des Herzinfarkts gibt es wichtige Genderunterschiede.

3.3 Vorhofflimmern

Vorhofflimmern (VHF oder auch AF Atrial Fibrillation) als häufige Herzrhythmusstörung (M >F) ist verbunden mit hämodynamischer Instabilität, erhöhter kardiovaskulärer Mortalität und neurologischen Risiken (Schlaganfall). Während andere Arrhythmien wie Torsades de Pointes und Sinus-Bradykardie eher als medikamenteninduziert angesehen werden, kann AF auch durch medikamentöse Therapie ausgelöst werden, obwohl es schwieriger ist, dem arzneimittelassoziierten AF eine Kausalität zuzuschreiben als bei anderen medikamenteninduzierten Arrhythmien. Arzneimittelinduziertes Vorhofflimmern tritt häufiger bei Patient:innen mit Risikofaktoren und Komorbiditäten auf, wie z. B. fortgeschrittenes Alter, Alkoholkonsum, VHF in der Familienanamnese, Bluthochdruck, Funktionsstörung der Schilddrüse, Schlafapnoe und Herzerkrankungen. Das erhöhte VHF-Risiko bei Krebspatient:innen (Darm, Brust) resultiert aus der systemischen Entzündung sowie den onkologischen Therapien (Chemotherapie, Bestrahlung) [10]. VHF und Vorhofflattern sind durch schnelle unregelmäßige beziehungsweise regelmäßige atriale Aktivität gekennzeichnet. Deutliche P-Wellen fehlen im EKG. Die ventrikuläre Überleitung kann schnell sein [23].

VHF/Vorhofflattern verursachen oder verschlimmern können u. a. Herz-Kreislauf-Medikamente, Alkchol, Stimulanzien, klassische und zielgerichtete Onkologika (z. B. Capecitabin, Cetuximab, Doxorubicin, Etoposid, Fluorouracil, Ibrutinib, Sunitinib, Sorafenib, Taxane, Trastuzumab, Vinca-Alkaloide) und Immunmodulatoren (Alemtuzumab, Mitoxanthron) [15, 23, 29].

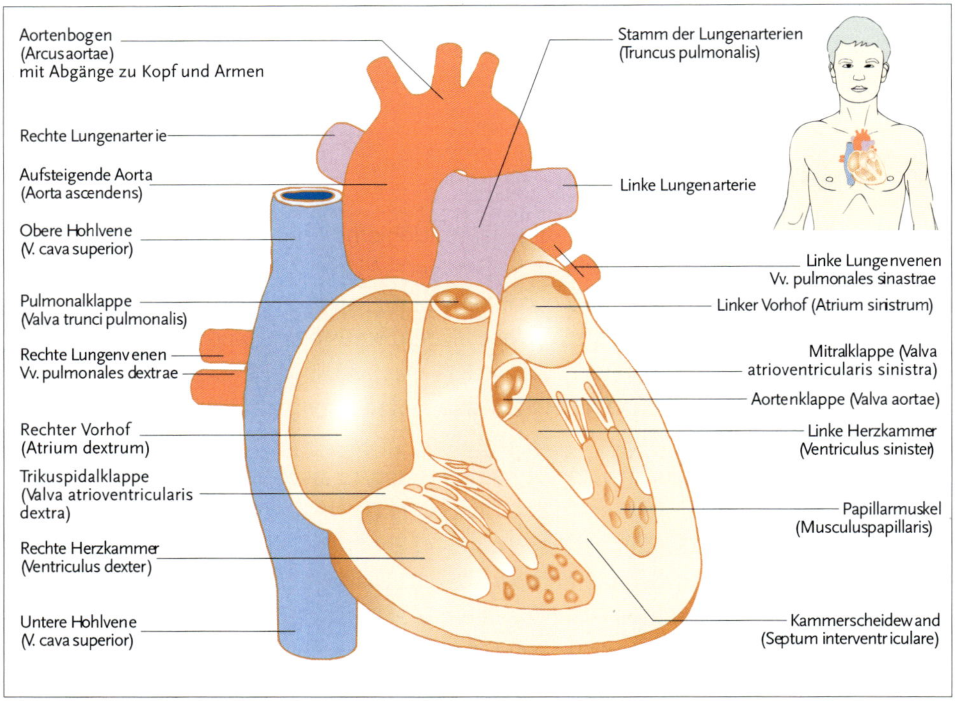

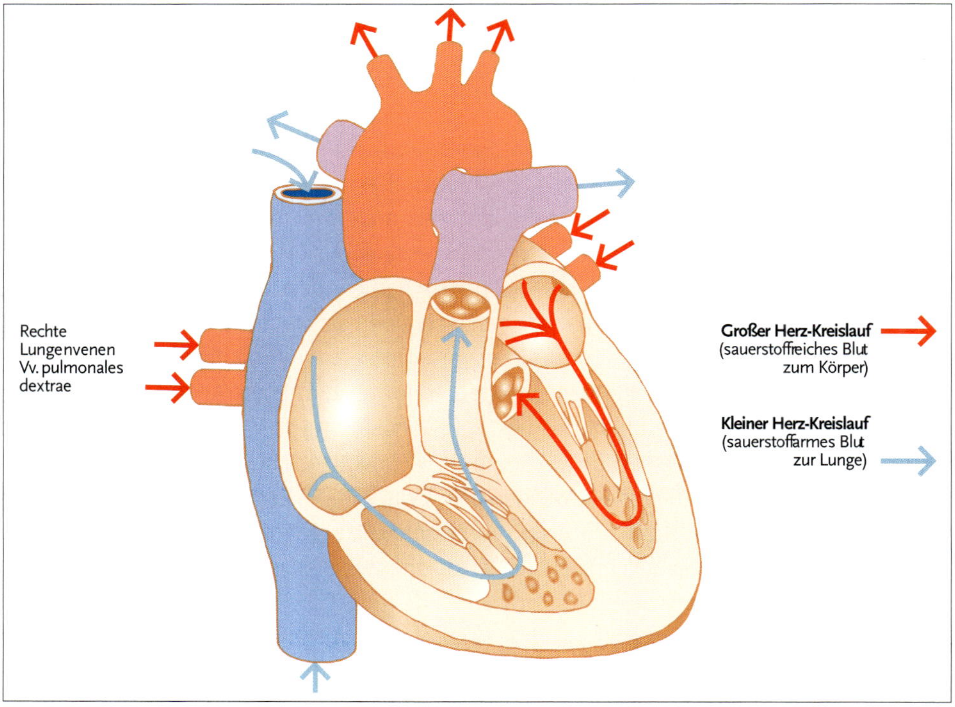

Abbildung 3.1: Anatomie und Blutfluss im Herzen
© PZ Grafik Wosczyna

Unter den TOP-30-Onkologika in der FAERS-Datenbank mit Nebenwirkungsereignis Vorhofflimmern waren am häufigsten Ibrutinib (41,5 %), Venetoclax (28,4 %), Pomalidomid (23,9 %), Bortezomib (18,2 %) und Lenalidomid (18,2 %). Genderunterschiede wurden ebenfalls ermittelt, bedingt auch durch unterschiedliche Tumorhäufigkeiten (M: Darm, Multiples Myelom, F: Brustkrebs) [33].

Einige Pflanzen/pflanzliche Bestandteile zeigen arrhythmogene Effekte sowie relevante Wechselwirkungen mit Herz-Kreislauf-Medikamenten (u. a. Hypericum) und ein erhöhtes Blutungsrisiko mit Antikoagulantien [34]. Für Ginkgo biloba gibt es nach einer VigiBase-Analyse (162 Fallberichte) ein Risikosignal für Arrhythmien [35].

Amiodaron kann bei einigen Patient:innen zu einem Vorhofflimmern führen, das mit seiner Fähigkeit zusammenhängt, eine Thyreotoxikose zu induzieren. Niedrige ***Kaliumspiegel*** müssen ***vor*** der Behandlung mit ***Amiodaron*** korrigiert werden.

Für einige Arzneistoffe wie **Trastuzumab** wurden neuere Mechanismen vorgeschlagen, die Entzündungen, oxidativen Stress und reaktive Sauerstoffspezies erhöhen und zu Funktionsstörungen und zu Umbauten des Ionenkanals führen [23].

Immuncheckpoint-Inhibitor (ICI) induzierte Myokarditiden treten in den ersten 3 Monaten nach Initialisierung der Behandlung auf. Arrhythmien sind ebenfalls stark mit ICI induzierter Myokarditis assoziiert und oft ursächlich für fatale Verläufe. Berichtet wurden Vorhofflattern, höhergradige AV-Blocke, Kammerflimmern und Asystolie. Typische oder atypische Angina pectoris tritt bei bis zu 37 % der Patient:innen auf [17].

Der Mechanismus für das erhöhte VHF-Risiko bei **Bisphosphonat-Therapie** ist noch unbekannt. Die parenterale Verabreichung von Bisphosphonaten (BPs), so wird vermutet, führt zu einer höheren Freisetzung inflammatorischer Zytokine als bei oralen BPs, die zu einem breiten Spektrum von kardiovaskulären Wirkungen einschließlich VHF führen kann.

Eine italienische Studie zeigte, dass die Verwendung von Bisphosphonaten mit einem fast doppelt so hohen Anstieg des AF-Risikos verbunden ist im Vergleich zu Patient:innen, die die BP-Behandlung vor mindestens 1 Jahr abgebrochen hatten. Dieses Risiko ist besonders für derzeitige Anwender von Alendronat und Risedronat erhöht. Darüber hinaus scheint das Risiko nicht unmittelbar nach Absetzen der BP-Therapie zu verschwinden, vermutlich bedingt durch lange Halbwertszeit [5].

Das kardiovaskuläre Risiko der NSAR ist substanz- und dosisabhängig. Es wird empfohlen, vor allem bei Hochrisiko-Patient:innen selektive COX-2-Hemmer und Diclofenac zu vermeiden und stattdessen auf Naproxen in der niedrigsten wirksamen Dosis zurückzugreifen. Nicht nur das Herzinsuffizienzrisiko sondern auch das Risiko für Vorhofflimmern steigt, was die bedeutende Rolle der COX-2-Inhibition auf renale und kardiovaskuläre Aktivitäten hervorhebt [20, 19].

Praxistipp

Patient:innen, die Medikamente einnehmen, die möglicherweise VHF hervorrufen, sollten sich der Symptome bewusst sein. Empfohlen ist eine Überwachung des Pulses, der Herzfrequenz oder des Rhythmus täglich, möglicherweise mit einem tragbaren Monitor, wenn ein hohes Risiko besteht. Ein Arzt sollte dringend konsultiert werden auf, wenn eine anhaltende Tachykardie besteht, insbesondere mit Symptomen.

3.4 Herzinsuffizienz

Die Herzinsuffizienz als eine der häufigsten Todesursachen in Deutschland führt durch eine verringerte Pumpleistung des Herzens (Auswurfleistung der linken Herzkammer = LVEF) zu einer Minderversorgung des Körpers mit ausreichend Blut und Sauerstoff sowohl unter Ruhe- als auch unter Belastungsbedingungen mit Symptomen wie Atemnot oder Erschöpfung. Dafür gibt es verschiedene Ursachen, jedoch am häufigsten sind eine koronare Herzerkrankung (Verkalkung der Herzkranzarterien = KHK) und ein chronischer Bluthochdruck (arterielle Hypertonie). Weitere Ursachen sind Herzinfarkte, Herzmuskelentzündungen durch Virusinfekte oder auch arzneimittelbedingte Schädigungen. Diese Risikokonstellationen erschweren die präzise Ursachensuche auch durch komplexe Medikationsregime im Alter mit meist mehr als 5 Arzneimitteln und zahlreichen Komorbiditäten (Adipositas, Diabetes mellitus, Osteoarthrose) [13]. Auch bei Patient:innen mit multipler Sklerose ist in den ersten Jahren nach der Diagnose das Risiko für Herzinfarkt, Schlaganfall und Herzversagen erhöht. Die bisher beschriebenen Hauptmechanismen sind die Veränderung der Kardiomyozytenstruktur, die Funktionsstörung des kardiovaskulären autonomen Nervensystems, die körperliche Invalidität, der entzündungsvermittelte oxidative Stress, die endotheliale Dysfunktion sowie das Vorhandensein kardiovaskulärer Risikofaktoren bei MS [12]. Unterschiede bei makrovaskulären Ereignissen waren bei Frauen stärker ausgeprägt als bei Männern, das Mortalitätsrisiko zudem auch bei Frauen höher als bei Männern [14].

Tabelle 3.1: Arzneimittelklassen mit direkter myokardialer Toxizität [13]

Wirkstoffgruppen	Arzneistoffe
Anthrazykline	Doxorubicin, Daunorubicin, Epirubicin, Idarubicin, Mitoxantron
Antimykotika	Amphotericin B
Antimalaria	Chloroquin, Hydroxychloroquin
Antiparkinsonmittel	Bromocriptin, Pergolid
Antipsychotika	Clozapin, Lithium
Antimetabolite	5-FU, Capecitabin
Alkylantien	Cyclophosphamid, Ifosfamid, Mitomycin
Biologika	Bevacizumab, Imatinib, Interferon, Interleukin-2, Lapatinib, Pertuzumab, Sorafenib, Sunitinib, Trastuzumab
Hämatoonkologika	Anagrelid, Lenalidomid
Taxane	Cabazitaxel, Docetaxel, Paclitaxel
Stimulantien	Amphetamine, Methylphenidat, Pseudoephedrin
TNF-α Inhibitoren	Alle (z. B. Adalimumab, Etanercept, Infliximab)

Arzneistoffe können eine Herzinsuffizienz auf unterschiedliche Weise verursachen oder verschlimmern:

1. direkt durch Myokardtoxizität (negative inotrope, lusitrope oder chronotrope Wirkungen) (siehe Tabelle 3.1)
2. indirekt durch eine Blutdruckerhöhung sowie
3. durch Arzneimittelwechselwirkungen, die die vorteilhaften Effekte einer medikamentösen Herzinsuffizienztherapie begrenzen.

3.5 QT-Zeitverlängerung

Im Medikationsmanagment durch Interaktionen der Behandlung (Hausarztmedikation und/oder Facharztmedikation) ist eine QT-Zeit-Intervall-Verlängerung als eher seltene Nebenwirkung durch viele Warnmeldungen im Apothekenalltag wichtig und sehr herausfordernd. Zahlreiche Arzneistoffe besitzen ein Risikopotenzial (siehe Tab. 3.3 und 3.4). Meist finden sich bei Patienten mit den risikobehafteten Arzneistoffen mehrere identifizierbare Risikofaktoren (siehe Tab. 3.2) [36]. Im Fokus steht dabei die Multimedikation bei Erwachsenen und geriatrischen Patienten [37]. Die S3 Hausärztliche Leitlinie Multimedikation empfiehlt zur strukturierten Durchführung einer Medikationsüberprüfung die Nutzung von Datenbanken mit Hinweisen auf Medikamente mit Verlängerung der QT-Zeit.

Bei medikamentös bedingter QTc-Zeitverlängerung spricht man vom erworbenen Long-QT-Syndrom. Im Unterschied dazu liegen dem angeborenen Long-QT-Syndrom Mutationen in Genen zugrunde, die für kardiale Ionenkanäle kodieren. Die kardiale Repolarisation schlägt sich im EKG in der QTc-Zeit nieder. Eine verlängerte QTc-Zeit (>450msec) erhöht das Risiko für die sogenannte Spitzenumkehr („Torsade-de-Pointes")-Tachykardien, einer Sonderform ventrikulärer Tachyarrhythmien, die zu Synkopen oder zum plötzlichen Herztod führen können. Je länger die QT-Zeit ist, desto höher ist das Risiko für das Auftreten maligner Kammerrhythmusstörungen. Ab einer QTc-Zeit von >500ms besteht ein erhöhtes Risiko für ventrikuläre Tachyarrhythmien [27, 7].

Die Vorhersage einer klinischen Manifestation von tachykarden Arrhythmien beziehungsweise TdP ist aufgrund der Komplexität und Vielfältigkeit der Risikofaktoren sehr schwierig. Dennoch liegt der Fokus bisher meist auf den „QT-Risiko-Arzneimitteln" und noch zu selten auf den individuellen Risikofaktoren [2]. Mehr als 200 Arzneistoffe beeinflussen die Repolarisation gemäß der amerikanischen Datenbank CredibleMeds. Einen besonderen Stellenwert nehmen Wechselwirkungen mit QT-Zeit-verlängernden Arzneistoffen ein [23]. Der Rote-Handbrief zum Risiko von Domperidon vom 29. April 2019 zeigt sehr eindrucksvoll die häufige aber bekannte Problematik, pharmakogene Risiken im Versorgungsalltag zu berücksichtigen und die klinische Relevanz individuell zu bewerten. Die Annahme, dass sich die QT-Zeit umso stärker verlängert, je mehr QT-Zeit-verlängernde Arzneimittel eingenommen werden und das Risiko für TdP-Arrhythmien entsprechend ansteigt, ist nicht ausreichend belegt. Lediglich für die Kombination zweier Arzneimittel mit „bekanntem Risiko" für TdP-Arrhythmien konnte eine additive Wirkung auf die QT-Zeit-Verlängerung nachgewiesen werden (crediblemeds Liste 1 = known risk of TdP). Dass bedeutet jedoch nicht zwangsläufig ein höheres Risiko für TdP durch die Gabe eines weiteren QT-Zeit-verlängernden Arzneimittels, wie eine deutsche Datenanalyse bei Patient:innen über 65 Jahren zeigte [9].

Für Deutschland identifizierte die Berliner FAKOS-Studie bei symptomatischen Patient:innen insgesamt 42 Arzneimittel für eine QT-Zeitverlängerung und Torsade-Arrhythmien gesichert durch EKG-Diagnostik [18]. Die Studie bestätigt verschiedene bekannte Risikofaktoren, an die im Versorgungsalltag stärker gedacht werden sollte.

In der **Monotherapie** sind diese kardialen Veränderungen meist klinisch ohne Konsequenzen. Als allgemeine Gefährdungsrisiken gelten das Alter, das Geschlecht (Frauen > Männer), Elektrolytveränderungen und kardiale Vorschäden. Im Alltag unterstützen Risiko-Scores (siehe Tabelle 3.2), Vergleichsanalysen und Bewertungen (Netzwerk-Metaanalysen, ARITHMO-Daten, Hill-Kriterien bei CredibleMeds) und zeigen Unterschiede in den Nebenwirkungspotenzialen auf [6].

Praxistipp
Die Risikozuordnung ist weitaus komplizierter als das statische label QT-Arzneimittel. Sehr wichtig ist bei Langzeitbehandlung mit QT-Zeit-verlängernden Medikamenten das regelmäßige Monitoring der Elektrolyte (Calcium-, Kalium- und Magnesiumspiegel) [38].

Tabelle 3.2: Faktorenvergleich von QT-Risiko-Scores

Öffentliche Apotheke [25]		**Stationäre Versorgung [23]**		**Baseline-Daten (RISQ-PATH) [25]**	
Risikofaktor	**Punkte**	Risikofaktor	Punkte	Risikofaktor	Punkte
Alter ≥65 J.	2	Alter >68 J.	1	Alter ≥65 J.	3
Geschlecht (Frau)	2	Geschlecht (Frau)	1	Geschlecht (Frau)	3
kardiovaskuläre Erkrankung*	1	Diagnose Myokardinfarkt	2	(ischämische) Kardiomyopathie	3
		QTc >450msec	2	QTc verlängert im Basis-EKG (M: ≥450: F: ≥470)	6
		Linksventrikuläre Dysfunktion	3		
		QT-verlängernder Arzneistoff	3	Crediblemeds Liste 1	3 pro AM
		≥2 QT-verlängernde Arzneistoffe	3	Crediblemeds Liste 2	0,5 pro AM
				Crediblemeds Liste 3	0,25 pro AM
Diabetes	1			Diabetes	0,5

Fortsetzung Tabelle 3.2: Faktorenvergleich von QT-Risiko-Scores

Öffentliche Apotheke [25]		Stationäre Versorgung [23]		Baseline-Daten (RISQ-PATH) [25]	
Schilddrüsen-störung	2			Schilddrüsenstö-rung	3
≥1 kalium-minderndes Diuretikum	3	Schleifendiure-tikum	1	GFR ≤30 ml/min	0,5
		Kalium <3,5 mmol/l	2	Kalium ≤3,5 mmol/l	6
				Calcium ≤2,15 mmol/l	3
≥1 Antiarrhyth-mikum	3			Arrhythmie	3
		Septischer Schock	3		
				CRP >5 mg/l	1
				Leberinsuffizienz	1
				Neurologische Störungen	0,5
				Hypertonie	3
				Rauchen	3
				BMI ≥30 kg/m^2	1
Gesamtscore (Max)	14		21		40,5 + Summe QT-Arznei-mittel
QT-Risiko-Bewertung/ Management	**Hohes Risiko ≥5 Punkte**		**Geringes Risiko:** 0 bis 6 Punkte **Mittleres Risiko:** 7 bis 10 Punkte **Hohes Risiko:** 11 bis 22 Punkte		**Score unter 10**: keine weitere Kontrolle **Score über 10:** follow-up bei Beginn QT-verlän-gernder AM

* beinhaltet Antihypertensiva, Betablocker, Nitrate, Calcium-Antagonisten, ACE-Hemmer, AT-Blocker, Lipidsenker

In Tabelle 3.3 sind einige häufig verordnete Arzneistoffe hinsichtlich des Risikos für eine QT-Zeitverlängerung und dem TdP-Risiko dargestellt.

Tabelle 3.3: Risikoeinteilung QT-Arzneimittel nach CredibleMeds®

Kategorie	Bekanntes Risiko (Known Risk)	Mögliches Risiko (Possible Risk)	Bedingtes Risiko (Conditional Risk)
Definition	**bekannte QT-Zeit-Verlängerung und assoziiert mit TdP im Rahmen des empfohlenen Einsatzes**	**Hinweise auf QT-Zeit-Verlängerung aber kein Risiko für TdP bei empfohlenen Einsatz**	**können QT-Zeit-Verlängerung und TdP auslösen aber nur bei Vorhandensein eines weiteren Risikofaktors**
Beispiele	Amiodaron	Buprenorphin	Amitriptylin
	Azithromycin	Clozapin	Furosemid
	(Es-)Citalopram	Granisetron	Hydrochlorothiazid
	Domperidon	Lithium	Loperamid
	Fluconazol	Mirtazapin	Pantoprazol
	Methadon	Pipamperon	Quetiapin
	Ondansetron	Tramadol	Risperidon
	Sotalol	Venlafaxin	Sertralin

Tabelle 3.4: Arzneimittel mit einem erhöhten Risiko für QTc-Zeit-Verlängerungen (nach [7])

Hohes Risiko	gewisses Risiko	
– Antiarrhythmika Klasse Ia (Ajmalin, Cibenzolin, Disopyramid, Hydroquinidin, Procainamid, Quinidin) – Antiarrhythmika Klasse III (Amiodaron, Azimilid, Cibenzolin, Dofetilid, Dronedaron, Ibutilid, Sotalol, Vernakalant) – Arsenic trioxid – Artemisinin Derivative (Artemisinin, Artemether/Lumefantrin, Artenimol) – Halofantrin – Haloperidol – Panobinostat – Pimozid – Ribociclib – Sertindol – Thioridazin – Vandetanib	– Amisulprid – Anagrelid – Bedaquilin – Bosutinib – Cabozanitib – Chlorpromazin – Citalopram – Crizotinib – Dasatinib – Delamanid – Domperidon – Dolasetron – Droperidol – Efavirenz – Eribulin – Escitalopram – Fluconazol – Hydroxyzin – Iloperidon – Lapatinib – Levomepromazin – Methadon – Moxifloxacin	– Nilotinib – Ondansetron – Paliperidon – Pasireotid – Pazopanib – Quinin – Ranolazin – Romidepsin – Saquinavir/Ritonavir – Sildenafil – Sorafenib – Sparfloxacin – Sultoprid – Sunitinib – Telaprevir – Tolterodin – Toremifen – Trizyklika – Vardenafil – Voriconazol – Ziprasidon

Zur Beurteilung der Arzneimitteltherapiesicherheit in Bezug auf die QT-Zeitverlängerung liefern auch Pharmakovigilanz-Datenbanken wichtige Hinweise (siehe Tabelle 3.5) [1]. Aus diesen geht hervor, welche Arzneimittel mit einem besonders hohen Risiko innerhalb der Meldungshäufigkeit verbunden sind.

Tabelle 3.5: unerwünschtes Ereignis QT-Zeitverlängerung (Proportional Reporting Ratio >3)

AM-Gruppe	Wirkstoff
Antihypertensiva	Metoprolol, Nifedipin, Ramipril
Psychopharmaka	Citalopram, Haloperidol, Lorazepam, Mirtazapin
Antiinfektiva	Caspofungin, Ciprofloxacin, Clarithromycin, Fluconazol, Meropenem, Piperacillin

Erläuterung: Die Proportional Reporting Ratio (PRR) gibt an, wie diese Kombination aus Ereignis und Arzneistoff relativ zum Hintergrund (PRR=1) in der Datenbank gemeldet wird. Ein Wert von 3 bedeutet dreifach so häufig, das heißt 300 % mehr Meldungen.

Fallbeispiel

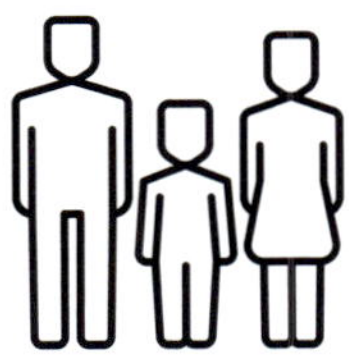

Mann, 77 Jahre, Prostata-CA, Risikoscore: 11
K: 5,26 mmol/l, GFR: 77 ml/min, QTc: 423 msec → Anstieg unter 5 Tagestherapie Clarithromycin 250 mg 1-0-1 auf 490 msec

Medikationsübersicht

Pantoprazol 40 mg	1-0-0-0
Metoprolol 47,5 mg	1-0-1-0
Digitoxin 0,07 mg	1-0-0-0
Folsäure 5 mg	1-0-0-0
Ramipril 2,5 mg	1-0-1-0
Torasemid 10 mg	1-1-0-0
Atorvastatin 40 mg	0-0-1-0
Mirtazapin 15 mg	0-0-0-1
Enzalutamid 40 mg	4-0-0-0
Xipamid 20 mg	1-0-0-0

Managementaspekte

Das QT-Risiko ist hoch, jedoch das Baseline-EKG im Normbereich. Erst durch den Einsatz des Makrolidantibiotikums verlängert sich die QTc-Zeit riskant und liegt im Kontroll-EKG bei 490 msec. Die Antibiotikatherapie war praxiskonform nur auf fünf Tage angelegt. Risiken mit Zytoralia wie Enzalutamid sind im kardiologischen Alltag nicht immer bewusst. Spontanberichte in der Eudravigilance-Datenbank und der Literatur hatten gezeigt, dass die langfristige Ablation von Androgenen zu einer QT-Intervall-Verlängerung führen kann und den PRAC im September 2014 zu entsprechenden Empfehlungen und Anpassungen der Produktinformation veranlasst.

Praxistipp
Nur zum Teil liegt bei den Arzneistoffen ein Klasseneffekt vor. Gerade wenn keine wirklichen Alternativen (z. B. Onkologika, siehe Tabelle 3.6) bestehen, kann der Einsatz von Datenbanken hilfreich sein und das Monitoring risikobasiert umgesetzt werden (Basis-EKG, Folge-EKG im steady-state und bei Dosisänderungen) [3, 8, 16]. Viele Fälle von TdP können durch sorgfältige Verschreibung verhindert werden.

3.6 Kardiovaskuläre UAW ausgewählter Arzneimittelklassen

3.6.1 Onkologika

Zu den Therapien mit einem hohen Risiko für kardiovaskuläre Komplikationen gehören [11]:

Konventionelle Chemotherapeutika

- Anthrazykline
- Alkylantien
- Fluoropyrimidine
- Platinderivate
- Radiotherapie

Gezielte Chemotherapeutika

- Proteasominhibitoren (Herzinsuffizienz)
- HDAC-Inhibitoren (QTc-Zeitverlängerung)
- Imunmodulatoren (Lenalidomid: Herzinsuffizienz, arterielle Hypertonie, Thrombosen)
- HER2-Inhibitoren
- EGFR-Inhibitoren
- Tyrosinkinase-Hemmer
- BRAF-/MEK-Inhibitoren
- Bruton-Kinase Inhibitoren

Tabelle 3.6: Kardiovaskuläre Nebenwirkungen ausgewählter oraler Tyrosinkinase-Inhibitoren [21]

Arzneistoff	Indikation	Kardiovaskuläre Nebenwirkungen entsprechend der Produktinformationen			
		Myokardiale Funktionsstörung und Herzinsuffizienz	Arrhythmien	Koronare Herzerkrankungen und Hypertonie	Thromboembolische Ereignisse
ALK-Inhibitoren					
Alectinib	NSCLC		x		
Brigatinib	NSCLC		x	x	
Ceritinib	NSCLC		x		
Crizotinib	NSCLC	x	x		
BCR-ABL-Inhibitoren					
Bosutinib	Ph+ CML		x	x	
Dasatinib	Ph+ CML, Ph+ AML	x	x	x	x
Nilotinib	Ph+ CML	x	x	x	x
Ponatinib	Ph+ ALL, CML	x	x	x	x
BRAF-Inhibitoren					
Dabrafenib	NSCLC, Melanom	x		x	
Encorafenib	Melanom, kolorektales Karzinom	x	x		x
Vemurafenib	Melanom		x		
CDK-4/6-Inhibitoren					
Abemaciclib	HR+ HER2-Mammakarzinom				x
Palbociclib	HR+ HER2-Mammakarzinom				
Ribociclib	HR+ HER2-Mammakarzinom		x		
Multikinase-Inhibitoren					
Cabozantinib	Nierenzellkarzinom, Leberzellkarzinom, Schilddrüsenkarzinom		x*	x	x

Fortsetzung Tabelle 3.6: Kardiovaskuläre Nebenwirkungen ausgewählter oraler Tyrosinkinase-Inhibitoren [21]

Arzneistoff	Indikation	Kardiovaskuläre Nebenwirkungen entsprechend der Produktinformationen			
		Myokardiale Funktionsstörung und Herzinsuffizienz	Arrhythmien	Koronare Herzerkrankungen und Hypertonie	Thromboembolische Ereignisse
Midostaurin	AML, systemische Mastozytose		**x**	**x**	
Sorafenib	Nierenzellkarzinom, Leberzellkarzinom, differenziertes Schilddrüsenkarzinom	**x**	x	**x**	
VEGFR-Inhibitoren					
Axitinib	Nierenzellkarzinom	**x**		**x**	**x**
Lenvatinib	Nierenzellkarzinom, Leberzellkarzinom, follikuläres Schilddrüsenkarzinom	**x**	x	**x**	
Nintedanib	NSCLC mit Adenokarzinom			**x**	**x**
Pazopanib	Nierenzellkarzinom, Weichteilsarkom	x	x	**x**	**x**
Sunitinib	Nierenzellkarzinom, gastrointestinale Stromatumore, pankreatische neuroendokrine Tumore	**x**	x	**x**	**x**
Tivozanib	Nierenzellkarzinom		x	**x**	**x**
Vandetanib	Schilddrüsenkarzinom	x	x	**x**	

ALK = Anaplastische Lymphomkinase; NSCLC = nichkleinzelliges Lungenkarzinom; Ph+ = Philadelphia-Chromosom-positiv; CML = chronische myeloische Leukämie; AML = Akute myeloische Leukämie; BRAF = Serin/Threonin-Kinase B-Raf; CDK = Cyclin-abhängige Kinase; HR+ = Hormonrezeptor-positiv; HER2- = HER-negativ; VEGFR = „vascular endothelial growth factor receptor"; x (fett gedruckt) = Nebenwirkung in der Produktinformation der Europäischen Arzneimittelagentur (EMA) als häufig oder sehr häufig beschrieben; * bei der Indikation Schilddrüsenkarzinom

Tabelle 3.7: Onkologische Indikation, kardiovaskuläre Nebenwirkungen und Therapiemonitoring[a] nach Fachinformation. sehr häufig >10 % (fett gedruckt), häufig 1 bis 10 % [17]

	Indikation	Peri-/myokardiale Erkrankungen	Arrhythmien	Vaskuläre Erkrankungen	Monitoring
Small-molecule-Tyrosinkinase-Inhibitoren					
BCR-ABL					
Imatinib (PDGFR, KIT)	CML, ALL, gastrointestinale Stromatumoren, chronische eosinophile Leukämie	–	–	–	–
Dasatinib (SRC)	CML, ALL	HI, Perikarderguss	QTc-Verlängerung	HTN, PAH	EKG
Nilotinib (KIT, PDGFR)	CML		QTc-Verlängerung, VHF, AV-Block	ATE, HTN	Lipide, Basis-EKG
Bosutinib (SRC)	CML	Perikarderguss	QTc-Verlängerung	HTN	Basis-EKG
Ponatinib (VEGFR, PDGFR, SRC)	CML, ALL HI	Perikarderguss	VHF	**HTN**, VTE, ATE	RR
BRAF					
Vemurafenib	Melanom, Haarzellleukämie, multiples Myelom	–	QTc-Verlängerung	Vaskulitis	EKG, Elyte
Dabrafenib	Melanom, NSCLC	LV-Dysfunktion	–	**HTN**	–
Encorafenib	Melanom	LV-Dysfunktion	SVT	**HTN**, VTE	TTE, EKG, Elyte
MEK					
Trametinib	Melanom, NSCLC	LV-Dysfunktion	Bradykardie	**HTN**	TTE, RR
Cobimetinib	Melanom	LV-Dysfunktion	–	**HTN**	TTE
Binimetinib	Melanom	LV-Dysfunktion	–	**HTN**, VTE	RR, TTE
ALK MET					
Crizotinib	NCSLC	HI	**Bradykardie**, QTc-Verlängerung	–	EKG, Elyte, RR

Fortsetzung Tabelle 3.7: Onkologische Indikation, kardiovaskuläre Nebenwirkungen und Therapiemonitoring[a] nach Fachinformation. sehr häufig >10 % (fett gedruckt), häufig 1 bis 10 % [17]

	Indikation	Peri-/myokardiale Erkrankungen	Arrhythmien	Vaskuläre Erkrankungen	Monitoring
Alectinib	NSCLC	–	Bradykardie	–	–
Brigatinib	NSCLC	–	Tachykardie, Bradykardie, QTc-Verlängerung	**HTN**	HF/RR
Ceritinib	NSCLC	Perikarditis	Bradykardie, QTc-Verlängerung	–	EKG
Bruton					
Ibrutinib	CLL, Mantelzell-lymphom, Morbus Waldenström	–	VHF, ventrikuläre Tachyarrhythmien	–	EKG
Acalabrutinib	Lymphoplasmozytisches Lymphom, Mantelzelllymphom, CLL	–	–	–	–
EGFR					
Erlotinib	NSCLC, Pankreaskarzinom	–	–	–	–
Gefitinib	NSCLC	–	–	–	–
Lapatinib (HER2)	Mamma-Ca	LV-Dysfunktion	–	–	TTE, EKG
Afatinib	NSCLC	–	–	–	–
Osimertinib	NSCLC	–	–	–	–
Neratinib (HER2)	Mamma-Ca	–	–	–	–
Multi-Target					
Sorafenib (RAF-1/B-RAF, VEGFR2, PDGFR)	HCC, RCC, follikuläres SD-Karzinom	HI	–	MI, **HTN**	RR
Sunitinib (VEGFR, PDGFR, KIT)	GIST, RCC, neuroendokriner Pankreastumor	LV-Dysfunktion	–	Ischämie, **HTN**, VTE	RR

Fortsetzung Tabelle 3.7: Onkologische Indikation, kardiovaskuläre Nebenwirkungen und Therapiemonitoring[a] nach Fachinformation. sehr häufig >10 % (fett gedruckt), häufig 1 bis 10 % [17]

	Indikation	Peri-/myokardiale Erkrankungen	Arrhythmien	Vaskuläre Erkrankungen	Monitoring
Pazopanib (VEGFR, PDGFR, KIT)	RCC, Weichteilsarkom	LV-Dysfunktion	–	**HTN**, VTE	RR, EKG, Elyte
Vandetanib (VEGFR, EGFR)	Medulläres SD-Karzinom	–	QTc-Verlängerung	**HTN**	EKG, Elyte, RR
Lenvatinib (VEGF, FGFR, PDGF, KIT, RET)	RCC, HCC, follikuläres SD-Karzinom	HI	QTc-Verlängerung	**HTN**, MI, VTE	RR, EKG, Elyte
Regorafenib (VEGFR)	Kolorektal-Ca, GIST, HCC	–	–	**HTN**	RR
Axitinib (VEGFR)	RCC	HI	–	**HTN**, VTE, MI	RR
Nintedanib (VEGFR, FGFR, PDGFR)	NSCLC	–	–	–	–
Cabozantinib (VEGFR, MET, RET)	RCC, HCC, medulläres SD-Karzinom	–	–	**HTN**, VTE, ATE	RR, EKG, Elyte
Antikörper					
HER2					
Pertuzumab	Mamma-Ca	LV-Dysfunktion	–	–	TTE, Troponin
Trastuzumab	Mamma-Ca, Magen-Ca	**LV-Dysfunktion**/HI	–	–	EKG, TTE, Troponin
Ado-Trastuzumab Emtansin	Mamma-Ca	LV-Dysfunktion	–	–	TTE, Troponin
VEGF					
Bevacizumab	Kolon-Ca, Mamma-Ca, NSCLC, RCC, Ovar-Ca, Zervix-Ca	HI	SVT	**HTN, VTE,** ATE	RR

Fortsetzung Tabelle 3.7: Onkologische Indikation, kardiovaskuläre Nebenwirkungen und Therapiemonitoring[a] nach Fachinformation. sehr häufig >10 % (fett gedruckt), häufig 1 bis 10 % [17]

	Indikation	Peri-/myokardiale Erkrankungen	Arrhythmien	Vaskuläre Erkrankungen	Monitoring
Ramucirumab	Magen-Ca, Kolorektal-Ca, NSCLC	–	–	**HTN**	RR
Aflibercept	Kolorektal-Ca	–	–	**HTN**, VTE, ATE	RR, TTE
GFR					
Panitumumab	Kolorektal-Ca	–	Tachykardie	VTE, HTN	–
Cetuximab	Kolorektal-Ca Plattenepithel-Ca Larynx-/Pharynx-Ca	–	–	–	–
Necitumumab	Plattenepithel-Ca, NCSLC	–	–	VTE, ATE	–

EGFR epidermaler Wachstumsfaktorrezeptor, ***Elyte*** Elektrolyte mit Effekt auf Erregungsausbreitung wie Kalium, Magnesium, Kalzium, ***HER*** humaner epidermaler Wachstumsfaktorrezeptor, ***HF*** Herzfrequenz, ***VEGFR*** vaskulärer endothelialer Wachstumsfaktorrezeptor, ***PDGFR*** „platelet derived growth factor receptor", ***Ca*** Karzinom, ***NSCLC*** nichtkleinzelliges Bronchialkarzinom, ***CML*** chronisch myeloische Leukämie, ***ALL*** akute lymphatische Leukämie, ***HCC*** hepatozelluläres Karzinom, ***RCC*** Nierenzellkarzinom, ***SD*** Schilddrüse, ***GIST*** gastrointestinaler Stromazelltumor, ***HI*** Herzinsuffizienz, ***HTN*** Hypertonie, ***VTE*** venöse thromboembolische Erkrankung, ***ATE*** arterielle thromboembolische Erkrankung, ***MI*** Myokardinfarkt, ***PAH*** pulmonalarterielle Hypertonie, ***RR*** Blutdruck, ***TTE*** Ejektionsfraktion mittels transthorakaler Echokardiographie, ***VHF*** Vorhoflimmern, ***SVT*** supraventrikuläre Tachykardie, ***Src*** Sarcoma Proto-Oncogene Tyrosine-Protein Kinase, ***KIT*** „stem cell factor receptor", ***BRAF*** „rapidly accelerated fibrosarcoma isoform B", ***MEK*** „mitogen-activated protein kinase", ***ALK*** Anaplastic Lymphoma Kinase, ***CLL*** chronische lymphatische Leukämie, ***EKG*** Elektrokardiogramm, ***RAF*** „rapidly accelerated fibrosarcoma", ***RET*** Tyrosine Kinase Rezeptor, ***MET*** Tyrosine Kinase Rezeptor ***Elyte*** Elektrolyte

[a] Bezieht sich nur auf in der Fachinformation explizit für alle Patient:innen empfohlene instrumentelle Monitoring-Untersuchungen

3.6.2 Psychopharmaka

Kardiale Nebenwirkungen treten besonders bei der Initiierung einer Psychopharmakotherapie bei Patient:innen mit einem erhöhten Risiko auf. Als Faktoren sind zu nennen:

- Alter über 65 Jahre
- weibliches Geschlecht
- bekannte kardiovaskuläre Erkrankungen in der Anamnese
- genetische Disposition (z. B. Long-QT-Syndrom) der Patient:innen oder
- bekannte Elektrolytstörungen (Hypokaliämie, Hypomagnesiämie)

Kardiotoxische Nebenwirkungen, vor allem Herzrhythmusstörungen, Reizüberleitungsstörungen, Myokarditis und Myokardiopathien, treten im Vergleich zu kardiovaskulären Wirkungen, insbesondere zur orthostatischen Hypotension, unter Therapie mit Psychopharmaka selten auf, können aber zu plötzlichen Todesfällen führen. Die meisten dieser Effekte lassen sich über den Wirkungsmechanismus der Arzneimittel erklären.

Tabelle 3.8: Kardiovaskuläre und kardiotoxische Nebenwirkungen von Psychopharmaka (erweitert nach [28, 39])

UAW	Pathophysiologie	Arzneistoffe mit erhöhtem Risiko (sehr häufig–häufig)	Arzneistoffe mit geringerem oder gar keinem Risiko
Orthostatische Hypotension	α_1-adrenerger Rezeptor-Antagonismus	Fast alle klassischen Antipsychotika Clozapin (9 %)[2] Quetiapin (7 %)[2] Risperidon (5 %)[2] Olanzapin (5 %)[2] TZA Reboxetin	Agomelatin Amisulprid Aripiprazol Bupropion Carbamazepin Cariprazin Duloxetin Fluspirilen Lamotrigin SSRI Valproinsäure Venlafaxin
Arterieller Hypertonus	Blockade der Wiederaufnahme von Noradrenalin, MAO-Hemmung	Bupropion Duloxetin Desvenlafaxin Venlafaxin Milnacipran Atomoxetin Methylphenidat Moclobemid Tranylcypromin	Agomelatin Alle Antipsychotika Carbamazepin Lamotrigin Pregabalin SSRI Topiramat TZA Valproinsäure
Supraventrikuläre Tachykardie	Anticholinerge Wirkungen (+)[1] Blockade von α_1-adrenergen Rezeptoren (Reflextachykardie bei Orthostase) (+)[1] Blockade der Wiederaufnahme von Noradrenalin MAO-Hemmung	TZA (v. a. Amitriptylin, Clomipramin, Doxepin, Imipramin, Maprotilin, Nortriptylin, Opipramol, Trimipramin) Niedrig potente Antipsychotika (Chloprothixen, Levomepromazin, Perphenazin, Promethazin, Thioridazin, Trifluoperazin) Biperiden SSRI Bupropion Venlafaxin Reboxetin Clozapin (25 %)[2] Quetiapin (7 %)[2] Risperidon (5 %)[2] Olanzapin (3 %)[2] Methylphenidat Atomoxetin Tranylcypromin	Agomelatin Amisulprid Aripirazol Carbamazepin Lamotrigin Valproinsäure Ziprasidon (1 %)[2]

Fortsetzung Tabelle 3.8: Kardiovaskuläre und kardiotoxische Nebenwirkungen von Psychopharmaka (erweitert nach [28, 39])

UAW	Pathophysiologie	Arzneistoffe mit erhöhtem Risiko (sehr häufig–häufig)	Arzneistoffe mit geringerem oder gar keinem Risiko
Bradykarde Rhythmusstörungen	Blockade von Na^+-/Ca^{2+}-Kanälen Blockade von HCN-Kanälen	Amisulprid TZA SSRI Carbamazepin Lithium	Agomelatin Bupropion Duloxetin Lamotrigin Maprotilin Mirtazapin Moclobemid Valproinsäure Venlafaxin
Verlängerung der QTc/TdP	Hemmung von HERG-Kanälen	Klassische Antipsychotika Amisulprid Amitriptylin Chlorpromazin Citalopram, Escitalopram Droperidol Haloperidol Levomepromazin Methadon Pimozid Thioridazin Ziprasidon	Agomelatin Aripiprazol Bupropion Cariprazin Clozapin Olanzapin Paliperidon Quetiapin Risperidon Sertralin
Myokarditis, Myokardiopathie		Clozapin	Alle übrigen

[1] (+): Eventuell Kombination mehrerer Wirkungsmechanismen;
[2] Häufigkeit des Auftretens der UAW bezogen auf die Gesamtzahl aller behandelten Patient:innen [29]; UAW: Unerwünschte Arzneimittelwirkung; TdP: Torsade de pointes; QTc: frequenzkorrigiertes QT-Intervall; SSRI: selektive Serotonin-Wiederaufnahmehemmer; TZA: trizyklische Antidepressiva

3.7 Risiko Überdosierung

Bei Überdosierungen von zumeist selektiven **Betablockern** kommt es durch die negativ inotropen und chronotropen Effekte zu einer verzögerten Überleitung, Bradykardie und verminderten Kontraktilität. Überdosierungen können in einem kardiogenem Schock durch Myokarddepression münden. Die Wirkung bei akuter Intoxikation kann bereits nach 30 Minuten bis hin zu 12 Stunden eintreten. In einer Analyse des Giftinformationszentrums Mainz (n=2967, 59 % Frauen, mittleres Alter 47 + 18 Jahre) war Metoprolol am häufigsten angefragt, gefolgt von Bisoprolol, Atenolol, Propranolol und Sotalol. Metoprolol zeigte eine lineare Dosis-Symptom-Beziehung, während Propranolol und Sotalol eine Schwellendosis zu haben schienen, ab der sich die Überdosierungssymptome verschlimmerten [40].

Bei einer leichten **Digitalis**-Intoxikation zeigen sich gastrointestinale Beschwerden (Übelkeit, Erbrechen, Bauchschmerzen, Diarrhoe). Bei schwerer Intoxikation kommt es zu vielfältigen auch letalen Herzrhythmusstörungen. Der Wirkungseintritt von Digoxin ist um etwa 6 h verzögert, was die Zeit für die Verteilung in ein peripheres Kompartiment und/oder die zeitabhängige Bindung an die Na+-K+-ATPase widerspiegelt [41]. Zur Kontrolle einer Therapie mit herzwirksamen Glykosiden sind daher regelmäßige Blutspiegelkontrollen durchzuführen.

3.8 Literatur Kapitel Herz

[1] Böhm R, Petri H, Herdegen T, Klein HJ. Management von Nebenwirkungen mittels Pharmakovigilanz-Daten. Pharmakon 2018;6(4):283–289

[2] Buss VH, Lee K, Naunton M, Peterson GM, Kosari S. Identification of Patients At-Risk of QT Interval Prolongation during Medication Reviews: A Missed Opportunity? J Clin Med 2018 ;7(12):533

[3] de Lemos ML, Kung C, Kletas V, Badry N, Kang I: Approach to initiating QT-prolonging oncology drugs in the ambulatory setting. J Oncol Pharm Practice 2019;25(1):198–204

[4] Gupta SK, Nayak RP. Off-label use of medicine: Perspective of physicians, patients, pharmaceutical companies and regulatory authorities. J Pharmacol Pharmacother 2014;5(2):88–92.

[5] Herrera L, Leal I, Lapi F, et al. Risk of atrial fibrillation among bisphosphonate users: a multicenter, population-based, Italian study. Osteoporos Int 2015;26(5):1499–1506

[6] Huhn M et al. Comparative efficacy and tolerability of 32 oral antipsychotics for the acute treatment of adults with multi-episode schizophrenia: a systematic review and network meta-analysis. Lancet 2019;S0140–6736(19)31135–3. doi: 10.1016/S0140–6736(19)31135–3

[7] Khatib R, et al. Postgrad Med J 2020;0:1–7. doi:10.1136/postgradmedj-2020–138661

[8] Konrad T, Theis C, Sonnenschein S, Rostock T, Mollnau H. Verlängerung der QT-Zeit durch Arzneimittel. Was gibt es zu beachten? Arzneimitteltherapie 2015;33(4):91–95

[9] Meid AD, von Medem A, Heider D et al. Investigating the additive Interaction of QT-prolonging drugs in older people using claims data. Drug Saf 2017; 40(2): 133–144

[10] Mery B, Fouilloux A, Rowinski E, et al. Cardiovascular disease events within 5 years after a diagnosis of breast cancer. BMC Cancer 2020;20(1):337

[11] Michel L, Schadendorf D, Rassaf T: Oncocardiology: new challenges, new opportunities. Herz 2020;45:619–625

[12] Mincu RI, Magda LS, Florescu M, et al. Cardiovascular Dysfunction in Multiple Sclerosis. Maedica (Bucur) 2015;10(4):364–370

[13] Page RL 2nd, O'Bryant CL, Cheng D et al. Drugs That May Cause or Exacerbate Heart Failure: A Scientific Statement From the American Heart Association. Circulation 2016 ;134(6):e32–69

[14] Palladino R, Marrie RA, Majeed A, Chataway J: Evaluating the Risk of Macrovascular Events and Mortality Among People With Multiple Sclerosis in England. *JAMA Neurol* 2020;77(7):820–828

[15] Pfister R, Achenbach S, Bönner F et al. Kommentar zum 2016 Positionspapier der Europäischen Gesellschaft für Kardiologie (ESC) zu kardiovaskulären Komplikationen onkologischer Therapien. Kardiologe 2018;12:19–25

[16] Porta-Sánchez A, Gilbert C, Spears D, Amir E, Chan J, Nanthakumar K, Thavendiranathan P. Incidence, Diagnosis, and Management of QT Prolongation Induced by Cancer Therapies: A Systematic Review. J Am Heart Assoc 2017;6(12):e007724. doi: 10.1161

[17] Rassaf T, Totzeck M, Backs J et al. Onkologische Kardiologie. Kardiologe 2020;14:267–293,

[18] Sarganas G, Garbe E, Klimpel A, Hering RC et al. Epidemiology of symptomatic drug-induced long QT syndrome and torsade de pointes in Germany. EP Europace 2014;16(1):101–108.

[19] Schmidt M et al. Diclofenac use and cardiovascular risks: series of nationwide cohort studies. BMJ 2018:362:k3426

[20] Schmidt M, Christiansen CF, Mehnert F et al. Non-steroidal anti-inflammatory drug use and risk of atrial fibrillation or flutter: population based case-control study. BMJ 2011;343:d3450

[21] Sommerfeld J. Arzneimittelinteraktionen oraler TKI mit kardiovaskulärer Beteiligung. InFo Hämatologie + Onkologie 2021; 24 (1–2)

[22] Tisdale JE et al. Development and validation of a risk score to predict QT interval prolongation in hospitalized patients. Circ Cardiovasc Qual Outcomes 2013;6(4):479–487

[23] Tisdale JE, Chung MK, Campbell KB et al. Drug-Induced Arrhythmias: A Scientific Statement From the American Heart Association. Circulation 2020;142(15):214–233

[24] Tisdale JE, Chung MK, Campbell KB et al. Drug-Induced Arrhythmias: A Scientific Statement From the American Heart Association. Circulation 2020; 142(15):e214-e233 https://www.ahajournals.org/doi/epub/10.1161/CIR.0000000000000905

[25] Vandael E, Voulon V. Drug-induced QTc-Prolongation: risk management in a community pharmacy. Journal of Malta College of Pharmacy Practice 2017;23:8–12

[26] Vandael E, Vandenberk B, Vandenberghe J, Spriet I, Willems R, Foulon V. Development of a risk score for QTc-prolongation: The RISQ-PATH study. Int. J. Clin Pharm 2017;39:424–432

[27] Veltmann C, Dobrev D: Berücksichtigung QTc-verlängerndes Potenzial: „Vor Einleitung einer Therapie mit Antibiotika, Antipsychotika, Antiarrhythmika soll die Gefahr einer klinisch relevanten QTc-Verlängerung geprüft werden". Kardiologe 2020;14:32–34

[28] Wenzel-Seifert K, Ostermeier CP, Omar NB, Haen E: Unerwünschte kardiovaskuläre Wirkungen von Psychopharmaka. Arzneimitteltherapie 2013;31:295–304

[29] Yang X et al. Anticancer Therapy-Induced Atrial Fibrillation: Electrophysiology and Related Mechanisms. Front Pharmacol 2018; 9:1058.doi: 10.3389/fphar.2018.01058

[30] Grossman A, Messerli FH, Grossman E. Drug induced hypertension–An unappreciated cause of secondary hypertension. Eur J Pharmacol 2015;763:15–22

[31] Mebrahtu TF, Morgan AW, West RMet al. Oral glucocorticoids and incidence of hypertension in people with chronic inflammatory diseases: a population-based cohort study. CMAJ 2020;192 (12) E295-E301

[32] Bhanu C, Nimmons D, Petersen I et al. Drug-induced orthostatic hypotension: A systematic review and meta-analysis of randomised controlled trials. PLoS Med 2021;18(11): e1003821.

[33] Ahmad J, Thurlapati A, Thotamgari S et al. Anti-cancer Drugs Associated Atrial Fibrillation – An Analysis of Real-World Pharmacovigilance Data. Front Cardiovasc Med 2022;9:73904.

[34] Beik A, Joukar S, Najafipour H. A review on plants and herbal components with antiarrhythmic activities and their interaction with current cardiac drugs. J Tradit Complement Med 2020;10(3):275–287.

[35] Barnes J, van Hunsel F. Ginkgo biloba L. and cardiac arrhythmias. WHO Pharmaceuticals Newsletter : 14–22, No. 3, 2020.(URL: https://www.dec.gov.ua/wp-content/uploads/farmakonaglyad/EMA/2020/2020–02_Ginkgo_biloba_L.%20_and_cardiac_arrhythmias.pdf)

[36] Tiver KD, Dharmaprani D, Quah JX et al. Vomiting, electrolyte disturbance, and medications; the perfect storm for acquired long QT syndrome and cardiac arrest: a case report. J Med Case Reports 2022;16:9

[37] Schächtele S, Tümena T, Gaßmann KG et al.: Co-Prescription of QT-Interval Prolonging Drugs: An Analysis in a Large Cohort of Geriatric Patients. PLoS ONE 2016;11(5): e0155649

[38] TeBay C, Hill AP, Windley MJ. Metabolic and electrolyte abnormalities as risk factors in drug-induced long QT syndrome. Biophys Rev 2022;14(1):353–367

[39] Calvi A, Fischetti I, Verzicco I et al. Antidepressant Drugs Effects on Blood Pressure. Front Cardiovasc Med 2021;8:704281

[40] Lauterbach M. Clinical toxicology of beta-blocker overdose in adults. Basic Clin Pharmacol Toxicol 2019;125(2):178–186

[41] Roberts DM, Gallapatthy G, Dunuwille A, Chan BS. Pharmacological treatment of cardiac glycoside poisoning. Br J Clin Pharmacol 2016;81(3):488–95

4 Nebenwirkungen an der Lunge

4.1 Einleitung

Arzneimittelinduzierte Lungenerkrankungen werden meist zu spät erkannt, weil unerwünschte Arzneimittelwirkungen oft erst nach Monaten auftreten und von anderen Lungenerkrankungen kaum zu unterscheiden sind. Im Zweifelsfall bleibt den Ärzten:innen nur, das verdächtige Medikament abzusetzen. Bekannte Risikofaktoren sind in Tabelle 4.1 zusammengefasst.

Auf der umfassenden Pneumotox-Website (www.pneumotox.com) werden regelmäßig neue ursächliche Arzneimittel identifiziert. Über 1300 Arzneimittel, Verfahren oder Substanzen sollen Atemprobleme verursachen. Die klinische Manifestation medikamentös induzierter Lungenerkrankungen ist sehr vielgestaltig (siehe Tabelle 4.2). Am häufigsten zeigen Patient:innen Symptome von Husten (typischerweise unproduktiv), Dyspnoe, Hypoxie und leichtem Fieber schleichend über Wochen bis Monate nach der Arzneimittelexposition. Fulminante Erkrankungen, die schnell zu Atemversagen und akutem Atemnotsyndrom (ARDS) führen können, werden ebenfalls beobachtet. Der Beginn der Symptome variiert mit den einzelnen Arzneimitteln und kann in akute (innerhalb von Stunden bis Tagen nach Arzneimitteleinwirkung), frühe (innerhalb der ersten sechs Monate nach Arzneimitteleinwirkung) und späte (sechs Monate oder mehr nach Arzneimitteleinwirkung) Zeitabschnitte eingeteilt werden. Geschätzt wird, dass 14 % der schweren Asthmaanfälle, 10 % der ARDS-Fälle sowie 20 % aller eosinophilen Pneumonien durch Arzneistoffe verursacht werden [26].

Das grundsätzliche Dilemma vermeintlicher unerwünschter Wirkungen von Arzneimitteln an den Atemwegen besteht aber vor allem darin, dass der Kausalzusammenhang oft nicht hergestellt werden kann. Je später die klinische Symptomatik auftritt, desto schwieriger ist ein einzelner Arzneistoff als Auslöser korrekt zu identifizieren.

Tabelle 4.1: Risikofaktoren für pneumologische Arzneimittelnebenwirkungen [43]

Patient:innen bezogene Faktoren	Arzneimittelbezogene Faktoren
– Alter – Grunderkrankungen (rheumatoide Arthritis, Immunsuppression, Sauerstofftherapie) – Raucherstatus – Geschlecht (Lupus-Syndrom: F>M) – Organfunktionen (Leber, Niere)	– Arzneistoffeigenschaften (chemisch, pharmakologisch) – Dosierung – Behandlungsdauer – Kombinationstherapien (Zytostatika, Radio-Chemotherapie)

Tabelle 4.2: Pulmonale arzneimittelbedingte Manifestationen (modifiziert nach [28])

Klinische Manifestation	AM-Beispiele
Asthma	NSAR (pseudoallergisch), Betablocker (z. B. Timolol), Kokain, Methylphenidat, Nitrofurantoin, Protamin, Sulfasalazin, Vincaalkaloide (mit Mitomycin-C)

Fortsetzung Tabelle 4.2: Pulmonale arzneimittelbedingte Manifestationen (modifiziert nach [28])

Klinische Manifestation	AM-Beispiele
Organisierende Pneumonie	Amiodaron, Bleomycin, Cyclophosphamid, Kokain, Methotrexat, Minocyclin, Mitomycin-C, Penicillamin, Sulfasalazin, Tetrazyklin
Hypersensitivitätspneumonie	Azathioprin zzgl. 6-Mercaptopurin, Busulfan, Fluoxetin, Bestrahlung
Interstitielle Pneumonie oder Fibrose	Amphotericin B, Bleomycin, Busulfan, Carbamazepin, Chlorambucil, Cyclophosphamid, Diphenylhydantoin, Flecainid, Heroin, Kokain, Melphalan, Methadon, Methotrexat, Methylphenidat, Methysergid, Mineralöl (über chronische Mikroaspiration), Nitrofurantoin, Nitrosoharnstoffe, Procarbazine, TNF-α-Inhibitoren, Vincaalkaloide (mit Mitomycin C)
Nichtkardiogenes Lungenödem	β-adrenerge Agonisten (z. B. Terbutalin), Chlordiazepoxid, Cytarabin, Gemcitabin, Heroin, Hydrochlorothiazid, Kokain, Methadon, Mitomycin-C, Phenothiazine, Protamin, Sulfasalazin, tokolytische Substanzen, trizyklische Antidepressiva, TNF-α-Inhibitoren , Vincaalkaloide (mit Mitomycin-C)
Parenchymale Blutung	Antikoagulanzien, Azathioprin, 6-Mercaptopurin, Kokain, Mineralöl (über chronische Mikroaspiration), Nitrofurantoin, Bestrahlung
Pleuraerguss	Amiodaron, Antikoagulanzien, Bleomycin, Bromocriptin, Busulfan, Dasatinib, Granulozyten-Makrophagen-Kolonie-stimulierender Faktor, Hydralazin, Methotrexat, Mitomycin-C, Nitrofurantoin, Phenytoin, Procarbazine, TNF-α-Inhibitoren, Bestrahlung, tokolytische Substanzen (z. B. Terbutalin)
Pulmonale Infiltrate mit Eosinophilie	Amiodaron, Amphotericin B, Bleomycin, Carbamazepin, Diphenylhydantoin, Ethambutol, Etoposid, Granulozyten-Makrophagen-Kolonie-stimulierender Faktor, Isoniazid, Methotrexat, Minocyclin, Mitomycin-C, Nitrofurantoin, Paraaminosalicylsäure, Procarbazin, Bestrahlung, Sulfasalazin, Sulfonamide, Tetrazyklin, Trazodon
Pulmonale arterielle Hypertonie (PAH)	Bosutinib, Cisplatin, Cyclophosphamid, Dasatinib, Imatinib Lapatinib, Johanniskraut, Kokain, Mitomycin, Nilotinib, Ponatinib, SSRIs, Trastuzumab
Vaskuläre Lungenerkrankungen	Appetitzügler (z. B. Dexfenfluramin, Fenfluramin, Phentermin), Busulfan, Kokain, Heroin, Methadon, Methylphenidat, Nitrosoharnstoffe, Bestrahlung
Husten	Amiodaron, β-2-Adrenergika, Betablocker, Bleomycin, Busulfan, DNCG, Immun-Checkpoint-Inhibitoren, Corticoide inhalativ, Fentanyl, Interferon α-2b und α-2a, Ipratropium, Methotrexat, Mitomycin-C, Mycophenolat-Mofetil, Nedocromil, Omeprazol, Pantoprazol, Pentamidin, systemische Sekretolytika, Tiotropium, Zanamivir

4.2 Anatomie

Der kurze Blick auf die Lungenanatomie und -physiologie verdeutlicht die Krankheitslast bei Veränderungen der Funktionalität, das erhöhte Mortalitätsrisiko und die Langzeit-Spätfolgen. Das zeigt sich auch bei der COVID-19-Virusinfektion.

Der linke Lungenflügel besteht aus zwei **Lungenlappen** (Lungensegmente), die durch tiefe Furchen voneinander getrennt sind. Bei dem rechten Lungenlappen sind es drei Abschnitte. Ihre Außenflächen liegen der inneren Thoraxwand an, während die Basis der Lungenflügel dem Zwerchfell aufliegt. Das kuppelförmige Zwerchfell (Diaphragma) bildet eine Abgrenzung des Brustraums zum Bauchraum (Abb. 4.1). Jeder der beiden Lungenflügel ist von einer mit Gefäßen gut versorgten Hülle, der Pleura, überzogen. Die Luftzufuhr zur Lunge erfolgt über die **Luftröhre** (Trachea), die sich in zwei **Hauptbronchien** teilt. Die Hauptbronchien verästeln sich ihrerseits in die **Segmentbronchien** und diese wiederum in die Bronchiolen, die dann in den **Lungenbläschen (Alveolen)** enden. Hier findet der eigentliche Gasaustausch statt.

Der gesamte Aufbau wird auch als Bronchialbaum bezeichnet. Um die Röhren von Bronchien und Bronchiolen ziehen sich Muskelstränge von glatter Muskulatur. Durch eine Anspannung der Muskeln flacht das Zwerchfell ab, der Brustraum wird erweitert und ein Unterdruck in der Lunge erzeugt. Dadurch kann Atemluft einströmen (Einatmung, Inspiration). Bei einer Entspannung des Zwerchfells verkleinert sich umgekehrt der Brustraum und Luft kann aus der Lunge ausströmen (Ausatmung, Expiration). Diese Zwerchfellatmung wird auch als **Bauchatmung** bezeichnet. Sie macht insbesondere in Ruhephasen den größten Teil der Atmung aus. Durch Anspannung und Entspannung der Rippenmuskulatur wird eine **Brustatmung** erzeugt. Dabei heben und senken sich die Rippen sichtbar. Die Brustatmung benötigt mehr Energie als die Bauchatmung, die eine körperliche und psychische Entspannung unterstützt und daher als die günstigere Form des Atems gilt. Eine ungünstige Körperhaltung, Bewegungsmangel oder auch Fehlbildungen können zu einer vermehrten Brustatmung führen.

Die Atemwege dienen der Zufuhr von Frischluft während der Einatmung (Inspiration) und der Ableitung sogenannter „Alveolarluft" während der Ausatmung (Exspiration). Im Bereich der Alveolen mit sehr dünner Epithelschicht vollzieht sich in den umgebenden Lungenkapillaren der Austausch der Atemgase mit dem Blut. Das Interstitium (Zwischengewebe) als Grundgerüst der Lunge hält die Architektur der Lungenbläschen und somit auch die Blut-Luft-Schranke während des Atmungszyklus aufrecht.

Das normale Atemzugsvolumen beträgt bei Ruheatmung etwa 0,5 Liter. Das maximale Atemzugsvolumen wird Vitalkapazität genannt. Diese hängt unter anderem von Alter, Geschlecht, Körpergröße und -position sowie vom Trainingszustand ab. Die Vitalkapazität lässt sich mit einem Spirometer messen. In Ruhe werden etwa 7 L/min ein- und ausgeatmet (Atemzeitvolumen), bei extremer körperlicher Belastung können es 120 l/min werden. Ein erhöhtes Atemzeitvolumens bezeichnet man als Hyperventilation, eine erniedrigtes als Hypoventilation. Die normale Atemfrequenz für Gesunde liegt bei etwa 12 bis 16 Atemzügen pro Minute.

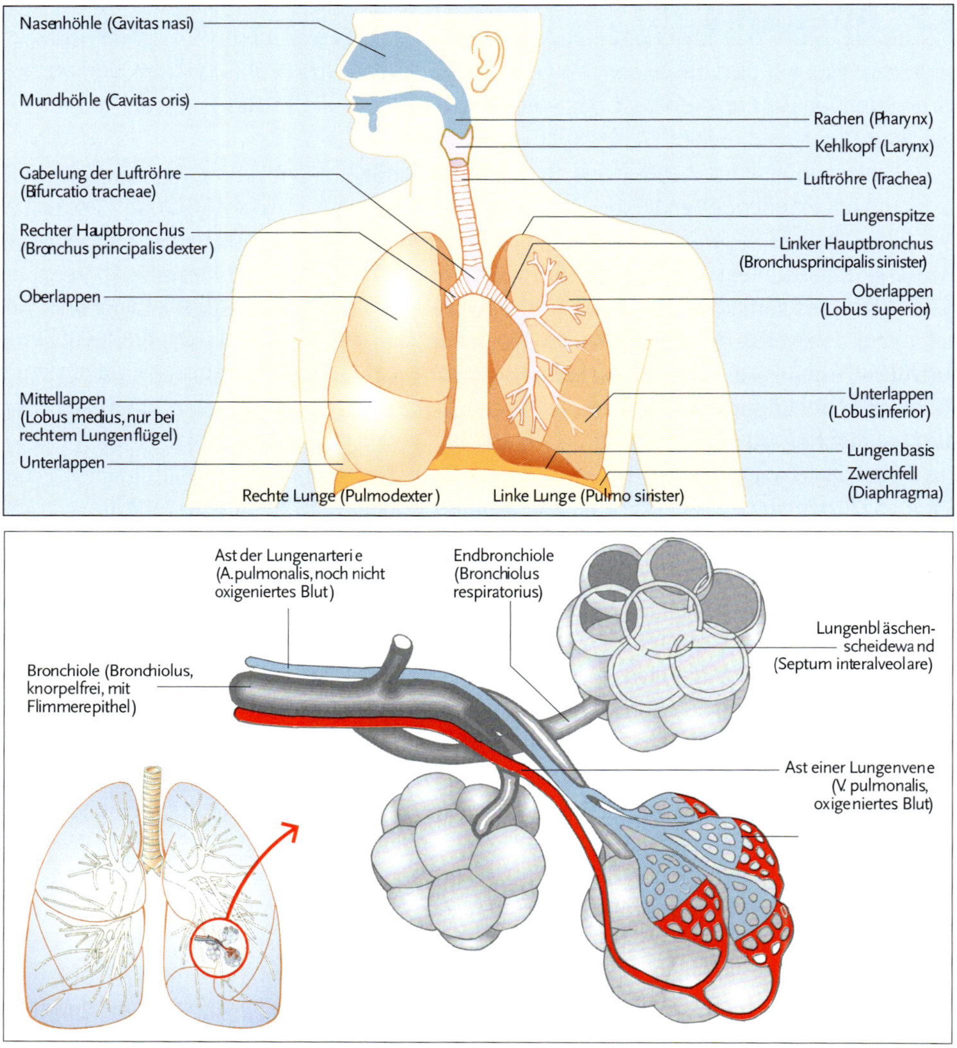

Abbildung 4.1: Anatomische Darstellung der Lunge
© PZ Grafik Wosczyna

4.3 Arten von Schädigungen

Durch Noxen (chemische Stoffe, Pharmaka wie beispielsweise Doxapram, Barbiturate oder Opioide), kann es zu einer Beeinflussung des Atmungsantriebs, also zu Ventilationsänderungen kommen (Hyper-/Hypoventilation). Eine Reihe von Funktionsstörungen der Lunge hat ganz spezielle Bezeichnungen. Prinzipiell lassen sich Funktionseinschränkungen beziehungsweise Erkrankungen des Bronchialsystems von solchen der Lungen unterscheiden. Auf Seiten des Bronchialsystems sind vor allem die **Bronchitis**, die chronisch obstruktive Lungenerkrankung (**COPD**) und das **Asthma** bronchiale zu nennen. Eine chronische Bronchitis ist von einer dauerhaft exzessiven Schleimproduktion und Auswurf geprägt. Asthma bronchiale dagegen ist gekennzeichnet durch eine chronische Hyperaktivität des Bronchialsystems und anfallsartige Dyspnoe. Eine glatte Muskulatur verkrampft beim Asthmaanfall.

Bei einer eingeschränkten Funktionsfähigkeit der Lunge (respiratorische Insuffizienz) kann es zu einem Sauerstoffmangel im Blut (Hypoxämie) kommen. Diese kann sich in Form einer Zyanose (>50 g/L desoxygeniertes Hämoglobin im Kapillarblut) mit violetten bis bläulichen Verfärbungen der Haut, der Schleimhäute und der Fingernägel und Dyspnoe (Atemnot) bemerkbar machen.

Eine **Pneumonie** dagegen imponiert durch eine eingeschränkte Ausdehnungsfähigkeit der Lunge und eine Infektion, die mit bindegewebigen Umwandlungen des Lungenparenchyms und Atelektasen (Alveolen, die nicht mehr (gut) mit Atemluft gefüllt werden) einhergehen kann. Ein interstitielles **Lungenödem** wird durch einen kardial bedingten Lungenstau oder durch eine Schädigung des Kapillarendothels (beispielsweise bei Inhalation schädigender Gase wie Ozon oder Phosgen) verursacht. Von einem **Lungenemphysem** spricht man bei einer irreversiblen Erweiterung der Lufträume distal der Bronchioli, sei es durch Gewebszerstörung oder funktionelle Überdehnung. Bei einer **Lungenembolie** wird die Durchblutung diskreter Lungenbezirke durch aus Bein- oder Beckenvenen abgeschleuderte Thromben unterbunden. Von einem **Pneumothorax** spricht man, wenn es innerhalb der Pleura zu einer Luftüberfüllung mit nachfolgendem Lungenkollaps kommt. Wird akut mehr als die Hälfte der Lungenstrombahn verlegt, verursacht der massive Anstieg des Strömungswiderstandes letztendlich ein tödliches Rechtsherzversagen. Werden respiratorische Neurone geschädigt, führt das zu einer Störung der Rhythmogenese mit entsprechenden pathologischen Folgen, beispielsweise einem **Pickwick-Syndrom** (Pathogenetisch unklare, anfallsweise imperative Schlafzustände).

Die Lunge zeigt eine ausgeprägte Stoffwechselaktivität durch Cytochrom-P450-Enzyme (etwa 10 % der Leberaktivität) mit einem individuellen genetisch bedingten Enzymmuster. Durch Enzyminduktion beziehungsweise Enzymhemmung ergeben sich dadurch Interaktionsmöglichkeiten mit anderen Arzneimitteln und individuell unterschiedliche Ausprägungen von UAW.

Die Pathogenese arzneimittelinduzierter UAW an der Lunge können sehr vielfältig sein und sind häufig auch nicht vollständig geklärt. Es können direkte **toxische Reaktionen** des Wirkstoffes oder seiner Metabolite, individuelle Überempfindlichkeiten, **Allergien** und Autoimmunmechanismen eine Rolle spielen [21] oder auch Ventilationsstörungen durch eine **Atemdepression**. Prinzipiell lassen sich Funktionseinschränkungen beziehungsweise Erkrankungen des Bronchialsystems von solchen der Lungen unterscheiden.

Inzwischen sind mehr als 200 verschiedene Nebenwirkungsmuster an den Atemwegen beziehungsweise unter Mitbetroffenheit der Atemwege durch Arzneimittel bekannt, die jedoch häufig mit eigenständigen Atemwegserkrankungen verwechselt werden.

Alle Kompartimente der Lunge können betroffen sein. Viele gängige Medikamente können potenziell das Lungenparenchym, die unteren und oberen Atemwege, die pulmonalen Gefäße, die Pleura, das Mediastinum, die Lymphknoten und das neuromuskuläre System in der Lunge schädigen. Die häufigste Krankheitsmanifestation ist eine infiltrative Lungenerkrankung.

Die vielfältigen klinischen Präsentationen dieser organspezifischen Nebenwirkungen reichen von banalem Husten, von Bronchialobstruktionen bis zur Bronchiolitis obliterans einerseits und von Alveolitiden bis zu Lungenfibrosen andererseits. Außerdem können sich unter dem Einfluss von Pharmaka auch ein nichtkardiogenes Lungenödem, eine diffuse alveoläre Hämorrhagie, das sogenannte ARDS („acute respiratory distress syndrome") und eine eosinophile Lungenerkrankung entwickeln. Schließlich sind auch Schädigungen von pulmonalen Blutgefäßen (Vaskulitiden; pulmonal-arterielle Hypertonie) beobachtbar. Selten bestehen die arzneimittelabhängigen Schädigungen in Pleuritiden oder einer Beeinträchtigung der Atemmuskulatur selbst.

Die Diagnose arzneimittelabhängiger Beeinträchtigungen der Lunge muss sich im Normalfall auf ein dazu passendes beziehungsweise nicht im Widerspruch dazu stehendes klinisches, röntgenologisches oder lungenfunktionelles Bild stützen, für das zudem ein plausibler zeitlicher Zusammenhang zur Exposition gegeben ist. Weitere Indizien können eine bronchoalveoläre Lavage (siehe Tabelle 4.3) sowie histologische Untersuchungen liefern. Prinzipiell können Arzneistoffe nahezu jedwedes Reaktionsmuster der allgemein anerkannten Klassifikation diffuser parenchymatöser Lungenerkrankungen verursachen.

4.3.1 Diffuse Lungenschäden/Interstitielle Lungenerkrankung

Diffuse parenchymatöse Lungenerkrankungen (DPLD) werden häufig im medizinischen Alltag auch als interstitielle Lungenerkrankung bezeichnet. Sie umfassen eine Gruppe von Lungenerkrankungen von mehr als hundert verschiedenen Entitäten, die das Epithel der Lungenbläschen (Alveolarepithel), das Endothel der Lungenkapillaren, die Basalmembran sowie die perivaskulären und perilymphatischen Gewebe der Lunge befallen. Bei schwerer Schädigung alveolokapillärer Membranen kann es zu einer diffusen Blutung in den Alveolarraum kommen (*diffuse alveoläre Hämorrhagie* (DAH)). Die unterschiedliche Ätiopathogenese ist gekennzeichnet durch eine chronische Lungenentzündung mit Anhäufung von Entzündungszellen, Lymphozyten und Makrophagen und der daraus folgenden Freisetzung von proinflammatorischen Zytokinen. Zur Differenzierung sind klinische, radiologische (CT des Thorax) als auch histopathologische (BAL: bronchoalveoläre Lavage) Befunde zu berücksichtigen. Eine medikamentenassoziierte DPLD macht etwa 2,5 bis 3 % aller DPLD aus [24]. Die UAW zeigt sich mit den klinischen Symptomen Husten, Fieber und Atemnot insbesondere unter Belastung.Die Inzidenz der arzneimittelinduzierten interstitiellen Lungenerkrankung ist sehr unterschiedlich und reicht in verschiedenen Studien von < 1 % bis 60 % [43]. Die häufigsten Ursachen sind Zytostatika (z. B. Bleomycin, Busulfan, Gemcitabin, Chlorambucil, Carmustin, Lomustin, u. a.), Amiodaron, einige Antiinfektiva (z. B. Nitrofurantoin, Sulfonamide), krankheitsmodifizierenden Antirheumatika, Wachstumsfaktoren, Interferone, Zytokine und monoklonale Antikörper wie Rituximab und Trastuzumab. Aber auch für Tyrosinkinasehemmer (Gefitinib, Erlotinib), Rapamycinderivate (Sirolimus, Everolimus, Temserolimus), Imatinib und Anti-TNFα-Antagonisten (Etanercept, Infliximab, Adalimumab) wurden pulmonale UAW beschrieben.

Tabelle 4.3: Differentialdiagnostische Wertigkeit der bronchoalveolären Lavage bei interstitiellen Lungenerkrankungen [18]

Lymphozytose (≥ 12–15 %)	Eosinophilie (> 1 %)	Neutrophilie (> 3–5 %)
Sarkoidose (CD4/CD8: ≥ 5,0 ± 5,0)	Eosinophile Pneumonie	Pneumonie
NSIP	Medikamenteninduzierte Pneumonitis	Eitrige Bronchitis
EAA (CD4/CD8: ≤ 1,0)	Z. n. Knochenmarktransplantation	IPF (CD4/CD8: 1,4 ± 1,4)
Medikamenteninduzierte Pneumonitis	Asthma bronchiale	Asbestose
Kollagenerkrankungen mit pulmonaler Beteiligung	Churg-Strauss-Syndrom	ARDS
Strahlenpneumonitis	ABPA	DAD
COP (CD4/CD8: ≤ 1,0)	Infektionen: Bakterien, Helminthen, Pneumozystis	
Lymphoproliferative Lungenerkrankung	Morbus Hodgkin	

NSIP nonspecific interstitial pneumonia, ***ABPA*** allergische bronchopulmonale Aspergillose, ***ARDS*** adult respiratory distress syndrome, ***COP*** kryptogen-organisierende Pneumonie, ***DAD*** diffuser Alveolarschaden, ***EAA*** exogen-allergische Alveolitis (Hypersensitivity Pneumonitis), ***IPF*** idiopathische pulmonale Fibrose

4.3.2 Diffuser Alveolarschaden

Der **diffuse Alveolarschaden (DAD)** tritt klinisch oft als lebensbedrohliches ARDS in Erscheinung. Hauptsächlich wird er durch Zytostatika verursacht. Kommt es dabei zu einer Permeabilitätssteigerung der alveolokapillären Membran, ist auch ein nicht-kardiogenes Lungenödem zu befürchten. Werden die verursachenden Pharmaka abgesetzt, tritt in der Regel eine schnelle Besserung ein. Zu beachten ist, dass eine Diuretika-Gabe ebenso zu vermeiden ist wie die Gabe von Glucocorticoiden, deren Nutzen nicht zweifelsfrei belegt ist. Bei fortschreitender Alveolarschädigung kann es zu diffuser Hämorrhagie kommen. Zytostatika können auch eine allerdings seltene pulmonale venookklusive Erkrankung auslösen, die klinisch als pulmonale Hypertonie diagnostiziert wird.

4.3.3 Eosinophile Lungenerkrankungen

Für eosinophile Lungenerkrankungen als seltene Manifestation werden heute weit über 100 Arzneistoffe verantwortlich gemacht, die meist erst nach der Marktzulassung aufgetreten sind. Unter den Begriff „eosinophile Pneumonie" fallen verschiedene, oft sehr unterschiedliche Krankheitsbilder. In der Lunge und manchmal auch im Blut kommen vermehrt eosinophile Granulozyten vor. Neben dem Risikofaktor Rauchen (Männer erkranken häufiger an der akuten Form) sind Arzneimittel an der Entwicklung beteiligt wie Antibiotika (Penicilline, Sulfonamide, Isoniazid, Nitrofurantoin), Antikonvulsiva gegen Epilepsie (z. B. Carbamazepin, Phenytoin), Schmerzmittel (Nicht steroidale Antirheumatika = NSAR wie Naproxen, Ibuprofen, Diclofenac) oder Immunsuppressiva (Alemtuzumab, Natalizumab). In einem Review von 196 Fallberichten waren die am häufigsten berichteten Arzneistoffe Daptomycin, Mesalazin, Sulfasalazin, Minocyclin und Nitrofurantoin [5].

Die „Nitrofurantoin-Pneumonie" tritt akut innerhalb eines Monats nach Therapiebeginn, oft schon nach 8 Tagen, mit den Symptomen Fieber, Husten und Luftnot mit Nachweis pulmonaler Infiltrate auf, häufig begleitet von Hautausschlag und Arthralgien. Interessanterweise sind 85 % der Patient:innen mit Lungenfibrose Frauen, vermutlich weil Frauen häufiger rezidivierende Harnwegsinfekte haben und die Haupttherapiegruppe darstellen [24].

Praxistipp
Bei Nitrofurantoin sind Indikationsstellungen über 6 Monate sind besonders kritisch zu hinterfragen, bei Notwendigkeit einer Langzeittherapie wird eine regelmäßige Lungenkontrolle mit Lungenfunktion und Röntgen empfohlen.

4.3.4 Systemischer Lupus erythematodes

Systemischer Lupus erythematodes (SLE) ist eine chronische Autoimmunerkrankung, die auf verschiedene Systeme des menschlichen Körpers abzielt, einschließlich der Lunge. Arzneimittelinduzierter Lupus macht 6 % bis 12 % aller Lupusfälle aus. Derzeit scheinen mehr als 100 Arzneistoffe einen systemischen Lupus erythematodes auslösen zu können. Minocyclin-induzierter Lupus tritt häufiger bei jüngeren Frauen auf, während Hydralazin-induzierter Lupus (5 bis 10 %) häufiger bei älteren Menschen auftritt. Alle Anti-TNF-α-Inhibitoren werden mit SLE in Verbindung gebracht mit einem höheren Risiko bei Etanercept und Infliximab.

Medikamente mit eindeutigem SLE-Zusammenhang sind Carbamazepin, Chinidin, Chlorpromazin, Ethosuximid, Interferon-α, Isoniazid, Methyldopa Minocyclin, Rifampin, Phenytoin, Penicillamin, Phenytoin, Propylthiouracil und Sulfasalazin. Mehrere andere Medikamente werden in Fallberichten als mögliche Ursachen angesehen, darunter Statine, Antiarrhythmika, ACE-Hemmer, Protonenpumpenhemmer, Goldsalze, nicht steroidale entzündungshemmende Mittel (NSARs) und orale Kontrazeptiva [44].

Manche pflanzlichen Zubereitungen (u. a. Echinacea, Knoblauch, Alfalfa-Sprossen sowie Melatonin) sollten von Lupus-Patient:innen gemieden werden [4].

Die meisten Symptome eines arzneimittelinduzierten SLE sind nach Absetzen des Arzneimittels innerhalb von Wochen selbstlimitierend, gelegentlich ist jedoch eine Behandlung mit Corticosteroiden erforderlich.

4.3.5 Kryptogen organisierenden Pneumonie (COP)

Beim Krankheitsbild der COP (früher bekannt als Bronchiolitis obliterans mit organisierender Pneumonie, BOOP) als akute entzündliche Lungenerkrankung sind die Alveolarräume und im geringeren Ausmaß die Bronchiolen von einer Proliferation des Bindegewebes betroffen. Eine COP ist wahrscheinlich in bis zu 30 % der Fälle auf Medikamente zurückzuführen [24]. COP spricht in der Regel gut auf das Absetzen der Behandlung an, Corticosteroide sind gelegentlich noch erforderlich. Bleomycin, Methotrexat, Oxaliplatin und Cyclophosphamid sowie zielgerichtete als auch Immuntherapien können diesen Zustand hervorrufen [30].

4.3.6 Husten

Am bekanntesten ist der durch ACE-Hemmer ausgelöste Husten, der in den westlichen Ländern bei 5 bis 10 % der behandelten Patient:innen (F>M) mit einer häufigeren Inzidenz bei älteren Menschen auftritt [51]. Eine Medikation mit Angiotensin-1-Antagonisten führt signifikant weniger (3 bis 4 %) zu denselben Symptomen. Hierbei handelt es sich um einen vielfach quälenden, unproduktiven Husten, der auch durch Amiodaron, Betablocker, Fentanyl-Analoga i. v. (28 bis 66 %; Fentanyl mehr bei Rauchern), Nitrofurantoin, Zytostatika, inhalative Therapien, PPI (Omeprazol, Pantoprazol) sowie durch Mycophenolat-Mofetil und weitere (siehe Tabelle 4.2) induziert werden kann [25,51,52]. Für Sitagliptin oder einem anderen DPP-4-Hemmer gibt es keine ausreichenden Beweise für ein erhöhtes Risiko (akuter Husten, chronischer Husten, Infektionen der unteren Atemwege) [52].

Husten kann häufiger auftreten, wenn ACE-Hemmer mit Statinen kombiniert werden. Vermutet wird eine Statin-induzierte bronchiale Hypersensitivität [13].

Der Blick auf medikamenteninduzierten Husten ist klinisch wichtig, da seine Identifizierung ohne diagnostischen oder therapeutischen Aufwand gelingt. Bei Fällen mit ungeklärtem Husten sollte daher auf das Risikopotenzial von Arzneimitteln geachtet werden [52]. Wichtige Anamneseaspekte sind dabei Hustendauer (akut, subakut oder chronisch: > 4 Wochen), Art des Hustens (produktiv/nicht produktiv), Triggerfaktoren, nächtliches versus Tagesmuster, Schweregrad, Auswirkung auf die Lebensqualität und frühere Krankengeschichte (Vorgeschichte oder Asthma, chronisch obstruktive Lungenerkrankung [COPD], interstitielle Lungenerkrankung, Herzinsuffizienz).

Praxistipp
Obwohl medikamenteninduzierter chronischer Husten nicht zu den häufigen Ursachen für chronischen Husten zählt, ist eine höhere Aufmerksamkeit gerade bei der Identifizierung der Medikamente im polypharmazeutischen Alltag geboten.

4.3.7 Bronchialobstruktion

Dieses Beschwerdebild wird vor allem durch Betarezeptorenblocker verursacht. Patient:innen mit Asthma bronchiale leiden unter einem Bronchospasmus. Nicht kardioselektive Betablocker sollten vermieden werden. Das gilt auch für die topische Anwendung (Augentropfen) [17]. Sie sollten auch nicht mit nicht steroidalen Analgetika, Amiodaron, Carbamazepin und Erythromycin behandelt werden.

Probleme können ebenfalls auftreten, wenn Patient:innen mit einer Prädisposition für pulmonale Arzneimittelnebenwirkungen Phytopharmaka einnehmen, insbesondere wenn deren Zusammensetzung nicht hinreichend bekannt und darüber hinaus variierend ist. Auch hier ist mit Alveolitiden und Fibrosen, mit COP oder pulmonaler Hypertonie zu rechnen, dies gelegentlich sogar mit schwerem bis letalem Verlauf.

4.3.8 Pleuraerkrankungen

Unter pneumotoxischen Pharmaka werden Pleurafibrosen, eine Pleuritis sicca oder exsudativa mit oder ohne zusätzliche Betroffenheit der Lunge selbst gefunden, aber auch Pleuraergüsse, sowohl in Form eines Exsudats als auch eines Transsudats einseitig oder beidseitig. Medikamente, bei welchen ein Pleuraerguss als seltene/gelegentliche unerwünschte Arzneimittelnebenwirkung beschrieben wurde, sind u. a.: Hydralazin, Nitrofurantoin, TNF-α-Inhibitoren, Dasatinib, Phenytoin (siehe Tabelle 4.2).

4.4 Ausgewählte Arzneistoffe mit UAW an der Lunge

Häufig genannte Verursacher von UAWs bzw. Erkrankungen der Lunge und deren klinische Manifestation sind in der Tabelle 4.2 zusammengefasst. Auf einige Arzneistoffe und Therapierisiken wird nachfolgend näher eingegangen, die bei der Bewertung von Lungennebenwirkungen im Medikationsmanagement besonders beachtet werden sollten (siehe Tabelle 4.4).

4.4.1 Amiodaron

Amiodaron als immer noch sehr häufig eingesetztes und effektives Antiarrhythmikum verursacht zahlreiche Erkrankungsmuster: Alveolitiden, Lungenfibrosen, ARDS, Bronchiolitis obliterans eventuell mit organisierender Pneumonie (BOOP), eine diffuse alveoläre Hämorrhagie, Pleuritiden und eosinophile Infiltrate. Die Inzidenz ist dosisabhängig (200 mg/Tag: 0,1 bis 0,5 %; 600 mg/Tag: 5 bis 15 %).

Wegen der mehrmonatigen Eliminationszeit dieser Substanz wird eine Amiodaron-induzierte pulmonale Toxizität durchschnittlich zwei Monate nach Einsetzen erster klinischer Symptome (86 % Dyspnoe, 54 % Husten, 54 % pulmonale Rasselgeräusche) gestellt beziehungsweise 18 bis 24 Monate nach Therapiebeginn [37]. Eine durch Amiodaron verursachte Alveolitis äußert sich durch eine Belastungsdyspnoe und trockenen, unproduktiven Husten. Diese erzwingen ein sofortiges Absetzen von Amiodaron sowie in der Regel eine Behandlung mit Glucocorticoiden. Die Gesamtbehandlungsdauer sollte bei ausschleichender Prednisolon-Dosierung bis zu einem Jahr betragen. Eine Lungenfibrose in Folge einer Amiodaron-Behandlung ist ausgesprochen selten, ebenso ein ARDS nach thoraxchirurgischen Eingriffen.

4.4.2 Antirheumatika

Nahezu alle antirheumatisch wirksamen Medikamente können bronchopulmonale Nebenwirkungen haben. Infektionen sind die wichtigste Differenzialdiagnose [40]. Bisher fehlen Prädiktoren, um durch die gezieltere Auswahl von DMARDs bei Patient:innen potenzielle Nebenwirkungen zu vermeiden. Ein erhöhtes Infektionsrisiko besteht aber insbesondere in den ersten 6 Monaten nach Beginn einer biologischen DMARD-Therapie. Generelle Risikofaktoren für Infektionen stellen außerdem u. a. vorausgegangene Infekte, die Anzahl der Vortherapien, ein hohes Alter, Glucocorticoide in höheren Dosierungen, Komorbiditäten wie Lungenerkrankungen oder Niereninsuffizienz oder eine hohe Krankheitsaktivität mit konsekutiver Immobilisierung.

Tabelle 4.4: Verkürzte Darstellung der Ergebnisse einer Literaturrecherche zu DILD (Drug-induced interstitial lung disease)[1]

Wirkstoff	Anzahl Auswertungen	UAW	Mortalität
Amiodaron	12	1,2–8,8 %	0–41 %
Bepridil	1	6,3 %	0 %
Bleomycin	7	6,8–15 %	8,1–23 %
Cetuximab	1	1,2 %	41,6 %
Check point Inhibitoren (CPI) gesamt	3	1,1–3,6 %	8–9,4 %
Ipilimumab	1	5,44 %	n/a
Nivolumab	1	11,7 %	0 %
Daptomycin	2	2,9 %	n/a
Erlotinib	5	0,9–5,9 %	31–45 %
Everolimus	8	2,8–58 %	5,4–20 %
GCSF	1	0,2 %	n/a
Gefitinib	4	1,9–3,5 %	18–44 %
Gemcitabine	9	1,1–3,9 %	0–22 %
Imatinib	1	n/a	6/6 resolved
Interferon	1	n/a	n/a
Irinotecan	1	0,74 %	24 %
Leflunomid	5	0–1,2 %	19–41 %
Methotrexat	8	0,06–15 %	10–33 %
Nitrofurantoin	5	3,65 %	1,34 %
Panitumumab	2	1,3 %	51,3 %
Pemetrexed	1	1,8 %	
Rituximab	4	n/a	n/a
Sirolimus	1	9,5 %	0 %
Statine	1	1/40 of all AE	n/a
Temsirolimus	2	29–36 %	n/a
TNF-Inhibitoren	8	0,6 %	32 %

[1] Zur genaueren Einschätzung der Qualität der Studien, der untersuchten Patient:innen-Population und Einschlusskriterien siehe [43]

Methotrexat

Die Therapie mit Methotrexat führt häufig (Prävalenz 0,3 bis 11 %) unabhängig von Dosis und Dauer der Behandlung zu Lungenkomplikationen auf der Grundlage einer interstitiellen Alveolitis/Pneumonitis und hierdurch bedingte Todesfälle [38]. In der Regel tritt die Toxizität früh nach der Methotrexat-Gabe auf, doch sind auch Einzelfälle beschrieben, bei denen Jahre nach dem Therapieende sich eine UAW manifestiert. Ein Absetzen von Methotrexat sollte umgehend erfolgen und führt in der Regel zu einer raschen Besserung. Eine Toleranz nach Reexposition ist möglich, allerdings sind auch letale Verläufe beschrieben, so dass von Experten davon abgeraten wird.

Als Pathomechanismus wird eine immunologische Reaktion angenommen, da die UAW dosisunabhängig und nicht mit einem Folsäuremangel assoziiert ist.

Das pneumotoxische Potenzial neuerer Antifolate wie Capecitabin und Permetrexed ist bislang nicht abschließend geklärt, allerdings wurden unter 5-Fluorouracil, dem Prodrug von Capecitabin, Fälle einer interstitiellen Pneumonitis beobachtet.

Als Risikofaktoren für eine Methotrexat-Pneumonitis gelten u. a. Alter über 60 Jahre, männliches Geschlecht, Diabetes mellitus, chronische Nierenerkrankung, vorbestehende Lungenerkrankungen und Umweltfaktoren (Breitengrad) [16]. Eine systematische Literaturrecherche zur Untersuchung der Erkrankungsmerkmale mittels BAL (siehe Tabelle 4.3) bei 47 Patient:innen ergab, dass eine Lymphozytose in der Mehrheit (89 %) der BAL-Proben vorhanden war, jedoch nur hohe Konzentrationen von Neutrophilen in 17 % der Proben. Eine intensivere Lymphozytose und ein niedrigeres CD4/CD8-Verhältnis) wurden bei Krebspatient:innen im Vergleich zu Patient:innen mit rheumatoider Arthritis gefunden [12].

Eine Lungenfunktionsdiagnostik (LUFU) erfolgt bei Rheuma-Patient:innen zu selten [2]. In den aktuellen Sicherheitsmaßnahmen in der MTX-Therapie nach der S1-DEGAM-Leitlinie „Medikamentenmonitoring“ und der Deutschen Gesellschaft für Rheumatologie e. V. ist eine LUFU jedoch nicht gefordert [42]. Die Therapieüberwachung sieht bei der Befragung folgende Punkte vor: Exanthem, Stomatitis, gastrointestinale Symptome, Fieber, Luftnot, Husten und Blutungen. Die Methotrexat-Pneumonitis kann durch Folsäuresubstitution nicht vermieden werden [8].

JAK-Hemmer

Die JAK-Hemmer führen relativ häufig zu Infektionen der oberen Atemwege (viral, bakteriell): Baricitinib 14,7 %, Filgotinib 3,3 %, Tofacitinib 3,7 % und Upadacitinib 13,5 % [35].

Tofacitinib zeigt ein erhöhtes Risiko von Blutgerinnseln in der Lunge bei einer Dosierung von zweimal tägliche 10 mg. Unabhängig von der Indikation (Arthritis, Colitis ulcerosa) sollten Patient:innen auf die Anzeichen und Symptome einer Lungenembolie überwacht werden. Diese Empfehlungen gelten für alle JAK-Hemmer (Baricitinib, Upadacitinib) gerade bei Risikofaktoren (höheres Alter, kardiovaskuläre Risiken) [36, 45].

Etwa 5 bis 10 % der Patient:innen mit rheumatoider Arthritis haben eine interstitielle Lungenerkrankung und Bronchiektasen, die in klinischen Wirksamkeitsstudien der JAK-Hemmer ausgeschlossen waren. Ein retrospektiver Vergleich zwischen Baricitinib und Tofacitinib mit Rituximab ergab keine Erhöhung der Hospitalisierungs- oder Todesrate aufgrund einer respiratorischen Ursache [11].

Anti-TNFα-Antikörper

Bei Anti-TNFα-Antikörpern liegt die Prävalenz interstitieller Lungenerkrankungen zwischen 0,5 und 3 % [38]. Das Risiko bei einer Therapie mit Etanercept, Infliximab, Adalimumab, Certolizumab, Golimumab, Tocilizumab, Rituximab und Abatacept ist damit sehr gering, und es fanden sich keine signifikanten Unterschiede zwischen den einzelnen Substanzen [40].

Nichtinfektiöse pulmonale Komplikationen wurden bereits nach den ersten zwei bis drei Applikationen beobachtet. Bei Patient:innen mit vorbestehenden interstitiellen Lungenerkrankungen oder früherer Therapie mit MTX scheint das Risiko erhöht zu sein [3].

4.4.3 Statine

Bei einigen Statinen wurde insbesondere unter einer Langzeittherapie eine interstitielle Lungenerkrankung (z B. Alveolitis, eosinophile Infiltrate, Pleuraergüsse) beschrieben, die sich als Atemnot, unproduktiver Husten, pleuritische Schmerzen, Erschöpfung, Gewichtsverlust und Fieber äußern können. Vor allem (Ex-) Raucher scheinen ein um 60 % erhöhtes Risiko für diese UAW zu haben. Die Pathogenese ist noch nicht eindeutig geklärt. Vermutet wird eine Freisetzung von Sauerstoffradikalen aus den Mitochondrien, die eine Entzündungsreaktionen fördern. Das Risiko scheint abhängig von dem eingesetzten Statin zu sein (siehe Tabelle 4.5).

Tabelle 4.5: Bericht von ILD durch Statine im Zeitraum 1987–2007 [53]

Variablen	Lovastatin	Simvastatin	Pravastatin	Atorvastatin	Fluvastatin	Rosuvastatin	Cerivastatin
Berichte	14	63	23	47	5	1	9
Alter [J]	65±10	70±9	72±7	69±4	73±9	75	73±3
Tod [%]	14	43	4	223	0	0	22
ILD/alle AE	k.A.	0,4	0,29	0,20	0,20	0,01	0,06

ILD= interstitial lung disease, AE= Adverse events

Bei älteren Patient:innen mit einer COPD gab es Hinweise, dass durch eine Statintherapie ein günstiger Effekt hinsichtlich einer weiteren Verschlechterung der Lungenfunktion erreicht werden kann. Zwei prospektive Studien aus dem Jahr belegen allerdings die Wirksamkeit von Statinen bei COPD und akutem Lungenversagen nicht.

4.4.4 Gadoliniumhaltige MRT-Kontrastmittel

Nach der Anwendung Gadolinium-haltiger MRT-Kontrastmittel bei Patient:innen mit einer bestehenden Niereninsuffizienz (GFR<30 ml/min/1,73 m²). wurde eine progredient verlaufende irreversible Fibrosierung der Haut und extrakutane Manifestationen an der Skelettmuskulatur, dem Zwerchfell, der Lunge und dem Herz beschrieben. Das Krankheitsbild wird auch als nephrogene systemische Fibrose (NSF) bezeichnet. Eine sich manifestierende Lungenfibrose ist therapierefraktär.

Ein besonderes Risiko für eine NFS haben Patient:innen, die sich einer Lebertransplantation unterziehen. Daher sollte bei diesen Patient:innen eine sorgfältige Risiko-Nutzen-Abwägung erfolgen, da die Inzidenz eines akuten Nierenversagens in dieser Gruppe hoch ist. Die Dosierung sollte in diesen Fällen nicht mehr als 0,1 mmol/kg Körpergewicht betragen und die Untersuchung innerhalb eines Zeitraums von 7 Tagen nicht wiederholt werden.

Allerdings gibt es Unterschiede bei der Inzidenz einer NFS und der Art des Gadoliniumsalzes. Nach der Gabe von Gadolinium-haltigen Kontrastmitteln mit einer linearen Struktur treten die UAW häufiger auf als nach makrozyklischen Vertretern wie Gadoteridol, Gadobutrol und Gadotersäure, denen daher der Vorzug gegeben werden sollte.

4.4.5 Nitrofurantoin

Die schwerwiegenden UAW des bei Harnwegsinfekten eingesetzten Nitrofurantoin sind Lungenschädigungen. Sie treten bei etwa 1 % der Anwendungen auf und manifestieren sich mit Fieber und pulmonalen Infiltraten, aber auch als chronische Fibrose der Alveolen und Gefäße. Akute Verläufe sind meist reversibel, bei fibrosierenden Formen sind unterschiedliche, teils letale Formen mit einer Mortalität von 8 bis 10 % beschrieben. Die UAW tritt dosisunabhängig auf. Eine Therapie mit Steroiden ist oft hilfreich.

Nitrofurantoin kann durch Cytochrom-P450- Reduktasen unter Bildung von Superoxid und Hydrogenperoxid metabolisiert werden und durch oxidativen Stress zu zyto- und genotoxischen Wirkungen führen.

Nitrofurantoin wird in einer aktuellen Leitlinie [56] als Therapieoption bei unkomplizierter Harnwegsinfektion empfohlen. Da es sehr kostengünstig ist, könnten die in den letzten Jahren rückläufigen Fälle einer UAW wieder zunehmend eine Rolle spielen.

4.4.6 Phytopharmaka

Phytopharmaka sind ein wesentlicher Bestandteil in der Selbstmedikation und für viele Patient:innen ein unverzichtbarer Bestandteil ihrer medizinischen Versorgung als „natürliches Medikament" eine Alternative zu chemisch-synthetischen Arzneimitteln. Neben den frei verkäuflichen apothekenpflichtigen Produkten werden viele auch als NEM in Supermärkten, Reformhäusern und Drogerien vertrieben. Zusammensetzung und Herkunft können in der Regel nicht eindeutig geklärt werden und ein kausaler Zusammenhang zwischen einer UAW und dem Produkt ist schwierig nachzuweisen. Dennoch könnten allergische, toxische, mutagene und karzinogene UAW von Phytopharmaka belegt werden, wobei Nebenwirkungen an den Atmungsorganen meist in Form von Alveolitiden und Fibrosen, als Bronchiolitis obliterans oder pulmonale Hypertonie auftraten. Die Schädigungen der Atmungsorgane waren teilweise schwer und irreversibel und hatten auch letale Verläufe. Dies betrifft insbesondere Patient:innen mit einer Prädisposition für pulmonale (Arzneimittel)-Nebenwirkungen. Für Echinacea Präparate wurde das Quincke-Ödem, Bronchospasmen und schwere anaphylaktische Reaktionen bis zum anaphylaktischen Schock beobachtet.

4.4.7 Onkologika

10 bis 20 % aller Patient:innen, die mit einem **antineoplastischen Mittel** behandelt werden, weisen irgendeine Form von Lungentoxizität auf, obwohl die Inzidenz je nach spezifischem Mittel, Dosis und anderen Faktoren variiert. Darunter treten u. a. Alveolitis, Lungenödem, ARDS, diffuse alveoläre Hämorrhagie und Bronchiolitis obliterans auf. Im englischen Sprachgebrauch spricht man von einer „chemotherapy lung". Auch die zusammen mit herkömmlichen Zytostatika in der Onkologie vielfach eingesetzten hämatopoetischen Wachstumsfaktoren, die Proteasomen-Inhibitoren und Tyrosinkinase-Inhibitoren werden für schwere pulmonale Nebenwirkungen verantwortlich gemacht [41].

Multimodale Therapiekonzepte, aggressivere Therapiekombinationen, Dosiseskalationen, Alter und pulmonale Vorschädigungen erhöhen generell bei einer Krebstherapie das Risiko für eine pulmonale Toxizität [24].

Die Pathogenese ist kaum verstanden. Es wird angenommen, dass die meisten toxischen Wirkungen auf direkte Zytotoxizität zurückzuführen sind. Die Ursache für die ausgeprägte und mitunter fatale Pneumotoxizität von Bleomycin (s. u.) liegt in einem Mangel an deaktivierenden Enzymen in der Lunge.

Auch durch **Bestrahlung** der Patient:innen kann das Lungenparenchym eine Pneumonitis entwickeln. Prinzipiell gilt, dass Einzeldosen über 2Gy bei größeren Bestrahlungsvolumen das Risiko einer Pneumonitis erhöhen. Patient:innen mit Strahlenpneumonitis/Strahlenfibrose zeigen in Abhängigkeit vom Volumen und Grad der Inflammation/Fibrose eine Reduktion der totalen Lungenkapazität, forcierten Vitalkapazität, Residualvolumen und/oder der Diffusionskapazität [50].

Der Zeitpunkt der klinischen Manifestationen ist variabel; sie können früh während des ersten Therapiezyklus oder bei nachfolgenden Behandlungszyklen auftreten. Mit Ausnahme seltener Fälle von verzögerter Fibrose, die bei Nitrosoharnstoffen und Bleomycin beobachtet wurden, oder verzögerter Pneumonitis, die bei Immuntherapie beobachtet wurden, tritt Lungentoxizität typischerweise innerhalb von Wochen bis einigen Monaten nach Beginn der Therapie auf. Tabelle 4.6 gibt nur einen verkürzten aktuellen Überblick zur Inzidenz und dem Muster von Pneumonitiden, ausführlichere Daten finden sich unter [9]. Einige Arzneistoffe und Arzneistoffklassen werden im Folgenden näher charakterisiert.

Busulfan

Die zytotoxische Wirkung von Busulfan beruht einer Alkylierung von DNA. Busulfan kann dosisunabhängig zu einer direkten epithelialen Schädigung und nachfolgender Lungenfibrose auch noch Jahre nach Therapieende führen. Die Symptome umfassen plötzlichen Husten, zunehmende Dyspnoe und Erschöpfung, Die Schädigung ist nicht dosisabhängig, steigt jedoch mit der kumulativen Dosis sowie bei Vorliegen pulmonaler Risikofaktoren.

Cyclophosphamid

Cyclophosphamid gehört ebenso zu den alkylierenden Zytostatika. Die pulmonalen UAW sind etwas seltener als bei den oben genannten Zytostatika. Cyclophosphamid kann eine Akuttoxizität mit Milchglasinfiltraten zeigen oder die Entstehung einer Lungenfibrose unterstützen.

Auch hier gibt es akute Effekte in Form der Pneumonitis und chronische Effekte, die sich als Fibrose äußern. Die akuten UAW werden durch Alveolarschäden verursacht, die chronischen äußern sich in fibrotischen Veränderungen. Als Ursache wird eine mangelhafte Metabolisierung und dadurch eine Anreicherung des Wirkstoffs in der Lunge vermutet.

Bleomycin

Bleomycin ist hinsichtlich einer UAW an der Lunge bisher der am besten untersuchte zytotoxische Arzneistoff. Typischerweise tritt die BIP (bleomycininduzierte Pneumonie) bereits während der Behandlung auf, aber die Entwicklung bis zwei Jahre nach Therapieende ist bekannt. Das Risiko des Lungenschadens ist dosisabhängig und wird durch vorbestehende Lungenerkrankungen, das Alter, dem Raucherstatus, einer Nierenfunktionsstörung, Bestrahlung, Sauerstoffgabe und den Einsatz von GM-CSF erhöht. Die Häufigkeit ist je nach Patient:innen-Kollektiv variabel (0 bis 46 %), die Letalität kann zu 3 % betragen. Nach dem Absetzen von Bleomycin bessern sich die Symptome bei den meisten Patient:innen, nur bei einem geringeren Anteil manifestiert sich eine pulmonale Fibrose [24].

Nitrosoharnstoffe

Die alkylierenden Nitrosoharnstoffe wie Carmustin oder Lomustin können eine dosisabhängige pulmonale Toxizität mit früh einsetzender Fibrose induzieren. Bei hohen kumulativen Dosen haben nach einer Latenzzeit von wenigen Tagen bis zu 5 Jahren 30 bis 50 % der Patient:innen teilweise schwere Lungenveränderungen, die von der Prognose her meist einen ungünstigen Verlauf zeigen. Für Carmustin konnte gezeigt werden, dass das Risiko einer pulmonalen UAW bei Patient:innen mit weniger als 475 mg/m² bei circa 15 % liegt, bei einer von 525 mg/m², steigt das Risiko auf 47 % und in 26 % kommt es zu Todesfällen [14].

Mitomycin

Für Mitomycin gilt eine Dosisbeschränkung von <30 mg/m² und ein Dosierungsintervall von sechs Wochen, um akute UAW oder auch Langzeitschäden an der Lunge zu minimieren. Akut können beispielweise Bronchospasmen, eine akute Pneumonitis oder pleurale Reizungen mit Ergüssen auftreten, in der chronischen Form kommt es zu einer diffusen alveolären Schädigung und zur Fibrose von Lunge und Pleura. Dies kann sich bis zu einem ARDS erweitern. In der Kombination mit Vinca-Alkaloiden gilt Mitomycin als Substanz mit dem höchsten Risiko für die Entstehung eines nicht-kardiogenen Lungenödems [14].

Gemcitabin

Bei etwa 10 % der Patient:innen tritt wenige Stunden nach der Infusion mit Gemcitabin eine Atemnot als Folge eines zytokininduzierten nichtkardiogenen Lungenödems auf. Durch eine erhöhte Permeabilität (Capillary-Leak-Syndrom) können auch Pneumozyten geschädigt sein. Die Atemnot spricht auf eine Therapie mit Diuretika und Steroiden gut an. Eine irreversible Fibrose tritt nur in 0,27 % der Fälle auf [14].

Anti-EGFR-monoklonale Antikörper

Die Inzidenz einer Pneumonitis mit den Anti-EGFR-monoklonale Antikörpern Cetuximab und Panitumumab liegt Berichten zufolge bei etwa 1,7 % beziehungsweise 1,3 %. Cetuximab zeigt sich am häufigsten mit NSIP (Nicht-spezifische interstitielle Pneumonie). Die Panitumumab-bedingte Pneumonitis präsentiert sich häufig mit diffuser alveolären Schädigung (DAD), gefolgt von NSIP und OP. Die Verläufe sind meist fulminant.

Kinase-Inhibitoren/Kinome

Das große Potenzial der Kinome mit der Hemmung von Signalwegen wird in der individualisierten Therapie (u. a. Onkologie, Rheumatologie, Dermatologie) immer breiter genutzt mit unterschiedlichen Nebenwirkungspotenzialen. Die *Pneumonitis* als gemeinsame Erscheinungsform tritt auf unter der Behandlung mit EGFR-Inhibitoren, HER2/neu-Rezeptor-Inhibitoren, Säugetier-Target von Rapamycin (mTOR)-Inhibitoren, Anti-CD20 und Anti-CD30 monoklonalen Antikörpern, Haltepunkt Cluster (BCR)-Abelson-Tyrosinkinase-Inhibitoren (BCR-Abl-TKIs), anaplastisches Lymphom Kinase (ALK)-Inhibitoren und Bruton-Tyrosinkinase (BTK)-Inhibitoren. In der Literatur wurden 35 Proteinkinasen identifiziert, die an der *PAH*-Pathophysiologie beteiligt sind. Die durchschnittliche Verzögerung zwischen PAH und Proteinkinasehemmer-Therapie betrug 23 Monate (BCR-Abl-TKI: Bosutinib 2,9; Dasatinib 27,9; Nilotinib 11,7; Ponatinib 10,7; JAK-Hemmer: Ruxolitinib 12,0) [10].

Eine PAH (siehe Tabelle 4.2) tritt selten bei zielgerichteten HER2-Therapien (HER2) auf [33, 47].

BCR-Abl-TK-Inhibitoren

Schwere und möglicherweise tödliche pulmonale Komplikationen (Pleuraergüsse, ILD, PAH: Dastanib > Bosutinib > Panotinib) können auftreten, was eine umfassende Abklärung und in der Regel das Absetzen des TKI erfordert. Imatinib wurde nicht mit der Entwicklung von PAH in Verbindung gebracht. Somit sollte bei einem PAH-Befund unter Imatinib eine umfassende Suche nach anderen Ursachen veranlasst werden [54].

EGFR-TK-Inhibitoren

Bei den EGFR-TKI liegt die Inzidenz für eine interstitielle Pneumonitis bei 0,3 bis 1,0 %. Als Risikofaktoren für Entwicklung einer interstitiellen Lungenerkrankung (ILD) gelten Alter über 65 Jahre, Raucher, männliches Geschlecht, vorbestehende ILD. Die Kombination von EGFR-TKI mit Nivolumab erhöht die ILD-Wahrscheinlichkeit (OR: 5,32) [34].

ALK-TK-Inhibitoren

Durch ALK-TKI induzierte Lungenschädigung sind relativ selten (Pneumonitis: Alectinib 0,4 %, Brigatinib 6 %, Ceritinib 4 %, Crizotinib 2 %). Das häufigste Muster der Pneumonitis ist NSIP [22]. Das Risiko ist möglicherweise bei Patient:innen über 64 Jahre und mit einer Nierenfunktion kleiner 80 ml/min erhöht [27].

mTOR-Inhibitoren

Studien mit mTOR-Inhibitoren berichten über das Auftreten einer Pneumonitis (Everolimus: 10 bis 23 %, Temsirolimus 2 bis 6 %). Die mittlere Zeit bis zum Einsetzen einer Pneumonitis dauert etwa 3 Monate mit dem häufigsten Muster von OP und NSIP. Der Mechanismus bleibt unklar [22]. Trotz offensichtlicher Häufigkeitsunterschiede wird von einem Klasseneffekt ausgegangen [30].

Bruton-Tyrosinkinase(BTK)-Inhibitoren

Die bisher zugelassenen Bruton-Tyrosinkinase (BTK)-Inhibitoren bei CLL mit differenzierten molekularen Targets verursachen sehr häufig Infektionen der oberen Atemwege (>20 %), Sinusitis (10 %) und Pneumonie (Ibrutinib 18 %, Acalabrutinib 7,3 %, Zanubrutinib 25 %) [31]. Interstitielle Manifestationen sind selten (siehe Tabelle 4.7). Die Nebenwirkungen lassen sich wirksam behandeln, ohne dass eine Dosisreduktion oder ein Behandlungsabbruch notwendig wird [31].

CDK4/6-Inhibitoren

Palbociclib, Ribociclib und Abemaciclib können eine interstitielle Lungenerkrankung (ILD) oder eine Pneumonitis auslösen mit steigender Berichtshäufigkeit [55]. Die Behandlung sollte bei Symptomen abgebrochen und beim Nachweis einer schweren ILD und/ oder Pneumonitis nicht wieder aufgenommen werden.

IMiD-Therapeutika

Die Lungentoxizität (Pneumonitis, Interstitielle Lungenerkrankungen) unter den IMiD-Therapeutika ist eine seltene, aber zunehmend berichtete klinische Komplikation (Thalidomid, Lenalidomid >>Pomalidomid) mit bisher unklarem Mechanismus [29].

Checkpoint-Inhibitoren

Die Inzidenz der Checkpoint-Inhibitor-Pneumonitis (CIP) liegt je nach Metaanalyse zwischen 1,3 und 11 %. Aufgrund des oft schwerwiegenden und mitunter letalen Verlaufs (0,1 bis 2 %) kommt ihr jedoch eine besondere Bedeutung zu. Bei Patient:innen mit NSCLC liegt die Rate an Grad-3-/-4-Pneumonitiden bei 2 bis 3 %.

Einen Überblick über die Erscheinungsformen und Häufigkeit der immuntherapieinduzierten Pneumonitis gibt Tabelle 4.6.

Die Zeit von der Verabreichung von Immun-Checkpoint-Inhibitoren (ICIs) bis zum Auftreten von CIP variierte zwischen 2 und 24 Monaten, mit einer medianen Zeit von 2,8 Monaten [49]. Bei Patient:innen mit Kombinationen von Inhibitoren des PD-1-/PD-L1-Signalwegs war die Zeit bis zum Auftreten kürzer als bei Patient:innen mit Monotherapie [30].

Angesichts des rasanten Aufschwungs der ICIs zeigt eine retrospektive Kohortenstudie mit nicht-kleinzelligem Lungenkrebs (NSCLC), dass 19 % der mit PD-1- beziehungsweise PD-L1-Inhibitoren eine CIP nach 82 Tagen (median) entwickelten [46]. Die wichtigsten klinischen Symptome von CIP sind Dyspnoe (53 %), Husten (35 %), Fieber (12 %) und Brustschmerzen (7 %) [49]. Diese Lungensymptome treten häufiger mit Inhibitoren des PD-1-/PD-L1-Signalwegs auf [20].

Tabelle 4.6: Muster und relative Häufigkeiten der immuntherapieassoziierten Pneumonitis nach [39].

Muster	Verteilung	Relative Häufigkeit [%]
Unspezifische interstitielle Pneumonie (NSIP)	Basal, subpleurale Aussparungen	8–22
Akute interstitielle Pneumonie (AIP)/diffuser Alveolarschaden (ARDS)	Mosaikartig	10
Hypersensitivitätspneumonie (HP)	Oberlappen	7–16
Gewöhnliche interstitielle Pneumonie (UIP)	Lungenperipherien	Selten
Kryptogene organisierende Pneumonie (COP)	Peribronchovaskulär, subpleural, basal	19–65

Die Pneumonitis ist besonders für NSCLC-Patient:innen relevant, die eine vorherige Strahlentherapie erhalten haben. Die Inzidenzrate in Studien liegt zwischen 1,6 % (Atezolizumab 1.200 mg alle 3 Wochen) und 11,2 % (Durvalumab 10 mg/kg alle 2 Wochen) [19]. In absteigender Reihenfolge der Toxizität sind die am häufigsten gemeldeten Muster: AIP (hochgradig), COP (mittelgradig) und schließlich NSIP und HP (niedriggradig).

Weitere Risikofaktoren für eine CIP müssen definiert werden, um eine optimale Patient:innen-Auswahl im Hinblick auf die Behandlungssicherheit zu ermöglichen. Das Wiederholungsrisiko für eine Pneumonitis nach Wiederaufnahme der Therapie ist eine weitere wichtige Debatte für diese Arzneistoffklasse [30].

Immun-mediierte pulmonale Nebenwirkungen sollten, sobald unter Belastung Sauerstoff benötigt wird (Nebenwirkung Grad II), mit oralen Glucocorticoiden (1 mg/kg/Tag) behandelt werden. Sollte innerhalb von 3 Tagen keine Besserung eintreten, oder supplementärer Sauerstoff auch in Ruhe benötigt werden, wird die intravenöse Verabreichung von höher dosierten Glucocorticoiden (z. B. Methylprednisolon 2 bis 4 mg/kg/Tag) empfohlen. Bei einer weiteren Verschlechterung innerhalb von 24 Stunden sollte die Erweiterung der immunsuppressiven Therapie um Infliximab, Cyclophosphamid oder Mycophenolat-Mofetil erwogen werden [7].

Praxistipp
Neu aufgetretene pulmonale Symptome, wie Husten, Dyspnoe, Fieber und Thoraxschmerzen, müssen unmittelbar abgeklärt werden, da eine Pneumonitis einer raschen Behandlung bedarf.

Tabelle 4.7: Chemotherapie-Klassen und ihre pulmonalen Nebenwirkungen (modifiziert nach [6, 23, 30])

Antineoplastische Arzneistoffe	Klinische Manifestationen	Inzidenz	Dosisabhängigkeit	Zeitlicher Verlauf
Antibiotika				
Bleomycin	AIP, Lungenödem, eosinophile Pneumonie, OP, noduläre Veränderungen, Fibrose, HP	2–40 %	Ja, kumulativ	Tage-Monate
Doxorubicin	Infusionsreaktion, selten NSIP oder OP	k.A.	k.A.	k.A.
Alkylanzien				
Oxaliplatin	AIP, Fibrose, eosinophile Pneumonie, Infusionsreaktion	k.A.	k.A.	k.A.
Cyclophosphamid, Chlorambucil, Carmustin	AIP, Lungenödem, NSIP, OP, Fibrose	k.A.	Ja	k.A.
Antimetaboliten				
Methotrexat	NSIP, OP, HP	2,1–5,5 %	Nein	Tage–Monate
Checkpoint-Inhibitoren				
Ipilimumab	NSIP, OP	0,4–7,0 %	k.A.	Tage–Monate
Nivolumab	AIP, OP, NSIP	3,4 %	k.A.	
Podophyllotoxine				
Etoposid	AIP, Lungenödem	k.A.	Ja	Tage
Teniposid	Infusionsreaktion	3,6–6,5 %	k.A.	Minuten
Proteasomen-Inhibitoren				
Bortezomib	unspezifische Pneumonitis, Lungenödem	k.A.	k.A.	Tage–Monate
Carfilzomib	ARDS, akutes Lungenversagen, akute diffuse infiltrierende Lungenerkrankungen (Pneumonitis -und interstitielle Lungenerkrankung), Lungenarterienembolien	k.A.	k.A.	Tage
Monoklonale Antikörper				
Bevacizumab	Blutung, Lungenarterienembolien	10–20 %	Nein	Tage
Trastuzumab	AIP, Lungenödem, Infusionsreaktion	<1 %	Nein	Min.–Std.

Tabelle 4.7: Chemotherapie-Klassen und ihre pulmonalen Nebenwirkungen (modifiziert nach [6, 23, 30])

Antineoplastische Arzneistoffe	Klinische Manifestationen	Inzidenz	Dosisabhängigkeit	Zeitlicher Verlauf
Taxane				
Paclitaxel, Docetaxel	AIP, Lungenödem, Fibrose, Infusionsreaktion	30 %, 42 %	Nein	Minuten–Tage
Nukleosidanaloga				
Gemcitabin	AIP, Lungenödem, Blutung	<1–1,4 %	k.A.	k.A.
Kinaseinhibitoren				
Alectinib	OP, NSIP	k.A.	k.A.	Tage–Monate
Dasatinib	PAH, Pleuraergüsse	k.A.	k.A.	k.A.
Gefitinib	AIP, Lungenödem, NSIP, Blutung, Fibrose	k.A.	k.A.	k.A.
Ibrutinib	OP, NSIP	2 %	k.A.	Monate
Imatinib	NSIP, Lungenödem (Überwässerung), Pleuraergüsse	k.A.	k.A.	Tage–Monate
Erlotinib	NSIP, AIP, Lungenödem	<1 %	Nein	Monate
Temsirolimus, Everolimus	OP, NSIP	5–36 %	k.A.	2–16 Wo.

AIP: akute interstitielle Pneumonie, ***ARDS:*** Akutes Atemnotsyndrom, ***OP***: organisierende Pneumonie, ***NSIP:*** nichtspezifische interstitielle Pneumonie, ***HP:*** Hypersensitive Pneumonie, ***PAH:*** pulmonale arterielle Hypertonie, ***k.A.:*** keine Angabe

4.5 Literatur Kapitel Lunge

[1] Adverse Events in Clinical Practice. Front Oncol 2021;11:720704

[2] Angelow A et al.: Patient:innensicherheit bei Rheumatherapie mit Methotrexat – eine Analyse von Abrechnungsdaten. Arzneiverordnung in der Praxis 2018:45(4):53

[3] Atzeni F, Boiardi L, Sallì S et al. Lung involvement and drug-induced lung disease in patients with rheumatoid arthritis. Expert Rev Clin Immunol 2013;9(7):649–57

[4] Balkrishna A, Thakur P, Singh S, Chandra Dev SN, Varshney A. Mechanistic Paradigms of Natural Plant Metabolites as Remedial Candidates for Systemic Lupus Erythromatosus. Cells 2020;9(4):1049.

[5] Bartal C, Sagy I, Barski L. Drug-induced eosinophilic pneumonia: A review of 196 case reports. Medicine 2018;97(4):e9688

[6] Becker A, Frauenfelder T. Pulmonale Komplikationen in der Chemotherapie. Radiologe 2014;54(10):1023–1038

[7] Buchtele N, Schellongowski P: Nebenwirkungen nach Immuntherapie in der Hämatologie und Onkologie. Wien Klin.Wochenschr Educ 2019;14:49–63

[8] Bürgi MP, Stephan M, Nemec M. ARDS durch Methotrexat. Forum Med Suisse 2017;17(24):529–533

[9] Cherri S, Noventa S, Fanelli M, et al. Drug-Related Pneumonitis in Cancer Treatment during the COVID-19 Era. Cancers 2021;13(5):1052

[10] Cornet L, Khouri C, Roustit M et al. Pulmonary arterial hypertension associated with protein kinase inhibitors: a pharmacovigilance-pharmacodynamic study. Eur Respir J 2019;53(5):1802472

[11] Cronin O, McKnight O, Keir L, Ralston SH, Hirani N, Harris H. A retrospective comparison of respiratory events with JAK inhibitors or rituximab for rheumatoid arthritis in patients with pulmonary disease. Rheumatol Int 2021;41(5):921–928

[12] D'Elia T. Methotrexate-induced pneumonitis: heterogeneity of bronchoalveolar lavage and differences between cancer and rheumatoid arthritis. Inflamm Allergy Drug Targets. 2014 Feb;13(1):25–33

[13] Ding H, Shi C, Xu X, Yu L. Drug-induced chronic cough and the possible mechanism of action. Ann Palliat Med 2020;9(5):3562–3570

[14] Edelmann M, Huber RM. Langfristige Nebenwirkungen unter Chemotherapie Toxizität der Lunge behandeln und vorbeugen. Im Focus Onkologie 2009;3:72–77

[15] Fiehn C et al.: S2e-Leitline: Therapie der rheumatoiden Arthritis mit krankheitsmodifizierenden Medikamenten. April 2018

[16] Fragoulis GE, Nikiphorou E, Larsen J, Korsten P, Conway R. Methotrexate-Associated Pneumonitis and Rheumatoid Arthritis-Interstitial Lung Disease: Current Concepts for the Diagnosis and Treatment. *Front Med* 2019;6:238

[17] Gerdemann A, Griese-Mammen N. Schulz M: Asthma und COPD. Interaktionen mit Betablockern. Pharm Ztg 2017;162(34):2544–2547

[18] Gillissen A. Über die Spülflüssigkeit der Lunge der Erkrankung auf die Spur kommen. Pneumo News 2020;12(7):44–50

[19] Green HE, Nieva J. Clinical management of immune-related adverse events following immunotherapy treatment in patients with non-small cell lung cancer. J Investig Med 2021;69(7):1281–1286

[20] Haanen JBAG, Carbonnel F, Robert C, et al. Management of toxicities from immunotherapy: ESMO Clinical Practice Guidelines for diagnosis, treatment and follow-up. Ann Oncol 2017; 28(suppl_4):iv119-iv142

[21] Higenbottam T, Kuwano K, Nemery B, Fujita Y. Understanding the mechanisms of drug-associated interstitial lung disease. Br J Cancer 2; 91 Suppl 2():31–7

[22] Jain A, Shannon VR, Sheshadri A. Pneumonitis after precision oncology therapies: A concise review. J Immunother Precis Oncol 2018;1:26–37

[23] Johkoh T, Lee KS, Nishino M et al. Chest CT Diagnosis and Clinical Management of Drug-related Pneumonitis in Patients Receiving Molecular Targeting Agents and Immune Checkpoint Inhibitors: A Position Paper from the Fleischner Society. Radiology 2021;298(3):550–566

[24] Kähler CM, Löffler-Ragg J. Medikamenten-induzierte diffuse parenchymatöse Lungenerkrankungen. Journal für Pneumologie 2015;3(1):18–23

[25] Kardos P, Dinh QT, Fuchs KH et al. S2k-Leitlinie der Deutschen Gesellschaft für Pneumologie und Beatmungsmedizin zur Diagnostik und Therapie von erwachsenen Patient:innen mit Husten. 01/2019

[26] Kleuser B. Pneumotoxische Arzneimittel. Lunge in Gefahr. Pharm Ztg 2017;162(2):102–109

[27] Koshikawa K, Terada J, Abe M, et al. Clinical characteristics and risk factors of drug-induced lung injury by ALK tyrosine kinase inhibitors: A single center retrospective analysis. *Thorac Cancer* 2020;11(6):1495–1502

[28] Lee J. Lungenerkrankungen durch Medikamente. 2019 https://www.msdmanuals.com/de-de/profi/lungenkrankheiten/interstitielle-lungenerkrankungen/lungenerkrankungen-durch-medikamente#v919657_de

[29] Modi D, Mamdani H, Vettese T. Pomalidomide-Induced Pulmonary Toxicity in Multiple Myeloma. *Am J Med Sci* 2015;350(3):241–242
[30] Nishino M, Hatabu H, Hodi FS, Ramaiya NH. Drug-Related Pneumonitis in the Era of Precision Cancer Therapy. JCO Precision Oncology 2017;1:1–12
[31] O'Brien SM, Brown JR, Byrd JC et al. Monitoring and Managing BTK Inhibitor Treatment-Related
[32] Online Patient Reviews. Front Pharmacol 2022;12:792877
[33] Orcholski ME, Yuan K, Rajasingh C et al. Drug-induced pulmonary arterial hypertension: a primer for clinicians and scientists. Am J Physiol Lung Cell Mol Physiol 2018;314: L967–L983
[34] Oshima Y, Tanimoto T, Yuji K, Tojo A. EGFR–TKI-Associated Interstitial Pneumonitis in Nivolumab-Treated Patients With Non–Small Cell Lung Cancer. ***JAMA Oncol*** 2018;4(8):1112–1115
[35] Oswald S. Januskinase-Inhibitoren aus Sicht der angewandten Pharmakotherapie. Pharmakon 2021;9(2):133–142
[36] Rajasimhan S, Pamuk O, Katz JD. Safety of Janus Kinase Inhibitors in Older Patients: A Focus on the Thromboembolic Risk. *Drugs Aging* 2020;37(8):551–558
[37] Romancik A: Klinische Untersuchungen zur Charakterisierung der amiodaroninduzierten pulmonalen Toxizität. Dissertation 2020, Universität Magdeburg
[38] Roubille C, Haraoui B. Interstitial lung diseases induced or exacerbated by DMARDS and biologic agents in rheumatoid arthritis: a systematic literature review. Semin Arthritis Rheum 2014;43(5):613–26
[39] Schneider H, Illert AL, Mabmberg F, Eisenblätter M. Monitoring von Immuntherapien. Möglichkeiten und Grenzen. Radiologe 2020; 60(8):711–720
[40] Schreiber J, Müller-Ladner U. Rheumatherapie und Lungentoxizität [Treatment of rheumatic diseases and pulmonary toxicity]. *Pneumologe* 2018;15(6):404–412. https://www.ncbi.nlm.nih.gov/pmc/articles/PMC7101753/
[41] Shannon VR. Cancer Treatment-Related Lung Injury. Oncologic Critical Care 2019;531–556
[42] Sierocinski E, Angelow A, Mainz A, Walker J, Chenot JF. Patient:innensicherheit in der Rheumatherapie : Labormonitoring bei Methotrexat. Z Rheumatol 2021;80(5):418–424
[43] Skeoch S, Weatherley N, Swift AJ, et al. Drug-Induced Interstitial Lung Disease: A Systematic Review. J Clin Med 2018;7(10):356
[44] Solhjoo M, Bansal P, Goyal A, et al. Drug-Induced Lupus Erythematosus. [Updated 2021 Jan 27]. In: StatPearls. Treasure Island (FL): StatPearls Publishing; 2022 Jan-. Available from: https://www.ncbi.nlm.nih.gov/books/NBK441889/
[45] Song YK, Song J, Kim K, Kwon JW. Potential Adverse Events Reported With the Janus Kinase Inhibitors Approved for the Treatment of Rheumatoid Arthritis Using Spontaneous Reports and
[46] Suresh K, Voong KR, Shankar B, et al. Pneumonitis in Non-Small Cell Lung Cancer Patients Receiving Immune Checkpoint Immunotherapy: Incidence and Risk Factors. J Thorac Oncol. 2018;13(12):1930–1939
[47] Umoru G, Taitano M, Beshay S, Niravath P, Sahay S. Pulmonary arterial hypertension in breast cancer patients on HER2-targeted therapy: a review of FDA Adverse Events Reporting System data. ERJ Open Res 2020;6(2):00199–0202
[48] Wen T, Wang J, Shi >, Quian H, Liu P. Inhibitors targeting Bruton's tyrosin kinase in cancers: drug development advances. Leukemia 2021;35:312–332
[49] Zhu S, Fu Y, Zhu B eta l. Pneumonitis Induced by Immune Checkpoint Inhibitors: From Clinical Data to Translational Investigation. Front Oncol 2020;10:1785
[50] Ziegeltrum J, Galster M, Meyer C, Horn M. Strahlentherapie-assoziierte Pneumonitiden. Im Fokus Onkologie 2021;24(3):28–32
[51] Shim JS, Song WJ, Morice Ah. Drug-Induced Cough. Physiol Res 2020; 69(Suppl. 1): S81-S92

[52] Ding H, Shi C, Xu X, Yu L. Drug-induced chronic cough and the possible mechanism of action. Ann Palliat Med 2020;9(5):3562–3570

[53] Fernández AB, Karas RH, Alsheikh-Ali AA, Thompson PD. Statins and interstitial lung disease: a systematic review of the literature and of food and drug administration adverse event reports. Chest. 2008;134(4):824–830

[54] Weatherald J, Bondeelle L, Chaumais MC et al. Pulmonary complications of Bcr-Abl tyrosine kinase inhibitors. Eur Respir J. 2020 Oct 29;56(4):2000279

[55] Raschi E, Fusaroli M, Ardizzoni A et al. Cyclin-dependent kinase 4/6 inhibitors and interstitial lung disease in the FDA adverse event reporting system: a pharmacovigilance assessment. Breast Cancer Res Treat 2021;186(1):219–227

[56] https://register.awmf.org/assets/guidelines/043-044l_S3_Harnwegsinfektionen_2017-05.pdf

5 Nebenwirkungen an der Niere

5.1 Anatomie der Nieren und Harnbildung

Die Nieren sind paarig angelegte bohnenförmige spezialisierte Organe, die unterhalb des Zwerchfells beiderseits der Wirbelsäule retroperitoneal zwischen dem Bauchfell (Peritoneum) und der hinteren Bauchwand liegen, wobei die rechte Niere in der Regel etwa 2 bis 4 cm tiefer liegt als die linke Niere. Ihre Lage kann durch die Körperhaltung und die Atmung beeinflusst werden. Die Niere eines Erwachsenen ist etwa 10 bis 12 cm lang und hat einen Durchmesser von etwa 5 bis 7 cm. Eine einzelne Niere wiegt etwa 120 bis 200 g, beide zusammen machen circa 0,4 % des gesamten Körpergewichts aus. Mit einem renalen Blutfluss von 1 bis 1,2 L/min (entspricht etwa 20 % des Herzzeitvolumens) sind die Nieren die am besten durchbluteten Organe. Dies dient vor allem der Filtration und der Primärharnbildung und weniger der Versorgung mit Sauerstoff, wie es bei anderen Organen notwendig ist.

Durch diese hohe Exposition gegenüber den im Blut transportierten Arzneistoffen und deren Konzentrierung im Urin sind die Nieren besonderen Belastungen ausgesetzt. Daneben haben die Nieren eine sehr große Endotheloberfläche, an der sich leicht Immunkomplexe anlagern können.

Jede Niere hat einen arteriellen Zufluss über die Arteria renalis und einen venösen Abfluss über die Vena renalis, sowie ein Lymphgefäßsystem. Die Nierenarterien verzweigen sich zu einem feinen Kapillarnetz. Die Nieren sind von einer bindegewebigen Kapsel überzogen. Im Innern unterscheidet man die Nierenrinde (Cortex renis) und das Nierenmark (Medulla renis) (siehe Abbildung 5.1).

In der Nierenrinde befinden sich oberflächennah tubuläre und glomeruläre Funktionseinheiten (Nephron), in denen der Harn produziert wird. Pro Niere sind etwa 1 Million Funktionseinheiten vorhanden. Sie gliedern sich in Nierenkörperchen (Glomeruli) und Nierenkanälchen (Tubuli) mit Sammelrohr. Das Glomerulum ist ein kapilläres Netzwerk mit einer großen Oberfläche auf kleinstem Raum, hier wird das Blut durch hydrostatischen Druck gefiltert, wobei drei Filter (Endothelzellen, Basalmembran und Podozyten) unterschieden werden. Rote und weiße Blutkörperchen, Blutplättchen sowie Substanzen mit einem größeren Molekulargewicht (z. B. Plasmaproteine) oder Substanzen mit einer hohen Eiweißbindung können die Filteroberfläche wegen deren geringer Porenweite nicht durchdringen. Dies sind vor allem Substanzen mit einem größeren Molekulargewicht (> 14.000 Dalton [30]), wobei die Angaben in der Literatur schwanken. Die meisten Arzneistoffe haben ein Molekulargewicht von <1000 Da und können daher filtriert werden. Es sind vor allem polare Substanzen mit niedrigem Molekulargewicht und geringer Eiweißbindung, die auf diesem Wege ausgeschieden werden können (z. B. Aminoglykoside). Harnpflichtige Substanzen, Elektrolyte und Flüssigkeit werden ebenfalls in die Tubuli weitergeleitet.

In den Glomeruli wird der Primärharn gebildet, der in den Tubuli durch Resorptions- und Sekretionsprozesse zum Endharn umgewandelt wird. Die Tubuli setzen sich aus einem proximalen (Hauptstück), intermediären (Überleitungsstück) und distalen (Mittelstück) Abschnitt zusammen. Der schleifenförmige Abschnitt wird auch als Henle-Schleife bezeichnet. Nach durchlaufen des tubulären Systems gelangt der Harn in das Sammelrohr. Anschließend fließt der in den zahlreichen Nephronen der Nieren gebildete Harn in die beiden Nierenbecken und über den linken und rechten Harnleiter (Ureteren) kontinuierlich zur Blase ab. Er wird dort gesammelt und in Abständen über die Harnröhre (Urethra) ausgeschieden (Miktion).

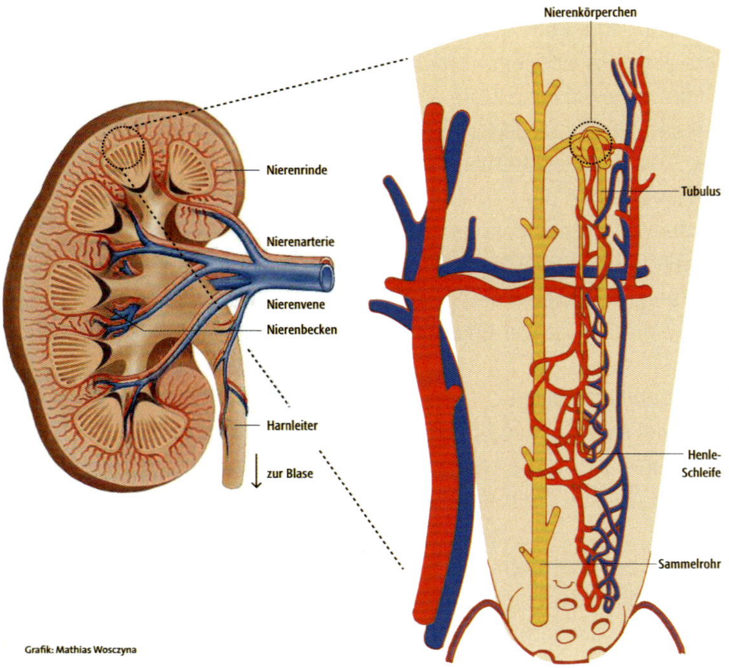

Abbildung 5.1: Aufbau der Nieren
© PZ Grafik Wosczyna

5.1.1 Ermittlung der Nierenleistung

Beim Gesunden werden in den Glomeruli etwa 180 L pro Tag (etwa 120 ml/min) Primärharn gebildet, aber nur 1 bis 2 L werden als Urin ausgeschieden. Als Maß für die **glomeruläre Filtrationsrate** (GFR) der Niere dient die **Kreatinin-Clearance**. Kreatinin ist ein kontinuierlich produziertes Abbauprodukt von Kreatin, das durch körpereigene Synthese gebildet wird und vor allem in den Muskeln den Energiestoffwechsel reguliert. Kreatinin wird über die Niere durch glomeruläre Filtration ausgeschieden und dient als stellvertretender Marker für andere Stoffe, die ebenfalls diesen Exkretionsweg nutzen. Die Kreatinin-Clearance sagt aus, wie viel Kreatinin pro Zeiteinheit vom Blut in den Primärharn transportiert werden kann. Die Normwerte sind abgängig vom Alter und Geschlecht, die Clearance sinkt mit zunehmendem Alter und ist bei Frauen niedriger als bei Männern. In der Regel wird die Kreatinin-Clearance nicht gemessen, sondern errechnet (bzw. geschätzt, estimated). Hierzu sind verschiedene Näherungsformeln im Einsatz (siehe www. https://clincalc.com).

Die **CKD-EPI-Formel** schätzt die GFR normiert auf die Körperoberfläche (ml/min/1,73m^2). Viele Medikamente werden in fixer Dosis unabhängig vom Körpergewicht verschrieben. Dann sollte theoretisch auch die absolute GFR beziehungsweise Kreatinin-Clearance zur Dosisanpassung (nicht normiert auf 1,73m^2) verwendet werden. Hierfür kann entweder die **Cockcroft-Gault-Formel** genutzt werden oder die eGFR nach CKD-EPI auf die Patient:innenspezifische Körperoberfläche rückgerechnet werden (eGFR nach CKD-EPI durch 1,73 teilen und mit Körperoberfläche des Patient:innen multiplizieren; die letztere kann anhand der DuBois-Formel mittels eines Kalkulators berechnet werden). Eine Berechnung ist nur bei klaren Abweichungen von den Standard-Körpermaßen notwendig.

In der Klinik kann eine genauere Bestimmung der Kreatinin-Clearance erfolgen, in der über 24 Stunden Urin gesammelt wird und der Kreatininwert von Urin und Blut bestimmt wird.

Cockcroft-Gault-Formel

$$\text{eGFR [kgml/min]} = \frac{(140-\text{Alter [Jahre]}) \times \text{KG [kg]}}{\text{Serumkreatinin [mg/dl]} \times 72}$$

bei Frauen x 0.85

Allerdings haben beide Verfahren Mängel, da beispielsweise bei abnehmender Muskelmasse durch Immobilität oder auch im Alter die Einschätzung der Nierenfunktionsleistung mit Hilfe des Serum-Kreatinins zu Fehlern führt.

Mit der **MDRD-Formel** steht ein Kalkulationsalgorithmus zur Verfügung, die eine verbesserte Grundlage zur Abschätzung der Nierenfunktionsleitung bei stabilen Patienten anbietet. Allerdings ist auch diese Formel fehleranfällig bei extremen Untergewicht, bei schwerer Mangelernährung, Muskelerkrankungen oder Paraplegie. [31]

MDRD-Formel

$$\text{GFR (ml/min/1,73 m}^2\text{)} = 186 \times (\text{Kreatinin}_{\text{Serum, mg/dl}})^{-1{,}154} \times (\text{Alter Jahre})^{-0{,}203}$$

bei Frauen x 0,742

5.2 Aufgaben und Funktion der Nieren

Die Hauptaufgabe der Nieren ist die Harnbildung mit lebenswichtigen Funktionen.

5.2.1 Exkretion

- Ausscheidung harnpflichtiger Endprodukte des Stoffwechsels, z. B. Harnstoff und Harnsäure, Kreatinin
- Ausscheidung von Fremdstoffen, z. B. Gifte, Arzneistoffe und deren Metabolite

5.2.2 Retention

- Filtration des Primärharns unter Rückhaltung von Blutzellen und Plasmaproteinen
- Rückgewinnung wichtiger Substanzen wie Glukose oder Aminosäuren durch tubuläre Rückresorption

5.2.3 Kontrolle des Wasser- und Elektrolythaushaltes

- Geregelte Ausscheidung von Wasser und Elektrolyten wie Natrium- oder Kaliumionen, zur Aufrechterhaltung des extrazellulären Flüssigkeitsvolumens (Isovolämie), der osmotischen Konzentration (Isotonie) und des Ionengleichgewichts (Isoionie)

5.2.4 Kontrolle des Säure-Basen-Haushaltes

- Geregelte Ausscheidung von Protonen und Bicarbonat zur Aufrechterhaltung der pH-Homöostase (Isohydrie)

5.2.5 Weitere Funktionen

- Bildung von Renin: Enzym zur Blutdruckregulation
- Bildung von Erythropoetin: Hormon zur Stimulation der Blutbildung
- Bildung von Calcitriol: physiologisch aktive Form von Vitamin D_3, Beteiligung am Calciumstoffwechsel und dem Knochenaufbau
- Bildung von Kininen und Prostaglandinen
- Beteiligung an der Gluconeogenese (neben der Leber)
- Lysosomaler Abbau von kleinmolekularen Plasmaproteinen (z. B. Albumin) und Peptidhormonen (z. B. Insulin, Parathormon)

5.3 Nephrotoxizität von Arzneimitteln

Alle Arzneistoffe sind potenziell nephrotoxisch. Nierenschädigungen verursachen meist keine Schmerzen. Treten Schmerzen im Bereich der Niere auf, handelt es sich meist um eine Entzündung des Nierenbeckens (Pyelonephritis). Oft ist nur eine Niere betroffen. Ursache sind häufig aufsteigende Harnwegsinfektionen oder Harnsteine, die den Urinabfluss behindern und damit den Nährboden für Bakterien liefern. Eine Pyelonephritis ist gekennzeichnet durch Abgeschlagenheit, Appetitlosigkeit, Flankenschmerz, ein klopfschmerzhaftes Nierenlager und/oder Fieber (>38 °C). Nierenschmerzen können aber auch die Folge eines embolischen Niereninfarktes sein, zum Beispiel bei Patient:innen mit Vorhofflimmern.

Arzneimittelinduzierte unerwünschte Arzneimittelwirkungen werden dagegen häufig zunächst übersehen oder zu spät erkannt, oft erst bei einem akuten Nierenversagen. Ein Nierenschaden wird in der Regel durch einen Anstieg des Serumkreatinins und eine abnehmende Urinmenge diagnostiziert. Es sind ca. 500 ml Urin pro Tag notwendig, um stickstoffhaltige Abfallprodukte auszuscheiden. Im frühen Stadium werden weniger als 500 ml Urin pro Tag ausgeschieden (Oligurie), eine Urinausscheidung von weniger als 100 ml wird als Anurie bezeichnet. Die Folge der Anurie sind Bein-, Lungen- und Hirnödeme. Unter Umständen kann eine

Urämie entstehen. Allgemeine Symptome sind Schwäche, Bewusstseinsstörungen, Juckreiz und ubiquitäre Entzündungen. Als Polyurie wird eine Urinausscheidung von mehr als 2 l/24 Stunden bezeichnet.

Beide Parameter, Kreatin-Wert und Urinmenge, sind in der Praxis hinsichtlich ihrer Aussagekraft allerdings limitiert. Insbesondere bei älteren Patient:innen und/oder solchen mit wenig Muskelmasse oder immobilen Patient:innen kann der Serumkreatinin-Wert bei reduzierter glomerulärer Filtration annähernd normal ausfallen und zu einer Überschätzung der Nierenfunktion führen.

Der Nierenschaden kann mit einer Nierensonografie oder einer Computertomografie bestätigt werden. Nur selten ist eine Nierenbiopsie indiziert.

Die Prognose für Patient:innen ist im frühen Stadium einer Nierenfunktionsstörung gut, im späten Stadium mit einer circa 50 %igen Letalität schlecht. Deshalb ist es wichtig, die Schädigung beziehungsweise die Abnahme der Nierenfunktion durch Kontrolle der Kreatinin-Clearance oder der GFR möglichst früh unter Berücksichtigung der Risikofaktoren der Patient:innen zu erkennen.

Die Therapie eines möglichen manifesten akuten Nierenversagens hat zum Ziel, die Flüssigkeits- und Elektrolytbalance durch Zufuhr von Kochsalz und Flüssigkeit oder durch Gabe von Erythropoetin wiederherzustellen oder beizubehalten, bevor eine Dialyse notwendig wird.

Wird der Nierenschaden nicht rechtzeitig erkannt und behandelt, droht ein Organversagen bis hin zur Insuffizienz. Die Prävalenz der terminalen dialysepflichtigen Niereninsuffizienz liegt in den Industrieländern bei 500 bis 1000 pro einer Millionen Einwohner, in Deutschland sind etwa 80.000 Patient:innen dialysepflichtig. Untersuchungen des RKI konnten zeigen, dass die Prävalenz von Patient:innen im Alter von 18 bis 79 Jahren mit einer bereits eingeschränkten, aber nicht dialysepflichtigen Nierenfunktionseinschränkung (eGFR <60 ml/min/1,73 m^2) bei 2,3 % lag. Ausgewertet wurden Daten zur Nierenfunktion aus der bundesweiten „Studie zur Gesundheit Erwachsener in Deutschland 2008–2011 (DEGS1)“. Diese Patient:innen sind bei einer Behandlung mit potenziell nephrotoxischen Arzneimitteln besonders gefährdet.

Bei jedem Patienten/jeder Patientin mit einer akuten Verschlechterung der Nierenfunktionsleistung sind folgende potenziellen Ursachen zu klären:

- **Prärenale (funktionelle) Störung (etwa 50 %):** häufigste Ursache ist die Hypoperfusion der Niere durch einen Volumenmangel und/oder Hypotonie, zum Beispiel bei Dehydrierung, oder gastrointestinalen Flüssigkeitsverlusten, Diuretika-Therapie, Blutverlust, Sepsis. Auslöser können auch eine Herzinsuffizienz oder eine dekompensierte Leberinsuffizienz sein. Bei prärenaler akuter Nierenschädigung durch Volumenmangel führt eine Flüssigkeitszufuhr mit balancierten Elektrolytlösungen zu einer Verbesserung der Nierenfunktion. Kolloidale Lösungen sowie 0,9 %ige Kochsalzlösung sollen nicht verwendet werden.
- **Postrenale (obstruktive) Störungen (etwa 10 %):** Ursache ist eine Behinderung des Harnabflusses, häufig nach Blasenentleerungsstörungen, Harnwegsobstruktionen, benigner Prostatahyperplasie, Prostatakarzinom, Cervixkarzinom. Die Diagnose einer Abflussstörung erfolgt in der Regel sonographisch, die Therapie durch umgehende Beseitigung des Abflusshindernisses, meist durch Anlage eines Blasenkatheters.
- **Intrarenale Störungen (etwa 40 %):** häufig arzneimittelinduziert.

Um die intrarenalen Störungen geht es im Folgenden. Prinzipiell kann jeder Arzneistoff einen Nierenschaden verursachen. Häufig ist dieser allergisch und immunologisch bedingt, kann aber auch toxischer Natur sein, wenn nierengängige Arzneistoffe, zum Beispiel Zytostatika, zelltoxisch wirken, das heißt, die Membranen oder die Zellen in ihrem Stoffwechsel schädigen. Auf Funktionsstörungen der Nieren und Harnwege, die durch die pharmakologische Wirkung von Arzneimitteln zu erwarten sind, wie beispielsweise Miktionsstörungen bei anticholinerg wirkenden Arzneistoffen (u. a. Antihistaminika, Spasmolytika, Parkinsontherapeutika) wird hierbei nicht näher eingegangen. Bei älteren Patient:innen sollte diese jedoch stärker beachtet werden (siehe PRSICUS-Liste: https://www.priscus2–0.de/index.html).

In der Regel werden arzneimittelinduzierte Nierenschäden nicht direkt nach der Medikamenteneinnahme offensichtlich, obwohl sich die Schädigung mit einem ansteigenden Kreatininwert ankündigt. Anders sieht es bei einem akuten Nierenversagen aus, das innerhalb weniger Tage auftreten kann, beispielsweise nach der Einnahme von gefäßdilatierenden Substanzen wie Antihypertensiva, durch anaphylaktische Reaktionen sowie durch renalen Flüssigkeitsmangel infolge einer Diuretika-Therapie oder gastrointestinalem Flüssigkeitsverlust.

Etwa 70 % der arzneimittelinduzierten Nierenschäden sind dosisabhängig und vorhersehbar, weil sie mit der pharmakologischen Wirkung der Substanzen erklärt werden können. Sie sind beim rechtzeitigen Erkennen meist reversibel, aber gerade in der frühen Phase wie bereits beschrieben oft asymptomatisch. Die Prävention dieser Nierenschäden steht daher im Vordergrund.

Nierenschäden lassen sich oft durch Dosisreduktion vermeiden. Etwa 20 % der Schäden sind jedoch nicht dosisabhängig und auch nicht mit der Wirkung der Substanzen erklärbar. Hier sind immunologische Reaktionen wie eine Überempfindlichkeit beziehungsweise allergische Reaktion, die Agranulozytose mit einer toxischen hochgradigen Verminderung der Granulozyten oder eine akute Porphyrie zu nennen. Letztere ist eine durch einen genetisch bedingten Enzymdefekt verursachte seltene Krankheit, bei der es zu einer typischen Rotfärbung des Urins kommt.

Bei einer akuten Nierenschädigung muss grundsätzlich eine Arzneimittelanamnese durchgeführt werden, um ggf. eine Umstellung auf alternative nierenverträglichere Arzneimittel vorzunehmen oder die Dosis zu reduzieren. Inwieweit Nierenschäden reversibel sein können, hängt auch vom Ausmaß der Schädigung ab.

Praxistipp

Bei der Medikation mit Arzneistoffen, die bekanntlich Nierenschäden auslösen können, sollte eine kontinuierliche Kontrolle der Nierenfunktion stattfinden, um irreversible Schäden beziehungsweise eine Dialysepflicht zu vermeiden.

An folgenden Strukturen können Arzneimittel nephrotoxisch wirken:

- Renale Blutgefäße
- Glomeruli
- Tubuli (Zellen und Lumen)
- Interstitium

Ursache der Nierenfunktionsstörung sind die folgenden Mechanismen: vaskuläre, Tubulus-toxische, Tubulus-obstruktive und immunologisch interstitielle Mechanismen.

5.3.1 Angriff auf renale Blutgefäße

Die Nieren besitzen die Fähigkeit, die renale Durchblutung und somit die Filtrationsleistung auch bei schwankenden Blutdruckverhältnissen (unterschiedlichen Volumenverhältnissen) durch physiologische Regelmechanismen konstant zu halten. Prostaglandine, vor allem PGE_2, PGF_2 und PGI_2 (Prostacyclin) aber auch Thromboxan, spielen dabei eine zentrale Rolle. Während die Prostaglandine eine renale Vasodilatation und Steigerung des renalen Blutflusses verursachen, bewirkt Thromboxan eine Vasokonstriktion, drosselt den Blutfluss und damit die GFR. Ebenso wie an den peripheren Gefäßen gibt es somit in der Niere einen funktionellen Antagonismus: Die vasodilatierenden Prostaglandine wirken in der Niere den vasokonstriktorischen Effekten von Thromboxan, Angiotensin II, Noradrenalin und Vasopressin entgegen.

Diese physiologischen Regelmechanismen mit einer Erweiterung zuführender Arteriolen (vas afferens) und einer Konstriktion abführender Arteriolen (vas efferens) regulieren den Filtrationsdruck der Nieren.Dieser kann jedoch auch durch Arzneimittel beeinflusst werden.

Inhibitoren des Renin-Angiotensin-Aldosteron-Systems (RAAS) wie ACE-Hemmer oder Angiotensin II-Rezeptor-Antagonisten verhindern die Konstriktion der abführenden Arteriolen. Die postglomeruläre Vasodilatation hat dagegen auf die nachgeschaltete Durchblutung der Tubuluszellen keinen Einfluss. Daher ist die beobachtete Abnahme der GFR unter ACE-Hemmern und Angiotensin II-Rezeptor-Antagonisten in der Regel funktionell und reversibel. Die gleichzeitige Anwendung von Diuretika, ACE-Hemmern und/oder Angiotensin II-Rezeptor-Antagonisten (Sartane) und NSAR begünstigen allerdings das Risiko des akuten Nierenversagens. Um dieses Risiko zu vermeiden, sollten die Kombinationen kritisch hinterfragt und die GFR während der Therapie regelmäßig bestimmt werden, um die Dosierung der Arzneimittel anzupassen.

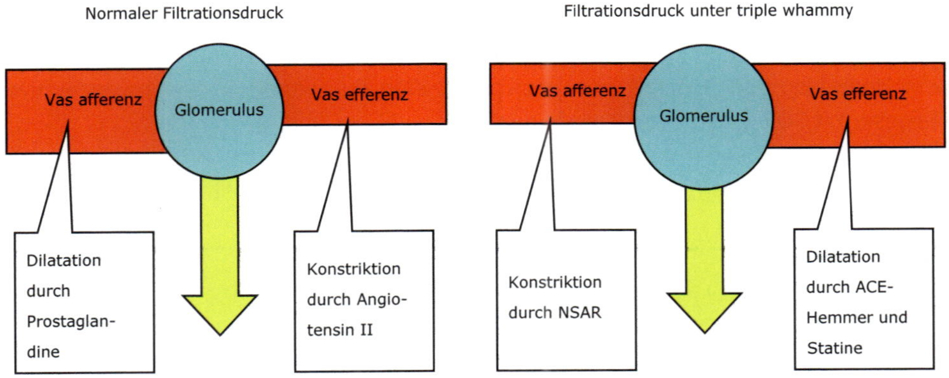

Abbildung 5.2: Einfluss auf den Filtrationsdruck der Niere durch Arzneimittel (vereinfachte Darstellung)

Praxistipp
Die Dreierkombination aus ACE-Hemmern/AT-Blockern plus NSAR plus Diuretika („triple whammy“) sollte vermieden werden.

Daneben können zum Beispiel auch die Calcineurin-Inhibitoren wie Ciclosporin und Tacrolimus an den renalen Blutgefäßen eine präglomeruläre Vasokonstriktion mit einem Abfall der glomerulären Filtrationsrate (GFR) auslösen. Gefährlicher, aber glücklicherweise seltener sind durch Ciclosporin, Tacrolimus und Mitomycin ausgelöste thrombotische Mikroangiopathien. Klinisch können diese mit einer intravaskulären Hämolyse, einer Thrombopenie und verschiedenen Organmanifestationen einhergehen und zum Nierenversagen führen. Häufig ist eine intensivmedizinische Intervention mit Plasmaaustausch notwendig.

Nicht steroidale Antirheumatika blockieren die Prostaglandin-Synthese und beeinflussen somit die Dilatation zuführender Arteriolen. Die Stimulation der Prostaglandin-Synthese durch die Cyclooxigenasen – und in der Folge die Vasodilatation – ist besonders wichtig bei Volumenmangel infolge von Diarrhö oder Erbrechen und bei sinkendem renalen Blutfluss, zum Beispiel bei Herzinsuffizienz oder Leberzirrhose. Nimmt der Patient COX-Hemmer wie nichtsteroidale Antirheumatika (NSAR) oder Analgetika ein, wird die Nierenfunktion eingeschränkt. In der Folge steigen die Vorlast und der Blutdruck, es bilden sich Ödeme und eine Hyperkaliämie. Inzwischen ist nachgewiesen, dass die kardioprotektive Wirkung von ACE-Hemmern und Angiotensin II-Rezeptor-Antagonisten durch gleichzeitige Gabe von COX-Hemmern abgeschwächt werden kann.

Bei **älteren Patient:innen** ist die glomeruläre Durchblutung und Filtration bereits eingeschränkt. Dies kann durch atherosklerotische und diabetische Gefäßveränderungen noch verstärkt werden. Ältere multimorbide Patient:innen, die RAAS-Inhibitoren und Diuretika einnehmen, sind daher besonders gefährdet und können in Akutsituationen (vor allem bei Hypovolämie) eine akute Nierenschädigung entwickeln, wobei die Einnahme von NSAR dieses Risiko erhöht.

In solchen Fällen sollte die Dosis der COX-Hemmer reduziert oder alternativ auf andere Analgetika wie Paracetamol oder Metamizol ausgewichen werden. Selektive COX-2-Hemmer haben keine Vorteile für die Niere. Da die Cyclooxygenase-2 nierenprotektiv wirkt, kann deren Hemmung einen Schaden eher noch provozieren. Dies wurde bei einer postoperativen Analgesie mit COX-2-Hemmern klinisch deutlich.

Calcineurin-Inhibitoren, Amphotericin B sowie iodierte Kontrastmittel (KM) führen somit über eine Endothelin-vermittelte Reaktion ebenfalls zu einer Vasokonstriktion afferenter Gefäße.

Praxistipp
Als Risikofaktoren für eine arzneimittelinduzierte Nephrotoxizität gelten unter anderem Alter über 60 Jahre, Diabetes mellitus, eingeschränkte Nierenfunktion (GFR <60m/min), Multiples Myelom und vaskuläre Erkrankungen.

5.3.2 Glomerulonephritis

Schäden an den Glomeruli sind eher selten. Sie führen zu einer Störung der Filtrationsleistung und dem Auftreten von Blutbestandteilen im Urin (z. B. Proteine, Erythrozyten).

Bei einer Glomerulonephritis handelt es sich um eine abakterielle Entzündung der Glomeruli. Ursachen sind idiopathisch oder haben eine sekundäre Ursache zum Beispiel durch Ablagerungen von Immunglobulinen (z. B. IgA-Nephritis, Lupus-Nephritis) oder Immunkomplexen (z. B. Post-Streptokokken-Glomerulonephritis) oder als Reaktion auf Medikamente.

Medikamenteninduzierte Schäden sind zum Beispiel durch Penicillamin, Calcineurin-Inhibitoren, NSAR, Bisphosphonaten, Ifosfamid oder Interferone dokumentiert. Interferone provozieren eine schnelle voranschreitende Glomerulonephritis, bei der sich auch mit hoch dosiertem Prednisolon, Cyclophosphamid und Mesna die GFR nicht mehr normalisieren lässt.

Auch nicht entzündliche Prozesse (z. B. bei metabolischen Erkrankungen) können zu Schäden an den Glomeruli führen.

5.3.3 Schäden an den Tubuli

Die Schäden an den Tubuli sind im Vergleich zu anderen Nierenschäden die am häufigsten vorkommende Form (ca. 45 %). Die hohe Inzidenz einer akuten Tubulusnekrose (ATN) wird darauf zurückgeführt, dass die Obstruktion einer verhältnismäßig kleinen Zahl von Zellen im Sammelrohr zu einem Filtrationsstopp in vielen Nephronen führt. Dazu kommt eine durch exogene Stoffe verursachte Endothelschädigung, die schwere Störungen des mikrovaskulären Blutflusses auslösen kann. Die Folge ist eine verminderte renale Durchblutung, eine renale Hypoxie und tubuläre Ischämie, was wiederum die GFR vermindert.

Tubuluszellen reagieren besonders sensibel auf Ischämien und exogene oder endogene zytotoxische Substanzen. Je nach Substanz steht eine direkte Zytotoxizität im Vordergrund (Amphotericin, Cisplatin, Foscarnet, Aminoglykoside, Jod-haltige Röntgenkontrastmittel, Mannitol, Hydroxyethylstärke), eine Toxizität kann aber auch als indirekte Folge einer Hämolyse oder Rhabdomyolyse (z. B. durch Hypnotika, Sedativa, Statine, Fibrate, Propofol, Opiate) oder durch Ablagerungen nicht abbaubarer Zellabfallprodukte (Detritus) auftreten [7]. Zellfragmente werden abgestoßen und verstopfen nach und nach das Tubuluslumen. Eine akute Niereninsuffizienz als Folge einer Rhabdomyolyse wird auch als **Crush-Niere** bezeichnet.

Von den Schäden der direkt tubulotoxischen Substanzen ist die **Kristall-induzierte indirekte Tubulusschädigung** zu unterscheiden. Eine Anhäufung harnpflichtiger Substanzen im Blut begünstigt die Entstehung von Kristallen im sauren Milieu der Tubuli, was durch die Wasserrückresorption noch zu einer weiteren Konzentrierung führt. Fallen die Kristalle aufgrund ihrer begrenzten Löslichkeit aus, führt das zu einer Obstruktion der Tubuli und nachfolgend zu einer Stimulation einer lokalen Immunantwort, wodurch weitere Tubuluszellen zugrunde gehen. Beispiele für Kristallbildner sind Vitamin C in hoher Dosierung (auch in Nahrungsergänzungsmitteln!), das in den Tubuli als Calcium-Oxalat ausfallen kann, sowie Aciclovir bei hohen Dosierungen und schneller intravenöser Gabe, Sulfonamid-Antibiotika und Methotrexat, ebenfalls in hoher Dosierung sowie Ciprofloxacin. Das Krankheitsbild wird auch als „**Verstopfungsniere**" bezeichnet.

Tubulusschaden durch Aminoglykoside

Aminoglykoside provozieren bei einer parenteralen Applikation länger als vier Tage eine intrazelluläre Zerstörung der lysosomalen Phospholipidstrukturen. Zur Prävention der Aminoglykosid-Nephrotoxizität kann die tägliche Einmalgabe beitragen. Die proximal tubuläre Aufnahme des Aminoglykosids ist sättigbar. Eine höhere Einmaldosis erhöht daher nicht die Toxizität. Generell ist eine engmaschige Blutspiegelkontrolle durch ein Therapeutisches Drug Monitoring zu empfehlen.

Tubulusschaden durch iodierte Röntgenkontrastmittel

Eine relativ häufige Ursache für iatrogen bedingtes, akutes Nierenversagen sind Iod-haltige Röntgenkontrastmittel (KM). Der genaue Mechanismus der Toxizität dieser Mittel ist noch unbekannt, doch wird ein Zusammenhang zwischen renaler Gefäßkonstriktion und direkten zytotoxischen Effekten vermutet, möglicherweise über eine Aktivierung von freien Sauerstoffradikalen zur Bildung von Phospholipid-Peroxiden, was Zellwandschäden mit anschließender Apoptose provoziert.

Die meisten Patient:innen weisen keine Symptome auf und die Nierenfunktion normalisiert sich in der Regel wieder. Eine kontrastmittelinduzierte Toxizität sollte allerdings bei einer Erhöhung des Serumkreatinin-Wertes ein bis zwei Tage nach Gabe des KM in Erwägung gezogen werden. Um diese Schäden insbesondere bei Risikopatient:innen zu vermeiden, sollten vor der Gabe des Kontrastmittels mindestens 500 ml 0,9 %-ige Natriumchlorid-Lösung infundiert werden. Der damit verbundene Verdünnungseffekt vermindert die Toxizität der Kontrastmittel und verhindert eine Minderperfusion der Niere. Auch die Gabe von antioxidativ wirksamen Substanzen, zum Beispiel von Acetylcystein (ACC) mit einer Dosierung von zweimal 600 mg peroral am Vortag oder intravenös 1.200 mg unmittelbar vor Applikation der Kontrastmittel, kann deren Zytotoxizität möglicherweise vermindern. Der Wert dieser Maßnahme ist allerdings umstritten.

5.3.4 Interstitielle Nephritis

Die akute interstitielle Nephritis (AIN) macht etwa 8 % der akuten Nierenschäden aus, oft durch Arzneimittel (70 bis 90 %) ausgelöst. Menschen über 65 Jahre sind häufiger betroffen als jüngere. Die meisten Patient:innen weisen jedoch nur unspezifische Symptome auf und ein Anstieg des Serumkreatinin-Wertes ist häufig ein Zufallsbefund. Nur wenige Patient:innen zeigen begleitend zu einem beginnenden Nierenversagen die Symptome wie Hautausschlag, Eosinophilie und Fieber.

Typischerweise kommt es wenige Tage bis im Mittel etwa zwei Wochen nach Einnahme der auslösenden Substanz zur Verschlechterung der Nierenfunktion mit geringer Proteinurie und auffälligem Urinsediment.

Die akute interstitielle Nephritis ist eine schwere allergische Reaktion als Folge einer T-Zell-vermittelten Hypersensitivitätsreaktion. Charakterisiert wird die interstitielle Nephritis durch lymphozytäre Infiltrate im Interstitium (Zellzwischenraum), die mikroskopisch nachweisbar sind.

Alle Arzneimittel, die allergische Reaktionen auslösen, können eine interstitielle Nephritis verursachen. Hierzu zählen vor allem Allopurinol, NSAR und selektive COX-2-Inhibitoren, zahlreiche Antiinfektiva, Diuretika, Protonenpumpenhemmer (PPI) und auch Aristolochia-clematis-haltige Präparate (siehe Tabelle 5.1). Da PPI sehr häufig in Kombination mit NSAR verabfolgt werden, ist ihr ursächlicher Zusammenhang mit einer AIN zunächst nicht ganz eindeutig. Die Auswertung einer Pharmakovigilanz-Studie deutet aber auf diese potenzielle unerwünschte Arzneimittelwirkung hin (siehe nachfolgender Abschnitt).

Diuretika wie Furosemid und Thiazide gehören bei der Behandlung des Bluthochdrucks zur Basistherapie. Obwohl diese Stoffe über die Niere wirken und eine Wasserausschwemmung aus den Ödemen einleiten sollen, können sie auch Nierenschäden verursachen. Diese sind in der Regel allergischer und immunologischer Art. Als Alternative zu Furosemid bietet sich Torasemid an, bei dem diese UAW seltener auftreten.

Therapie der Wahl ist das sofortige Absetzen des verursachenden Arzneimittels. Die AIN ist bei rechtzeitigem Vorgehen meist reversibel, bei weiterer Einnahme kann allerdings eine anhaltende Dialysepflicht drohen.

Interstitielle Nephritis durch Protonenpumpenhemmer (PPI)

PPI werden sehr häufig als Komedikation einer länger andauernden Therapie mit NSAR eingesetzt, um gastrointestinale Komplikationen zu vermeiden. Da NSAR selbst die Niere schädigen können und auch PPI das Potenzial dazu besitzen, ist durch die Kombination dieser Arzneimittel das Risiko der Nephrotoxizität erhöht.

PPI zeigen eine Gesamthäufigkeit nierenassoziierter Ereignisse von 5,62 %, bei H_2-Blockern lag dieser Wert bei 0,69 %. Verglichen mit H_2-Blocker zeigen sie somit ein erhöhtes Risiko einer Nierenschädigung [22].

Praxistipp
Die Nierenwerte und Elektrolytkonzentrationen bei einer PPI-Einnahme sind regelmäßig zu überwachen. Das gilt insbesondere für die Langzeitanwendung sowie für Patient:innen mit einem erhöhten Risiko für renale Ereignisse und Elektrolytveränderungen. Bei Letzteren könnte es zudem sinnvoll sein, anstelle von PPI H_2-Blocker zu empfehlen beziehungsweise zu verordnen.

5.3.5 Nephrotoxizität der β-Lactam-Antibiotika

Die Inzidenz eines akuten Nierenversagens (ANV) liegt zwischen 9,5 und 34 % und hängt sehr stark vom betrachteten Patient:innen-Kollektiv und den Therapiestrategien (Monotherapie, Kombinationstherapien) ab [26]. Die Applikationsdauer (Kurzinfusion vs. prolongierte Infusion) stellt keinen Risikofaktor dar [4]. Auch wenn eine Metaanalyse bei Vancomycin plus Piperacillin/Tazobactam eine NNH (number needed to harm) von 11 ermittelt hat, so sind weitere Daten vor allem bei kritisch-kranken Patient:innen notwendig [22]. In der Kombination Vancomycin mit Meropenem war das ANV-Risiko nicht erhöht [20].

Das nephrotoxische Potenzial ist substanz- und nicht gruppenabhängig. Mehrere Mechanismen werden diskutiert, wobei der Eliminationsweg und die chemischen Eigenschaften der Substanzen eine Rolle spielen.

Zelluläre Ebene

Einige β-Lactame werden über das basolaterale Transportsystem für organische Anionen der Tubuli in deren Lumen sezerniert und erreichen hier hohe Konzentrationen. Dabei kann es zu einer Nekrose proximaler Tubuluszellen kommen. Diese Nephrotoxizität tritt nur bei den β-Lactamen auf, die auch über dieses Transportsystem sezerniert werden, zum Beispiel Cefazolin, Ceftazidim, Penicillin G, Piperacillin. Sie kann durch eine Hemmung des Anionen-Transports verhindert oder durch Maßnahmen, die zu einer vermehrten Anionen-Aufnahme führen, verstärkt werden.

Molekulare Ebene

In Abhängigkeit von Strukturmerkmalen können verschiedene β-Lactame auf molekularer Ebene mit Zellbestandteilen reagieren und dadurch zur Nephrotoxizität der Substanz beitragen:

- Bildung hoch reaktiver intermediärer Produkte durch Epoxidation mit Hilfe einer an Cytochrome-P-450 gebundenen Oxidase
- Peroxidation von Lipiden (wird vor allem von Cefaloridin verursacht)
- Acylierung und Inaktivierung von tubulären Zellproteinen
- Beeinträchtigung der Mitochondrien-Funktion (Atemstillstand in den Zellen)

5.3.6 Tumorlyse-Syndrom – der onkologische Notfall

Das Tumorlyse-Syndrom als indirekte Nierenschädigung ist ein potenziell lebensbedrohlicher Zustand, der beim raschen Zerfall von schnell wachsenden Tumoren meist durch den Einsatz von Chemotherapeutika auftreten kann. Seltener tritt dieses Syndrom spontan auf. Das Tumorlyse-Syndrom tritt vor allem bei der Therapie von hämatologischen Malignomen (80 %) auf, seltener bei soliden Tumoren (20 %). Durch die Freisetzung großer Mengen Zellbestandteile (Kalium, Phosphat, Eiweiß, Purine, ...) steigen die Kalium-, Harnsäure- und Phosphat- und Calciumwerte im Serum an. Harnsäure und Calciumphosphat bilden nichtlösliche Kristallablagerungen und verursachen so ein akutes Nierenversagen. In der Folge sinkt der Calciumspiegel und es kommt zu einer Hypocalciämie. Aufgrund der komplizierten Behandlung des Tumorlyse-Syndroms kommt der Prophylaxe eine besondere Bedeutung zu [7].

Praxistipp

Zur Vermeidung eines Tumorlyse-Syndroms werden folgende Maßnahmen empfohlen:

- Ausreichende Flüssigkeitszufuhr
- Regelmäßige Kontrolle relevanter Laborwerte
- Möglichst Verzicht auf nephrotoxische Arzneimittel oder Arzneimittel, die den Kalium-, Phosphat- oder Harnsäurespiegel im Serum erhöhen oder Arzneimittel, die den Calciumspiegel erniedrigen
- Ggf. oral Allopurinol als Urikostatikum (Cave: Interaktionen) oder i. v. Rasburicase 0,2 mg/kg bis zu 7 Tage (nicht in Kombination!)

5.3.7 Analgetika-Nephropathie

NSAR haben einen großen Anteil an arzneimittelbedingten Nierenschäden. Daher hat man den Begriff Analgetika-Nephropathie (AN) geschaffen. Circa 5 % aller Fälle von chronischer Niereninsuffizienz sind auf übermäßigen Analgetika-Gebrauch zurückzuführen, wobei ein erhöhtes Risiko vor allem bei der Einnahme von Kombinationspräparaten zu bestehen scheint. Die kumulative Dosis für eine Analgetika-Nephropathie liegt zwischen drei und zehn Kilogramm im Laufe des Lebens.

Der chronische Prozess einer AN ist gekennzeichnet durch eine arzneimittelinduzierte Hemmung der Nierendurchblutung (siehe Abbildung 5.2 sowie Abschnitt „Angriff auf renale Blutgefäße") mit der Folge von Ischämien und Papillennekrosen, die in eine chronische interstitielle Nephritis übergehen.

Als Alternative zu NSAR werden häufig Paracetamol, Metamizol oder Opiate verordnet. Allerdings sind auch bei Paracetamol und Metamizol Fälle von Nierenschäden bekannt. So kann bei Metamizol in Einzelfällen eine interstitielle Nephritis auftreten oder bei kritisch Kranken und hoch dosiertem Metamizol eine nicht näher beschriebene Abnahme der Nierenfunktionsleistung. Auch bei Paracetamol kann eine gewohnheitsmäßige Einnahme zu einer dauerhaften Nierenschädigung führen. Ebenso war in einer Fallkontrollstudie bei kritisch kranken Kindern die Anwendung von Paracetamol mit dem Risiko einer akuten Nierenschädigung assoziiert.

Exkurs: Dem Risiko auf der Spur

1953 beschrieben der Arzt Otto Spühler und der Pathologe Hans-Ulrich Zollinger erstmals eine chronische interstitielle Nephritis, die mit dem langjährigen Gebrauch des Analgetikums Saridon® (Phenacetin 250 mg, Isopropylantipyrin 150 mg, Coffein 50 mg und Pyrithyldion 50 mg) in Zusammenhang gebracht werden konnte. Ähnliche Arbeiten mit gleichem Ergebnis folgten. Es kristallisierte sich heraus, dass Phenacetin der gemeinsame Verursacher der AN sein könnte. Aufgrund dieser Annahme wurde Phenacetin aus den Präparaten herausgenommen – in Schweden und Kanada gesetzlich erzwungen, in Deutschland freiwillig. In Deutschland ist die Inzidenz der AN seit der Rücknahme von Phenacetin aus den Analgetika Mitte der 1970er-Jahre stark rückläufig.

Bis heute ist allerdings nicht eindeutig bewiesen, ob Phenacetin allein für die Häufung der AN verantwortlich gemacht werden kann. Dagegen spricht dessen nahezu vollständige Verstoffwechselung zu Paracetamol bereits bei der ersten Leberpassage. Phenacetin selbst erreicht die Nieren nur in geringen Mengen. Nach experimentellen Daten scheinen Kombinationen nierentoxischer zu sein als Monopräparate. So war es in Tierexperimenten schwierig, mit Phenacetin oder Paracetamol allein eine Nephropathie zu provozieren. Dies gelang erst mit der Kombination von Phenacetin und Acetylsalicylsäure oder mit ASS allein. Kritiker machen bis heute ASS-haltige Schmerzmittel für die AN verantwortlich. In der Kombination von ASS mit Paracetamol und Coffein soll das Risiko noch potenziert sein, was aber immer noch nicht abschließend geklärt ist.

Die Vermutung, dass ASS bei den Nierenschäden eine wesentliche Rolle spielen könnte, wirft die Frage auf, ob auch unter der Sekundärprophylaxe mit 100 mg ASS täglich Nierenschäden auftreten können. Bisher liegen keine Beweise vor, dass die Dauereinnahme von niedrig dosierter ASS die Niere schädigen könnte. Wird trotzdem ein Nierenschaden unter der Einnahme diagnostiziert, sollten primär die Grund- oder Begleiterkrankungen wie Bluthochdruck oder Diabetes dafür verantwortlich gemacht werden.

Praxistipp
Analgetika niedrigdosiert und kurzzeitig anwenden.

5.3.8 Chinesische Heilkräuter

Auch Phytopharmaka bergen Risiken. Dies gilt beispielsweise für Arzneimittel der traditionellen chinesischen Medizin (TCM). So wurden in einer Studie aus Taiwan Anwender:innen chinesischer Heilkräuter zwischen 1985 und 2000 registriert. Dabei war unter den 6.500 einbezogenen Verwender:innen eine signifikant höhere Mortalitätsrate durch urologische Krebsarten und ein erhöhtes Risiko für chronische Nierenschäden als unter der Nichtanwender:innen zu verzeichnen. Die Analyse ergab, dass die Komplikationen wahrscheinlich auf die in den Kräutern enthaltene Aristolochiasäure zurückgehen.

5.3.9 Anthrachinone

Anthrachinone sind pflanzliche Inhaltsstoffe, die unter anderem in Sennesblättern, Aloe-Arten und Rhabarberwurzeln vorkommen. Arzneimittel mit diesen Inhaltsstoffen wurden bereits 1999 unter die Apothekenpflicht gestellt. Anthrachinone sind unter anderem assoziiert mit einer nephrotoxischen Wirkung. Aus diesem Grund wurden auch Zubereitungen ungeschälter Blätter von Aloe arborescens in Nahrungsergänzungsmitteln und Lebensmitteln vom Bundesinstitut für Risikobewertung (BfR) als nicht geeignet bewertet [2].

5.4 AMTS – Kurzempfehlungen für das Medikationsmanagement

Wenn bei Patient:innen mit Nierenfunktionseinschränkungen Arzneimittel mit einer bekannten potenziell nephrotoxischen Wirkung eingesetzt werden, sollte auf eine ausreichende Hydrierung geachtet werden (siehe Fallbeispiel). Auch ein regelmäßiges Monitoring der GFR ist notwendig. Bei Patient:innen mit einer GFR <60 ml/min soll mindestens einmal jährlich ein Medikamentenreview der Dauermedikation durchgeführt werden.

Leitlinien und Datenbanken mit Fokus auf Nephrotoxizität und Medikamenten-Monitoring

- S3 Leitlinie (DEGAM, Stand 06/2019): Versorgung von Patient:innen mit chronischer nichtdialysepflichtiger Nierenerkrankung in der Hausarztpraxis.
- S1 Leitlinien (DEGAM, Stand 09/2013): Medikamentenmonitoring
- http://www.nephrotox.com/ (Nephrotox-Register der Deutschen Gesellschaft für Nephrologie)

Tabelle 5.1: Arzneimittel mit nephrotoxischer Arzneimittelwirkung [28]

Arzneimittel (-Klasse)	Pathomechanismus
Analgetika	
Paracetamol	Chronisch interstitielle Nephritis
ASS	Chronisch interstitielle Nephritis
NSAR	Veränderung der glomerulären Hämodynamik Akute/chronische interstitielle Nephritis Glomerulonephritis
Antiinfektiva	
Antibiotika	
Aminoglykoside	Tubuluszelltoxizität
β-Laktame (Penicillin, Cephalosporine)	Akute interstitielle Nephritis Tubulustoxizität Glomerulonephritis (Ampicillin, Penicillin)
Chinolone	Akute interstitielle Nephritis Kristallnephropathie (Ciprofloxacin)
Makrolide	Akute interstitielle Nephritis
Rifampicin	Akute interstitielle Nephritis
Sulfonamide	Akute interstitielle Nephritis
Tetrazykline	Akute interstitielle Nephritis
Vancomycin	Akute interstitielle Nephritis
Antimalariatherapeutika	
Chinin	Thrombotische Mikroangiopathie
Antimykotika	
Amphotericin B	Tubulustoxizität Veränderung der glomerulären Hämodynamik
Virostatika	
Aciclovir	Akute interstitielle Nephritis Kristallnephropathie
Foscarnet	Kristallnephropathie Tubulustoxizität
Ganciclovir	Kristallnephropathie
Adefovir	Tubulustoxizität
Cidofovir	Tubulustoxizität

Fortsetzung Tabelle 5.1: Arzneimittel mit nephrotoxischer Arzneimittelwirkung [28]

Arzneimittel (-Klasse)	Pathomechanismus
Tenofovir	Tubulustoxizität
Indinavir	Akute interstitielle Nephritis Kristallnephropathie
Benzodiazepine	
Gruppeneffekt	Rhabdomyolyse
Bisphosphonate	
Pamidronsäure	Glomerulonephritis
Zoledronsäure	Tubulustoxizität
Calcineurin-Inhibitoren	
Ciclosporin,Tacrolimus	Veränderung der glomerulären Hämodynamik Chronisch interstitielle Nephritis Thrombotische Mikroangiopathie
Chemotherapeutika	
Carmustin	Chronisch interstitielle Nephritis
Semustin	Chronisch interstitielle Nephritis
Cisplatin	Chronisch interstitielle Nephritis Tubulustoxizität
Gemcitabin	Thrombotische Mikroangiopathie
Interferon-α	Glomerulonephritis Thrombotische Mikroangiopathie
Methotrexat	Kristallnephropathie
Mitomycin-C	Thrombotische Mikroangiopathie
Diuretika	
Schleifendiuretika, Thiazide	Veränderung der glomerulären Hämodynamik Akute interstitielle Nephritis
Triamteren	Kristallnephropathie
Phytotherapeutika	
Aristolochiasäure-haltige Kräutermischungen	Chronisch interstitielle Nephritis
Kontrastmittel	
Iodiertes Kontrastmittel	Tubulustoxizität

Fortsetzung Tabelle 5.1: Arzneimittel mit nephrotoxischer Arzneimittelwirkung [28]

Arzneimittel (-Klasse)	Pathomechanismus
Protonenpumpenhemmer	
Lansoprazol	Akute interstitielle Nephritis
Omeprazol	Akute interstitielle Nephritis
Pantoprazol	Akute interstitielle Nephritis
Esomeprazol	Akute interstitielle Nephritis
Psychopharmaka	
Haloperidol	Rhabdomyolyse
Antikonvulsiva	
Phenytoin	Akute interstitielle Nephritis
Statine	
Gruppeneffekt	Rhabdomyolyse
Thienopyridine	
Clopidogrel	Thrombotische Mikroangiopathie
Urostatika	
Allopurinol	Akute interstitielle Nephritis

(kein Anspruch auf Vollständigkeit, keine Aussage zur Häufigkeit)

Fallbeispiel

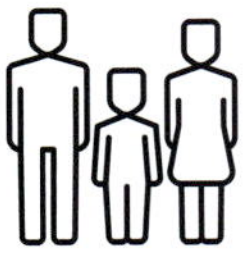

© tentacula-stock.adobe.com

Frau, 98 J., Aufnahme in die Klinik aus dem Altenheim wegen Exsikkose, GFR 8,4 ml/min (bei Klinikaufnahme), 31,2 ml/min (bei Entlassung)

Medikation			
Thiamazol 5 mg Tabl.	1–0–0	Pramipexol 0,18 mg Tabl.	0–0–0–1
Eliquis 2,5 mg Tabl.	Pause	Nebivolol 5 mg Tabl	1–0–0
Fosavance (Alendronsäure/Colecalciferol) 70 mg/5600 IE	1x Woche (So)	Torasemid 20 mg Tabl.	2–0–0
Fentanyl 100 µg/h TTS	Wechsel alle 3 Tage	Nephrotrans 500 mg Kaps.	1–0–1
Domperidon 10 mg/ml	1 ml -0–0	Formoterol 12 µg Kaps	1–0–1
Pantoprazol 40 mg Tabl	1–0–0	Berodual N Dos.	1–2 x/Tag (bei Bedarf)
Valsartan 160 mg Tabl.	1–0–1	Novaminsulfon Tropf.	20 Tropf. 1–3x/Tag (bei Bedarf)

Maßnahme

Bisphosphonate wie in Fosavance (Alendronsäure) wirken nephrotoxisch. Dies scheint jedoch nur bei intravenöser Anwendung relevant zu. Dennoch ist gemäß Fachinformation die Anwendung von Alendronsäure bei einer GFR <35 ml/min kontraindiziert.
Beobachtungsstudien zeigen, dass die durch PPI mögliche Verschlechterung der Nierenfunktion von medizinischer Relevanz ist. Somit ist die therapeutische Notwendigkeit abzuklären (Indikation, Dauer, Dosierung).
Die Schmerztherapie wurde mit nicht nephrotoxischen Analgetika realisiert, zumal eine Zweifachkombination (AT-Blocker plus Diuretikum) besteht und ein „triple whammy" zu vermeiden ist. Dennoch ist bei der Wahl des Opioids (Fentanyl TTS) die Gefahr einer Überdosierung und damit verbundenen Atemdepression im Auge zu behalten und zu hinterfragen, ob letztere der Grund für die Notwendigkeit einer antiobstruktiven inhalativen Therapie (Berodual) sein könnte.

AMTS-Tipps
Achten Sie auf die Kombinationen von oralen Bisphosphonaten, Antithrombotika, NSAR und PPI [29].

Identifizieren Sie Risikopatient:innen (ohne vorliegender Laborwerte) anhand des Alters, der Medikation (höher dosierte Schleifendiuretika oder Schleifendiuretika plus Thiazide; Phosphatbinder: Calciumacetat oder Sevelamer; aktiviertes Vitamin D: Calcitriol, spezif. Multivitamin-Präparate: Dreisavit®; Dosisreduktionen bei Antidiabetika oder Antikoagulantien) und Grunderkrankungen (Diabetes mellitus, Hypovolämie, Herzinsuffizienz).

Achten Sie auf pharmakogene Nebenwirkungen durch Überdosierungen (fehlende Dosisanpassung oder Alternativauswahl – hier Buprenorphin wegen der schwächeren Atemdepression und fehlenden Anpassungsnotwendigkeit bei Nierenfunktionseinschränkungen) oder Interaktionen.

Praxistipp
Die Nierenwerte und Elektrolytkonzentrationen bei einer PPI-Einnahme regelmäßig überwachen. Das gilt insbesondere für die Langzeitanwendung sowie für Patient:innen mit einem erhöhten Risiko für renale Ereignisse und Elektrolytveränderungen. Bei Letzteren könnte es zudem sinnvoll sein, anstelle von PPI H_2-Blocker zu empfehlen beziehungsweise zu verordnen. Bei PPI-Therapie oder anderweitig antacidem Magen wird Risedronsäure empfohlen, da es besser als Alendronsäure resorbiert wird [3].

5.5 Literatur Kapitel Niere

[1] Altman A, Acute Tumor lysis syndrome. Semin Oncol 2001;28:3–8. PM:11343271

[2] BfR. Nahrungsergänzungsmittel mit anthranoidhaltigen AloeGanzblattzubereitungen bergen gesundheitliche Risiken. Stellungnahme Nr. 032/2017 des BfR vom 2. November 2017

[3] Braun, L.T., Pfahler, V., Stumpf, U., et al.: Knochengesundheit bei TumorPatient:innen. Onkologe 2019;25:1121–1134

[4] Cotner SE et al.: Influence of β-Lactam Infusion Strategy on Acute Kidney Injury. Antimicrob Agents Chemother. 2017;61(10). pii: e00871–17. doi: 10.1128/AAC.00871–17. Print 2017 Oct

[5] de Broe ME, Porter GA Clinical Nephrotoxins: Renal Injury from Drugs and Chemicals. Springer Science & Business Media, 15.09.2008; 299 ff.

[6] De Francisco ALM et al.: Onco-Nephrology: Cancer, chemotherapy and kidney. Nefrologia 2019;39(5):473–481. https://www.revistanefrologia.com/en-pdf-S2013251419301385

[7] Ghadimi N, Kalicki RM, Uehlinger DE: Medikamentenassoziiertes Nierenversagen im klinischen Alltag. Swiss Med Forum 2018;18(32):628–635 (siehe https://medicalforum.ch/article/doi/smf.2018.03345)

[8] Horie S et al.: Guidelines for treatment of renal injury during cancer chemotherapy 2016. Clin Exp Nephrol 2018; 22(1): 210–244.

[9] http://www.antibiotikamonitor.at/6_99/6_99_3.htm#%C3 %9F-Laktam-Antibiotika

[10] http://www.nephrotox.com/ (Nephrotox-Register der Deutschen Gesellschaft für Nephrologie)

[11] https://link.springer.com/chapter/10.1007/978–94-015–9088-4_8

[12] https://mobil.bfr.bund.de/cm/343/nahrungsergaenzungsmittel-mit-anthranoidhaltigen-aloe-ganz blattzubereitungen-bergen-gesundheitliche-risiken.pdf

[13] https://www.degam.de/files/Inhalte/Leitlinien-Inhalte/Dokumente/DEGAM-S3-Leitlinien/053-048_Versorgung von Patient:innen mit nicht-dialysepflichtiger Niereninsuffizienz in der Hausarzt-praxis 20–11-2019.pdf

[14] https://www.degam.de/files/Inhalte/Leitlinien-Inhalte/Dokumente/DEGAM-S1-Handlungsemp fehlung/053–037 Medikamentenmonitoring/S1-HE_Medikamentenmonitoring_Langfassung_201406.pdf

[15] https://www.dosing.de/

[16] https://www.mayoclinicproceedings.org/article/S0025–6196(15)00103–2/pdf

[17] https://www.nature.com/articles/s41598–019-39335–7.pdf

[18] Jeha S, Tumor lysis syndrome. Semin Hematol 2001;38:4–8. PM:11694945

[19] Jones DP, Mahmoud H, Chesney RW.Tumor lysis syndrome: pathogenesis and management. Pediatr Nephrol 1995;9:206–212. PM:7794722

[20] Kang S et al.: Comparison of acute kidney injury and clinical prognosis of vancomycin monotherapy and combination therapy with betalactams in the intensive care unit. PLoS ONE 2019;14(6):e0217908

[21] Larson RA, Pui CH: Tumor lysis syndrome. UpToDate 03/2020

[22] Luther MK et al.: Vancomycin Plus Piperacillin-Tazobactam and Acute Kidney Injury in Adults: A Systematic Review and Meta-Analysis. Critical Care Medicine 2018;46(1):12–20.

[23] Makunts T et al.: Analysis of postmarketing safety data for proton-pump inhibitors reveals increased propensity for renal injury, electrolyte abnormalities, and nephrolithiasis. Sci Rep 2019; 19;9(1):2282. doi: 10.1038/s41598–019–39335–7

[24] Morschel CF, Marfa D, Eduardo JCC: The relationship between proton pump inhibitors and renal disease. J Bras Nefrol 2018;40(3):301–306

[25] Ponticelli C et al.: Drug Management in Elderly Adult With Chronic Kidney Disease: A Review for the Primary Care Physician. Mayo Clin Proc. 2015;90(5):633–645 2015)

[26] Rutter WC, Burgess DS: Acute kidney injury in patients treated with IV beta-lactam/beta-lactamase inhibitor combinations. Pharmacotherapy. 2017 May; 37(5): 593–598.

[27] Sallan S, Management of acute tumor lysis syndrome. Semin Oncol 2001;28:9–12. PM:11343272

[28] Swiss Medical Forum. Medikamentenassoziiertes Nierenversagen im klinischen Alltag. Swiss Med Forum. 2018;18(32):628–635

[29] Yamamoto K, Kishino M, Nakamura S, Tokushige K. Symptoms and Upper Gastrointestinal Mucosal Injury Associated with Bisphosphonate Therapy. Intern Med 2019;15;58(8):1049–1056

[30] http://physiologie.cc/IX.2.htm

[31] Galle Jan. Glomeruläre Filtrationsrate: Fallstricke der Berechnung. Dtsch Ärztebl 2016: 113 (33–34)

6 Nebenwirkungen an der Leber

6.1 Einführung

Die Leber ist das zentrale Organ im Intermediär-Stoffwechsel und somit maßgeblich am Metabolismus von Arzneistoffen beteiligt. Jeder oral verabfolgte Arzneistoff passiert die Leber unmittelbar nach der Resorption (first pass effect) noch bevor der systemische Kreislauf und andere Organe erreicht werden. Daher ist die Leber häufiger als andere Organe von UAW betroffen. Meist handelt es sich um leichte Schädigungen, die nicht selten unerkannt bleiben und nur durch eine Kontrolle von Leberfunktionswerten (siehe Diagnostik) auffallen. Als Beispiel sei hier die mäßige Erhöhung der Serum-Transaminasen bei dem Therapiebeginn mit Statinen erwähnt. Schwere Leberschäden sind eher selten, bringen aber für Patient:innen oft lebensgefährliche Situationen mit sich. Diese Schäden sind der häufigste Grund für ein Scheitern der Zulassung neuer Arzneimittel bereits in einer frühen Phase der klinischen Prüfung oder für eine Marktrücknahme (z. B. Gemafloxacin Lomefloxacin, Temofloxacin, Trovafloxacin, Ximelagatran, Lumiracoxib).

Zur Inzidenz von arzneimittelinduzierten Leberschäden liegen in Deutschland keine aktuellen Daten vor. Eine isländische Studie aus dem Jahr 2013 zeigte eine Inzidenz von 19,1 Fällen pro 100.000 Einwohner:innen [3]. Es handelte sich um eine prospektive Kohortenstudie der Bevölkerung über zwei Jahre (2010 und 2011), die alle Fälle von arzneimittelinduzierten Leberschäden auf der Basis erhöhter Leberfunktionswerte (Alanin-Aminotransferase (ALT) mehr als das Dreifache und/oder alkalische Phosphatase mehr als das Zweifache des oberen Normalwerts erhöht) ermittelte. Auf dieser Basis werden dadurch auch mildere Verläufe erfasst.

Ausgeschlossen waren Patient:innen mit einer Paracetamol-Toxizität. Insgesamt wurde bei 96 Personen zwischen 16 und 91 Jahren ein Leberschaden festgestellt. Nur bei vier Patient:innen fand sich anamnestisch ein Leberschaden, bei drei Patient:innen wurde ein übermäßiger Alkoholkonsum festgestellt. Bei der Mehrzahl der Patient:innen (75 %) konnte der Leberschaden auf einen einzelnen Wirkstoff zurückgeführt werden, 16 % der Leberschäden wurden durch Nahrungsergänzungsmittel verursacht und bei 9 % der Patient:innen war der Auslöser multifaktoriell. Häufigste Verursacher waren in dieser Studie Amoxicillin/Clavulansäure, Diclofenac, Azathioprin, Infliximab und Nitrofurantoin.

Allerdings ist zu vermuten, dass die Fallzahl der arzneimittelinduzierten Leberschäden (im englischen „drug-induced.liver injury“, Abkürzung DILI) deutlich höher liegt als in der oben genannten Studie. Der Erkennung und Prävention dieser Schäden muss daher eine besondere Bedeutung zukommen, die von Pharmazeuten maßgeblich unterstützt werden kann. Ein wichtiger Aspekt ist die Beachtung von Risiken pflanzlicher Inhaltsstoffe wie etwa Grüntee-Extrakt (Epigallocatechingallat > 300 mg/Tag) [23]. Auch Produkte der *Garcinia-cambogia*-Pflanze mit Hydroxycitronensäure können zu Leberschädigung führen. Pflanzen und Nahrungsergänzungsmittel machen etwa 20 % der DILI aus [24].

6.2 Anatomie

Die keilförmige Leber ist etwa 20 cm lang, 15 cm hoch und 10 cm breit und somit das größte der inneren Organe. Sie wiegt bei Erwachsenen 1,5 bis 2 kg, ist bei Gesunden weich-elastisch und zeigt eine dunkelbraune Farbe. Sie liegt zum großen Teil unterhalb des rechten Zwerchfells, reicht aber auch bis in den linken Oberbauch. Bemerkenswert ist, dass die Leber in der Lage ist, ihre Zellmasse zu regenerieren.

Wesentlich für die Funktion des Organs ist dessen gute Durchblutung mit einem Durchfluss von circa 2000 l Blut pro Tag. An der Leberpforte treten zwei zuführende Gefäße in das Organ ein: sauerstoffreiches Blut aus Leberarterie (Arteria hepatica) und sauerstoffarmes Blut aus der Pfortader (Vena portae). Ca. 75 bis 80 % der Blutversorgung stammen aus der Pfortader, die venöses Blut aus Magen, Dünndarm, Milz, Pankreas und dem oberen Drittel des Mastdarms der Leber zuführt. Auf diesem Wege werden alle resorbierten Stoffe einschließlich der Arzneimittel und Nahrungsbestandteile auf direktem Weg einer Leberpassage zugeführt.

Die Leber besteht morphologisch betrachtet aus zwei großen und zwei kleineren Leberlappen. Weitaus wichtiger ist die funktionelle Einteilung in acht Segmente, die jeweils von einem Ast des Gallenganges, der Pfortader und einem Ast aus der Arteria hepatica propria versorgt wird (Abbildung 6.1b). Der Lobus caudatus ist das Segment mit der Nummer 1, weitere Segmente werden von dort aus im Uhrzeigersinn von dorsal nach ventral durchnummeriert. Dies ist von besonderer Bedeutung, da wegen der jeweils eigenen Versorgung einzelne Lebersegmente chirurgisch entfernt werden können, ohne dass die Funktion benachbarter Segmente beeinträchtigt wird.

Unter dem Mikroskop sind kleine, sechseckige ein bis zwei mm große Leberläppchen erkennbar, wobei jeweils drei von Bindegewebe umgeben sind. Baustein der Leberläppchen sind die Leberzellen (Hepatozyten).

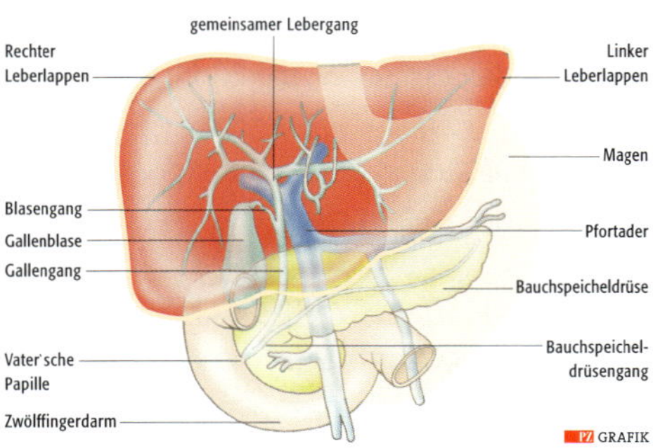

6.1a

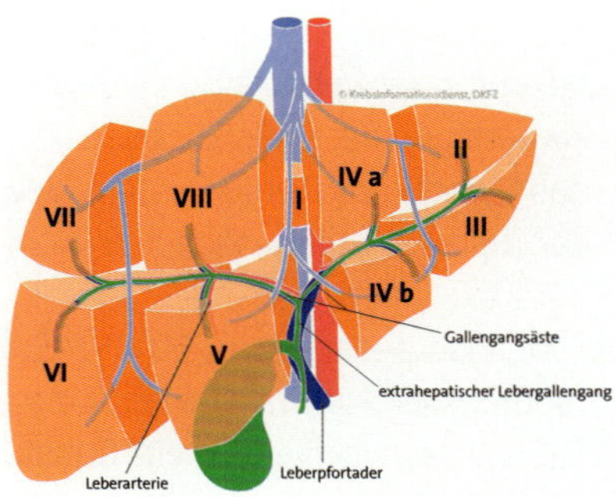

6.1b

Abbildung 6.1: Aufbau der Leber
© PZ Grafik Wosczyna

6.3 Funktionen

6.3.1 Vielfältige Aufgaben

Die Leber ist beteiligt am Stoffwechsel von Eiweiß, Zucker, Fetten, Hormonen, Mineralstoffen und Vitaminen. Sie ist das größte und wichtigste Stoffwechselorgan mit folgenden wesentlichen Aufgaben:

- Abbau und Ausscheidung exogener und endogener Stoffe (Entgiftung)
- Umwandlung von Ammoniak, der beim Abbau von Aminosäuren anfällt, in Harnstoff (über den Harnstoffzyklus)
- Synthese und Ausscheidung von Galle, die in der Gallenblase eingedickt und von dort zur Fettverdauung in den Darm gelangt
- Synthese von Lipoproteinen zur Speicherung und zum Transport von Fetten
- Synthese von Blutgerinnungsfaktoren
- Synthese von CRP
- Synthese von Eiweiß (Albumin, Globulin)
- Synthese von Cholesterin (Baustein für Hormone und Vitamin D)
- Speicherung von Glukose (bis zu 150g) in Form von Glykogen
- Speicherung der Vitamine A, D, E, K, B_{12}, Folsäure
- Umwandlung des roten Blutfarbstoffs geschädigter/alter Blutkörperchen zu Bilirubin, das via Gallengangsystem in den Darm gelangt. Bei Funktionseinschränkungen der Leber Stau des Bilirubins → Gelbsucht

6.3.2 Entgiftung

Für den Organismus sind zwei Systeme zur Entgiftung von Bedeutung:

- die Immunabwehr als Schutz vor Fremdem und Gefährlichem durch die Bildung von Antikörpern und der Phagozytose
- das Cytochrom-P-450-System, dessen Enzyme am stärksten in der Leber exprimiert werden, und das maßgeblich den (Arzneistoff-) Metabolismus bestimmt

Der Mensch besitzt etwa 60 CYP-Enzym-codierende Gene. Den CYP1- bis 3-Familien mit 15 Isoenzymen kommt eine besondere Bedeutung zu. Das wichtigste Enzym ist CYP3A4. Die CYP-Enzyme zeigen eine breite Substratspezifität, das heißt sie interagieren mit einer Vielzahl von Substraten unterschiedlicher Struktur. CYP-Gene, insbesondere die der CYP2-Familie aber auch CYP3A4, weisen einen hohen Polymorphismus auf, so dass die Metabolisierungen starken interindividuellen Schwankungen unterliegen können. Zudem können verschiedene Substrate eine Enzyminduktion oder Enzymhemmung hervorrufen, was häufig die Ursache relevanter Arzneimittelinteraktionen ist.

Die Enzyme des Cytochrom-P-450-Systems katalysieren in einer Phase-I- Metabolisierung zahlreiche Reaktionen wie Hydroxylierungen, Epoxidierungen, Dealkylierungen und Sulfoxidierungen, bei denen funktionelle Gruppen in das Molekül eingefügt oder verändert werden. In der Phase II werden die Reaktionsprodukte an körpereigene Moleküle wie Glucuronsäure,

Glutathion, Sulfat oder Acetat gekoppelt und so in eine Form überführt, die eine Ausscheidung, zum Beispiel renal oder fäkal, erleichtert. Zudem können diese Reaktionen wichtig für die Wirkung von Arzneimittel sein, beispielweise bei Prodrugs, deren eigentliche Wirkung erst durch die Umwandlung in eine Wirkform mit Hilfe dieser Enzyme gelingt. Allerdings können durch CYP-Enzyme auch toxische Stoffwechselprodukte entstehen, beispielsweise die Metabolisierung von Methanol zu Formaldehyd und Ameisensäure oder die Bildung von NAPQI (N-Acetyl-p-benzochinonimin) bei hohen Dosierungen von Paracetamol (→ „Leberschäden ausgewählter Arzneimittel – Paracetamol").

6.4 Leberschäden und -erkrankungen

6.4.1 Symptome

Die Symptome von Lebererkrankungen bzw. -schäden sind häufig unspezifisch und umfassen Müdigkeit, Übelkeit, abdominale Schmerzen, Appetitverlust, Gewichtsveränderungen, lehmfarbener Stuhl, Braunfärbungen des Urins und eventuell Konzentrationsstörungen. Direkte Schmerzsignale sendet das Organ selten aus. Bei weiterer Progredienz kommen dann auch leberspezifische Symptome wie Ikterus, Enzephalopathie, Juckreiz, Blutungen, und Aszites hinzu. Immunoallergische Reaktionen sind Fieber, Erytheme, Juckreiz und Eosinophilie.

Die meisten hepatotoxischen Reaktionen durch Arzneimittel ähneln dem klinischen Bild einer durch Viren verursachten Hepatitis. In einigen Fällen kann ein akuter Leberschaden innerhalb einer Woche nach Therapiebeginn beobachtet werden, der tödlich verlaufen kann, wenn der Auslöser des Leberschadens nicht umgehend vermieden wird. Prolongierte Verlaufsformen kommen bei arzneimittelinduzierten Lebererkrankungen mit Cholestase häufiger vor.

6.4.2 Ursachen

Die häufigsten Ursachen einer Lebererkrankung sind:

- Infektionen durch Viren (Hepatitis A, B, E sowie EBV)
- Alkohol (Fettleber)
- Übergewicht (Fettleber)
- Arzneimittel, NEM

6.5 Arzneimittelbedingte Leberschäden

6.5.1 Risikofaktoren

Eine genetische Disposition kann ein Risikofaktor für eine Leberschädigung sein. Daher wird zunehmend der Fokus auf pharmakogenetische Untersuchungen gelegt, die zur Therapiesicherheit im Hinblick auf Wirksamkeiten und UAW beitragen. Daneben sind aber auch zahlreiche weitere potenzielle Risikofaktoren bekannt, die in der Tabelle 6.1 zusammengefasst sind.

Tabelle 6.1: Risikofaktoren für arzneimittelinduzierte Leberschädigungen (nach [17, 21])

Alter	Weibliches Geschlecht
Hepatische Vorerkrankungen	Genetische Polymorphismen der CYP-Enzyme oder im HLA-System
Polypharmazie	Therapiedauer
Dosierung	Reexposition
Diabetes mellitus	Ernährungszustand
Fettleibigkeit	Schwangerschaft
Gleichzeitiger Alkoholkonsum	Rauchen
Infektionsrisiko durch Piercing, Tätowierungen, Drogenkonsum	ASS bei Kindern unter 12 Jahren[1]

[1] Kann die Entstehung des Reye-Syndromes mit verursachen, siehe Kasten

Reye Syndrom

Unter dem Begriff „Reye Syndrom" wird eine Enzephalopathie in Kombination mit einer fettigen Leberdegeneration verstanden, die vornehmlich bei Kindern zwischen dem 4. bis 9. Lebensjahr auftritt. Die Erkrankung schreitet unbehandelt rasch fort und endet häufig tödlich (Mortalität 50 %) oder führt zu bleibenden Schäden aufgrund eines generalisierten Hirnödems. Gewebeveränderungen betreffen nicht nur die Leber, sondern auch weitere Organe wie Herz und Niere. Labordiagnostisch fallen erhöhte Werte für Transaminasen und Serum-Ammoniak auf, die mindestens das dreifache der Ausgangswerte erreichen. Zudem steigt der INR und der Blutzuckerspiegel fällt ab, da durch die Leberschädigung die Glykogenspeicherung vermindert ist.

Ursache ist vermutlich eine bestehende Virusinfektion des Respirationstraktes und die gleichzeitige Gabe von ASS sowie bestehende Fettstoffwechselstörungen. Erste Hinweise auf ein Reye-Syndrom sind zunächst grippeähnliche Symptome, Fieber, sehr starkes Erbrechen nach ein bis zwei Tagen und im weiteren Verlauf Delir, Schläfrigkeit, Störungen des Bewusstseins und Koma. Weitere Zeichen sind zerebrale Krampfanfälle und eine Niereninsuffizienz. Ein Ikterus ist untypisch. Therapeutische Ansätze bestehen lediglich in der Symptombehandlung, ggf. ist eine intensivmedizinische Betreuung notwendig.

In der Apothekenpraxis sollen Alarmsignale wahrgenommen und bewertet werden, ASS-haltige Präparate sind grundsätzlich für Kinder unter 12 Jahren nicht geeignet.

6.5.2 Pathophysiologie

Die medikamentös-toxische Leberschädigung (drug-induced liver injury/DILI) ist eine durch Arzneimittel, Nahrungsergänzungsmittel aber u. U. auch durch Lebens- beziehungsweise Genussmittel hervorgerufene Schädigung des Leberparenchyms und/oder der Gallengänge mit einer entsprechenden Erhöhung der laborchemischen Parameter.

Die Pathophysiologie der DILI ist abhängig von dem Arzneimittel (oder anderen Hepatotoxinen) und in vielen Fällen noch nicht vollständig geklärt. Zu den schädigenden Mechanismen durch Arzneimittel gehören die kovalente Bindung des Wirkstoffes an zelluläre Proteine, was zur Schädigung des Immunsystems, Hemmung von Zell-Stoffwechselwegen, Blockierung von zellulären Transportwegen, induziertem Zelltod (Apoptose) und Störung der Mitochondrienfunktion führen kann.

6.5.3 Mechanismen

Leberschäden können hinsichtlich ihrer Pathophysiologie, Symptomatik und Schwere sehr unterschiedlich ausfallen und die Latenzzeit kann bis zum Auftreten von Symptomen in weiten Grenzen variieren. Die Schäden beruhen auf einem direkt toxischen oder idiosynkratischen Mechanismus und zeigen ein breites Spektrum klinischer Erscheinungsbilder mit isolierten Leberwerterhöhungen bis zum akuten Leberversagen.

Eine Leberschädigung gilt als vorhersehbar (**intrinsische Hepatotoxizität Typ A**), wenn sie kurz nach der Exposition auftritt und dosisabhängig ist. Bei Arzneistoffen ist diese Eigenschaft durch präklinische Tierstudien bekannt und reproduzierbar. Sie fällt daher in aller Regel bereits vor der Markteinführung des Medikaments auf und wird, falls die klinischen Studien aus diesen Gründen nicht abgebrochen werden mussten, in den entsprechenden Fachinformationen beschrieben.

Die intrinsische Form der arzneimittelinduzierten Leberschädigung wird am häufigsten durch Paracetamol verursacht. In therapeutischen Dosen gilt das Paracetamol als weitgehend unbedenklich, bei zum Beispiel suizidalen Überdosierungen können jedoch schwerwiegende Leberschädigungen auftreten.

Die Leberschädigung gilt als unvorhersehbar (**idiosynkratische Hepatotoxizität Typ B**), wenn sie dosisunabhängig (also auch in therapeutischer Dosierung) ist und sich nach einer gewissen Latenzzeit entwickelt. Ursache ist meist eine angeborene oder erworbene Überempfindlichkeit gegen bestimmte Stoffe, wobei es bereits ohne vorherige Sensibilisierung zu einer pathologischen Reaktion kommen kann und individuelle Faktoren eine zentrale Rolle spielen. Verantwortliche Faktoren hierfür können neben der Überempfindlichkeit eine veränderte genetische Disposition einschließlich einer individuellen Metabolisierung oder andere Einflüsse beispielsweise durch Alkoholkonsum, Rauchen, Komedikationen, Infektionen und Entzündungsreaktionen sein. Daher lässt sich diese Art der UAW in klinischen Studien nicht entdecken.

Der Typ B wird durch zwei Mechanismen verursacht: ein metabolischer, bei der es durch das Toxin oder seine Metaboliten zu einer direkten Zellschädigung kommt und ein immunologischer Mechanismus mit einer immunoallergischen und einer autoimmunen Form. Die immunoallergische Form tritt in aller Regel mit einer kürzeren Latenzzeit mit den klinischen Zeichen Fieber, Eosinophilie und Hautreaktionen als Folge einer Hypersensitivitätsreaktion auf. Bei der autoimmunen Form mit der Bildung von Autoantikörpern ist die Latenzzeit klassischer Weise länger. Die immunvermittelte Hepatotoxizität ist oftmals die Folge einer Bindung von reaktiven Metaboliten an hepatozelluläre Proteine (Haptenisierung), wobei eine Immunantwort in Gang gesetzt wird und antigenpräsentierenden Zellen stimuliert werden. Dabei vermehren sich T- und B-Zellen und Hepatozyten schädigende Zytokine werden freigesetzt.

Diese idiosynkratische Schädigung tritt wesentlich häufiger als die intrinsische Form auf und bedarf der besonderen Beobachtung von Ärzt:innen und Apotheker:innen in der täglichen Praxis, da eine Schädigung nach Therapiebeginn nicht unbedingt zu erwarten ist.

Tabelle 6.2 stellt die wesentlichen Unterschiede beider Typen gegenüber, Abbildung 6.2 zeigt, welche Ursachen für die beiden unterschiedlichen Typen von Leberschädigungen verantwortlich gemacht werden können.

Tabelle 6.2: Vergleich der Lebertoxizität vom Typ A und Typ B [9, 11, 22]

Charakteristikum	Typ A	Typ B
Dosisabhängig	Ja	Nein (+ Einzelfälle Ja)
Bekannt, vorhersehbar, reproduzierbar	Ja	Nein
Latenzzeit zeitnah/verzögert	Zeitnah nach Therapiebeginn	Verzögert (5–90 Tage ggf. Monate nach Therapiebeginn)
Reproduzierbar im Tierversuch/bei Patient:innen	Ja/Ja	Nein/Ja
Chemisch reaktive Metabolite	Ja	Ja
Involviertes Immunsystem	Angeboren	Angeboren und adaptiert

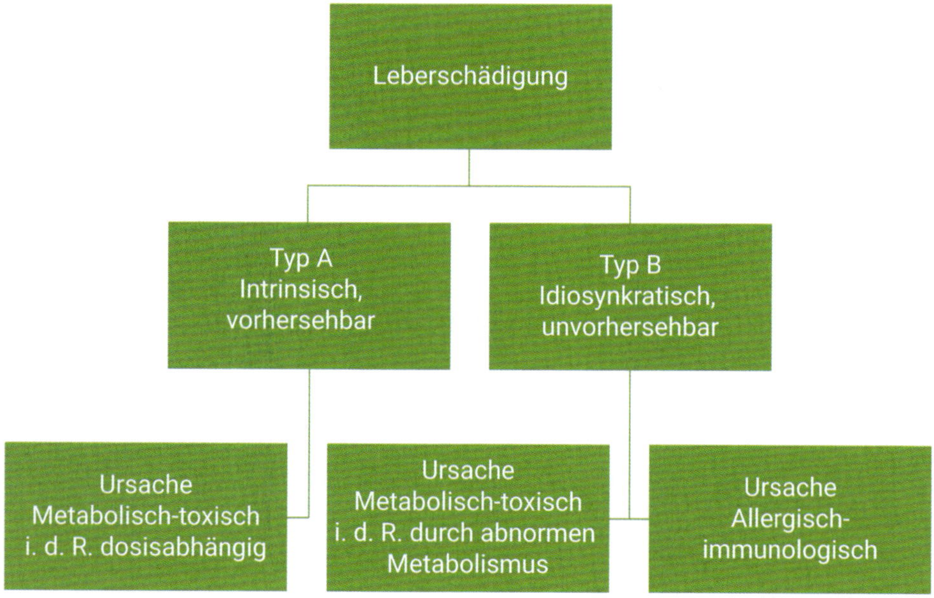

Abbildung 6.2: Klassifikation von arzneimittelinduzierten Lebererkrankungen nach [18]

6.5.4 Arten der Leberschädigung

Hepatozelluläre Leberschäden manifestieren sich in der Regel als Unwohlsein und mit Bauchschmerzen im rechten oberen Quadranten. Leberenzymwerte für ALT und/oder AST sind deutlich erhöht. In schweren Fällen kann eine Hyperbilirubinämie auftreten (hepatozellulärer Ikterus), die mit einer hohen Sterblichkeit assoziiert ist: ALT >3 × ULN und Gesamtbilirubin >2 × ULN = **Hy's law**". D. h. das Risiko für ein Leberversagen beträgt hier über 10 % (ALT = Alanin-Amino-Transferase, ULN = Upper Limit of Normal, d. h.Obergrenze des Normalwertes). In diesen Fällen ist eine Regeneration des Organs erheblich eingeschränkt, so dass eine Organtransplantation erforderlich sein kann. Hepatozelluläre Leberschäden können beispielweise durch Paracetamol oder Isoniazid hervorgerufen werden.

Cholestatische Leberschäden manifestieren sich durch Juckreiz und Gelbsucht begleitet durch eine deutliche Erhöhung der Serumspiegel der alkalischen Phosphatase. Normalerweise ist diese Art von Schädigung weniger gravierend als hepatozelluläre Syndrome, aber die Erholung kann langwierig sein. Stoffe, die zu dieser Art von Leberschädigung führen sind Amoxicillin/Clavulansäure und Chlorpromazin. Selten führt cholestatische Hepatotoxizität zu chronischen Lebererkrankungen und einem Gallengangsverlustsyndrom (progressive Zerstörung der intrahepatischen Gallengänge).

Bei **gemischten Formen** der Leberschädigung überwiegt weder ein Anstieg von Aminotransferase noch von alkalischer Phosphatase und die klinischen Symptome können sehr unterschiedlich ausfallen. Medikamente wie Phenytoin können zu dieser Art der Schädigung führen.

6.5.5 Diagnostik

Zur üblichen Diagnostik einer Leberfunktionsstörung zählen

- Anamnese: Erfragen der Beschwerden, Ermittlung von Risikofaktoren, Medikamentenanamnese
- Körperliche Untersuchung
- Ggf. Bildgebende Verfahren: Ultraschall
- Ggf. Gewebebiopsie
- Laboruntersuchungen: Leberfunktionswerte und Nachweis von Hepatitisviren

Das Erkennen und die Diagnostik von arzneimittelbedingten Lebererkrankungen sind sehr häufig schwierig, da es keinen speziellen diagnostischen Parameter hierfür gibt und jede Lebererkrankung durch ein Arzneimittel imitiert werden kann. Es ist daher wichtig, aber nicht allein ausreichend, zur Kausalitätsbeurteilung den zeitlichen Zusammenhang zwischen der Arzneimitteleinnahme und dem Auftreten der Symptome auf Plausibilität hin zu bewerten. Hilfreich ist es zu prüfen, ob bereits in der Literatur beschriebene Fällen oder Kasuistiken vorliegen (siehe Datenbanken).

Laborchemische Klassifikation

Das Ausmaß von Leberfunktionsstörungen lässt sich nicht wie bei der Beurteilung von Nierenfunktionsstörungen durch den Labormarker Kreatinin mit einem einzelnen Laborparameter abschätzen. Zur Beurteilung der Schwere der Leberschädigung werden die Leberenzyme der Tabelle 6.3 herangezogen. Sie kommen vor allem in den Hepatozyten der Leber vor, aber auch in geringeren Anteilen in anderen Körperzellen, beispielsweise in der Muskulatur des Skeletts und des Herzens.

Die Transaminasen ALT (GPT) und AST (GOT) sind intrazelluläre Enzyme, die nach einer Zellschädigung ins Blut gelangen, wobei ALT vorzugsweise im Zytosol vorkommt und bereits bei geringen Schäden ins Blut gelangt. Erst bei schweren Schädigungen werden auch erhöhte Blutwerte für AST gefunden, da dieses Enzym zu einem großen Teil in den Mitochondrien vorliegt und erst nach einer vollständigen Lyse der Zellen freigesetzt wird. Eine Ausnahme sind alkoholkranke Patienten, bei denen AST auch aus Muskelzellen freigesetzt wird. Den Quotienten aus beiden Enzymwerten AST:ALT bezeichnet man als „De-Ritis-Quotienten". Im Normalfall liegt dieser Quotient bei 0,6 bis 0,8. Ein De-Ritis-Quotient > 1 weist auf einen Leberschaden hin. [25]

ALT: höhere Leberspezifität, Freisetzung bei leichten Leberschäden
AST: höhere Muskelspezifität, Freisetzung bei schweren Leberschäden

GGT ist ein membranständiges Enzym der Leber, der Niere und des Pankreas. Erhöhte Werte können auf einen Alkoholmissbrauch oder eine Cholestase hindeuten.

AP kommt in nahezu allen Geweben vor. Zudem kann die Syntheseleistung der Leber durch die Bestimmung von Albumin, Bilirubin und INR beurteilt werden.

Tabelle 6.3: Normalwerte von Leberfunktionswerten

Leberenzyme		Normalwert Männer	Normalwert Frauen
ALT (GPT)	Alanin-Aminotransferase (veraltet Glutamat-Pyruvat-Transaminase GPT)	10–50 U/l	10–35 U/l
AST (GOT)	Aspartat-Aminotransferase (veraltet Glutamat-Oxalacetat-Transaminase GOT)	10–50 U/l	10–35 U/l
AP	Alkalische Phosphatase	40–130 U/l	35–105 U/l
GGT	Gamma-Glutamyltransferase	<60 U/l	<40 U/l
Syntheseparameter		**Normalwert**	
INR/Quick	International Normalized Ratio	0,9 bis 1,2	
Albumin	–	3,5 bis 5,0 g/dl	
Bilirubin ges.	–	<1,1 mg/dl	

Tabelle 6.4: Lebertoxische Arzneimittel und ihr vorwiegend schädigendes Muster [1]

Hepatozellulär		Cholestatisch	Gemischt
Acarbose	NSAR	Amoxicillin/Clavulansäure	Amitriptylin
Allopurinol	Omeprazol	Anabole Steroide	Azathioprin
Amiodaron	Paroxetin	Chlorpromazine	Carbamazepin
ASS	PCM	Clopidogrel	Captopril
Baclofen	Pyrazinamid	Estrogene	Clindamycin
Ecstasy	Rifampicin	Irbesartan	Cyproheptadin
HART-Medikamente	Risperidon	Mirtazapin	Enalapril
Isoniazid	Sertralin	Orale Kontrazeptiva	Methylprednisolon
Kava-Kava	Statine	Phenothiazine	Nitrofurantoin
Ketoconazol	Tetrazykline	Terbinafin	Phenytoin
Lisinopril	Trazodon	Trizyklika	Trazodon
Losartan	Valproinsäure		TMP/SMX
Methotrexat			Verapamil

Bei einem DILI muss allerdings ein gewisses Ausmaß bei der Überschreitung der Normwerte erreicht werden. Nicht jede passagere Erhöhung der Leberfunktionswerte, wie sie zum Beispiel bei Tuberkulostatika auftreten kann, wird als DILI bezeichnet. Die Festlegung der Grenzwerte, ab denen man von einem DILI spricht, werden allerdings in der Literatur nicht einheitlich festgelegt. In einer Studie des Drug-Induced Liver Injury Network (DILIN) wurden beispielsweise die Einschlusskriterien beziehungsweise DILI durch folgende laborchemische Veränderungen definiert:

- ALT oder AST über dem 5-fachen des oberen Normwertes
- und/oder AP über dem 2-fachen des oberen Normwertes
- sowie Bilirubin ≥2,5 mg/dl
- oder INR über 1,5 mit jeder Erhöhung der Transaminasen/AP unter Ausschluss anderer Ursachen

Bei bereits bestehendem Leberschaden mit erhöhten ALT/AST/AP-Werten, werden die bereits erhöhten Parameter als Ausgangswert (baseline) verwendet. Dieser Ausgangswert muss dann im Falle der AST/ALT um das 3- beziehungsweise 5-fache überschritten werden.

Fallbeispiel

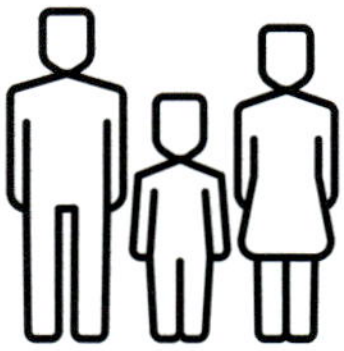

© tentacula-stock.adobe.com

Frau, 61 J., 1.73 m, 108 kg, RR 134/97
u. a. Endogenes Exzem seit der Kindheit, Asthma, Morbus Crohn, p-ANCA-assoziierter Vaskulitis, derzeit unter Ustekinumab-Behandlung, arterielle Hypertonie
Multiplexneuritis: nach Ausschluss akuter Kontraindikationen erfolgte die Gabe von Methylprednisolon, beginnend mit 96 mg i. v., eskalierend auf 250 mg i. v. über insgesamt 5 Tage unter Ulkus- u. Thromboseprophylaxe.

Präparat	Arzneistoff	Früh	Mittag	Abend	Spät
Bisoprolol 5 mg Tbl.	Bisoprolol	1	0	0	0
Candesartan 8 mg Tbl.	Candesartan	1	0	1	0
Natrilix 1,5 mg	Indapamid	1	0	0	0
Berotec bei Bedarf	Fenoterolhydrobromid				
Symbicort	Budesonid	1	0	1	0
Claversal 500 mg Tbl.	Mesalazin	1	0	0	0
Dekristol 1000 IE Tbl.	Colecalciferol (Vit. D3)	1	0	0	0
Stelara s. c. nach Plan	Ustekinumab				
Pregabalin 25 mg **– neu –**	Pregabalin	1	0	1	0
Nexium Mups 40 mg Tbl.	Esomeprazol	1	0	0	0

Nebenwirkung

Nach niedrigdosierter Kortikoid-Stoßtherapie (Tag 1: 32 mg, Tag 2–5: je 250 mg) schneller Leberwert- Anstieg. Folgende Leberwerte wurden gemessen:

	Tag 6	Tag 7
AST	1.69 µmol/s*l (101.4 U/l)	0.55 µmol/s*l (33 U/l)
ALT	3.09 µmol/s*l (185.4 U/l)	1.86 µmol/s*l (111.6 U/l)
Gamma-GT	7.84 µmol/s*l (470.4 U/l)	5.01 µmol/s*l (300.6 U/l)

Fortsetzung Fallbeispiel	
Fachinformation	Arzneimittelbedingte Leberschäden, einschließlich akuter Hepatitis und Erhöhung von Leberenzymen, können aufgrund einer zyklischen Methylprednisolon-i. v.-Stoßtherapie auftreten (in der Regel bei Anfangsdosis ≥ 1 g/Tag). Seltene Fälle von Hepatotoxizität wurden berichtet. Die Zeit bis zum Ausbruch kann mehrere Wochen oder länger betragen. In den meisten Fallberichten wurde eine Resolution der unerwünschten Ereignisse nach Absetzen der Behandlung berichtet.
RUCAM-Score	7 (wahrscheinlich)

6.5.6 Therapie

Die wichtigste Therapiemaßnahme bei einer erkannten Leberschädigung besteht in dem Absetzen des Verursachers, was meist zu einer Regeneration der Hepatozyten führt, wenn die Maßnahme rechtzeitig ergriffen wird. Bei schweren Verlaufsformen muss ggf. eine Lebertransplantation durchgeführt werden.

Gegenmittel sind nur für ein paar Hepatotoxine verfügbar zum Beispiel:

Knollenblätterpilzvergiftung → Silibinin (aus der Mariendistel), verhindert durch seine membranstabilisierenden Eigenschaften die Aufnahme weiterer Toxine in die Hepatozyten

Paracetamol→ N-Acetylcystein, liefert Vorstufe von Glutathion, das den toxischen Metaboliten neutralisiert

6.5.7 Prävention

Bereits in den klinischen Phasen der Zulassungsstudien werden Substanzen mit einem hohen Risiko einer Leberschädigung identifiziert. Diese Untersuchungen führen oftmals zu einem Abbruch der Weiterentwicklung. Allerdings bedeutet dies keine Garantie für die Sicherheit von Substanzen in der Zeit nach der Zulassung. Die Überwachung der Postmarketing-Phase erfolgt durch das BfArM beziehungsweise die EMA.

Die Prävention besteht daher darin, routinemäßige Kontrollen von Leberwerten durchzuführen und Lebertoxine zu identifizieren, um rechtzeitig einen Therapieabbruch einzuleiten. Hierzu sind zwei Datenbanken besonders hilfreich. Einschränkend ist allerdings, dass nicht alle in Deutschland verfügbaren Arzneistoffe beurteilt werden und das lebertoxische Potenzial teilweise unterschiedlich beurteilt wird.

LiverTox

Die Website LiverTox (https://livertox.nih.gov/index.html) der U.S. National Library of Medicine listet mehr als 1000 Bewertungen von potenziell hepatotoxischen Substanzen mit teils ausführlichen Fallberichten, bei der ein Score (CIOMS/RUCAM A bis E) die Wahrscheinlichkeit des Auftretens einer Schädigung der Leber angibt.

LTKB

LTKB-Benchmark-Datasets (https://www.fda.gov/science-research/liver-toxicity-knowledge-base-ltkb/ltkb-benchmark-dataset) listet ebenfalls mehr als 1000 Substrate auf, deren hepatotoxisches Potenzial bewertet wird. Je nach Potenzial zur Verursachung eines DILI werden vier Klassen unterschieden (vMost-DILI-Concern, vLess-DILI-Concern, Ambiguous DILI-concern, vNo Dili concern). Die DILI-Klassifizierung leitet sich aus einer Analyse der hepatotoxischen Beschreibungen in den von der FDA genehmigten Dokumenten zur Arzneimittelkennzeichnung und der Bewertung von Kausalitätsnachweisen in der Literatur ab (Adverse reactions, Box warnings, Warnings and Precautions, Withdrawn in US). Des Weiteren wird eine Zuordnung zu einer DILI Severity Class (0 bis 8) berechnet, die die Wahrscheinlichkeit eines Leberschadens auf der Basis der täglichen Dosis, möglicher Metabolite und der Lipophilie einer Substanz einschätzt.

6.6 Leberschäden ausgewählter Arzneimittel

6.6.1 Paracetamol

Paracetamol gehört zu den wichtigsten im OTC-Bereich verfügbaren Substanzen mit analgetischer und antipyretischer Wirkung. Vor allem in der Pädiatrie stehen wenig Alternativen zur Verfügung. Allerdings wird Paracetamol für bis zu zwei Drittel aller Fälle von akutem Leberversagen verantwortlich gemacht. Daher ist die Beratung der Patient:innen von besonderer Bedeutung in der täglichen Praxis. Die Hepatotoxizität von Paracetamol beruht auf einer metabolisch-toxischen Reaktion Typ A (→ „Mechanismen"). Wie Abbildung 6.3 zeigt, wird der Wirkstoff zum größten Teil durch die Enzyme UDP-Glucuronyl-Transferase und Sulfotransferase konjugiert. Nur ein kleiner Teil (in der Regel weniger als 5 %) wird bei normaler Dosierung (<4g/Tag) und normalem Stoffwechsel durch CYP2E1 zum toxischen N-Acetyl-p-Benzochinonimin (NAPQI) metabolisiert. Dieser Metabolit wird vom Organismus durch Glutathion entgiftet. Kommt es jedoch zu einer Überdosierung, steigt der durch CYP2E1 metabolisierte NAPQI-Anteil und die physiologische Glutathion-Konzentration reicht nicht mehr für eine hinreichende Entgiftung aus. Nicht abgebautes NAPQI bindet dann kovalent an zelluläre (Leber)-Proteine und verursacht einen Zelluntergang. Nicht auszuschließen sind diese toxischen Effekte durch normale Paracetamol-Dosen, wenn bei Patient:innen ein verminderter Glutathion-Spiegel, zum Beispiel durch eine chronische Herzinsuffizienz oder eine verminderte Glukuronidierung bei Morbus Gilbert vorliegt. Ebenso können durch eine Mangelernährung, übermäßiges Fasten oder eine Kachexie Glutathion-Reserven vermindert sein und eine Lebertoxizität von Paracetamol zur Folge haben. Ethanol induziert das Enzym CYP2E1 und erhöht seine Halbwertszeit von 7 auf bis zu 24 Stunden. Dadurch wird bei gleichzeitigem Alkoholkonsum die NAPQI Konzentration deutlich erhöht. Die kritische Betrachtung aller Aspekte hat zu einer aktuell noch andauernden Diskussion über eine Verschärfung der Rezeptpflicht von Paracetamol über das jetzige Maß hinaus (10g pro Packung) geführt.

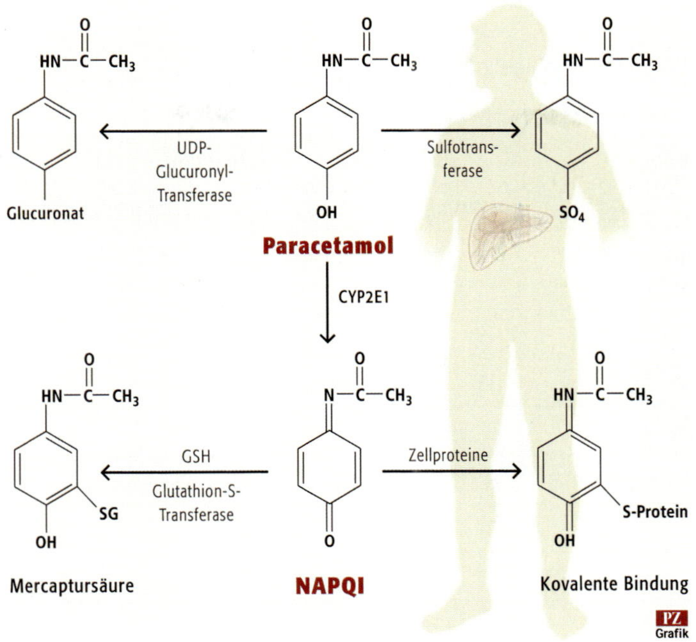

Abbildung 6.3: Metabolismus von Paracetamol
© PZ Grafik Wosczyna

6.6.2 Antibiotika

Neben Paracetamol zählen Antibiotika zu der am häufigsten genannten Arzneimittelgruppe, die mit einem Leberschaden assoziiert sind, wobei die Kombination aus Amoxicillin/Clavulansäure sowie Flucloxacillin in mehreren Studien als wichtigste Verursacher erkannt wurden. Für diese Antibiotika sind auch Assoziationen mit genetischen Polymorphismen beschrieben worden, die für Änderungen im Metabolismus oder in der immunologischen Reaktion verantwortlich sind (idiosynkratisch Typ B). Für Flucloxacillin (geschätzte Inzidenz eines Leberschadens 1:12.000) konnte gezeigt werden, dass ein Polymorphismus Ursache der Schädigung ist. Der von CYP3 A gebildete 5'-Hydroxylmethyl-Metabolit wirkt auf biliäre Epithelzellen toxischer als auf Hepatozyten. Bei Patient:innen mit Genvarianten trat diese UAW auf, bei Patient:innen ohne diesen Polymorphismus nicht.

Die Leberfunktionsstörungen können mit einem mäßigen Anstieg der Leberfunktionswerte (AST und/oder ALT), in schweren Fällen jedoch auch mit einen cholestatischen Hepatitis einhergehen. Die Diagnose wird durch eine sehr lange Latenzzeit auch nach dem Absetzen erschwert.

Bei anderen Antibiotika konnte in verschiedenen Studien ebenfalls ein erhöhtes Risiko einer Hepatotoxizität nachgewiesen werden. In einer türkischen Studie, die im Zeitraum 2001 bis 2007 bei 5471 Patient:innen mit auffälligen Leberfunktionswerten durchgeführt wurde, konnte bei 170 Patient:innen ein arzneimittelbedingter Leberschaden festgestellt werden. 84 von 170 Patient:innen wurden mit einem der in Tabelle 6.10 genannten Arzneimittel behandelt.

Allerdings sind die Ergebnisse nicht mit denen anderer Studien vergleichbar, da in einzelnen Ländern ein unterschiedliches Verordnungsverhalten berücksichtigt werden muss und die Einschlusskriterien unterschiedlich sind.

Tabelle 6.10: Antibiotika mit hepatotoxischer Wirkung [8]

Arzneimittelgruppe	Art der Schädigung			
	Summe	Hepatotoxisch	Cholestatisch	Gemischt
Penicilline (Amoxicillin-Clavulansäure)	31	16	7	8
Metronidazol/Ornidazol	19	13	0	6
Fluorchinolone	11	6	3	2
Cephalosporine	9	6	0	3
Makrolide (Clarithromycin)	8	3	3	2
Tetrazykline	3	3	0	0
Cotrimoxazol	4	3	0	1

6.6.3 Tuberkulostatika

Isoniazid

Isoniazid ist ein essenzieller Bestandteil einer Kombinationstherapie mit anderen Tuberkulostatika, sowie in der Monotherapie zur Prävention. In der Regel ist daher von einer längeren Therapiedauer auszugehen.

Isoniazid wird in der Leber durch Acetylierung und Hydrolyse zu inaktiven Metaboliten abgebaut. Innerhalb von 24 Stunden werden 75 bis 95 % einer Isoniazid-Dosis überwiegend als Metabolite neben freiem Isoniazid renal eliminiert. Die Rate der Acetylierung wird durch die Aktivität der N-Acetyl-Transferase bestimmt, die genetischen Variationen unterliegt. Man unterscheidet schnelle und langsame Acetylierer. Circa 40 % der Bevölkerung in Deutschland und circa 80 bis 90 % der Japaner, Chinesen und Eskimos sind schnelle Acetylierer.

Die Bildung von N-Acetyl-Isoniazid ist der wichtigste Schritt in der Metabolisierung. Bei schnellen Acetylierern wird Isoniazid fünf- bis sechsfach schneller umgesetzt als bei langsamen Acetylierern. Der entstandene Metabolit kann weiter zu Isonicotinsäure und Monoacetylhydrazin gespalten werden. Isonicotinsäure wird zum überwiegenden Teil an Glycin durch eine individuell unterschiedliche Konfigurationsreaktion gebunden. Monoacetylhydrazin wird vom gleichen polymorphen N-Acetyl-Transferase-System wie Isoniazid selbst zu Diacetylhydrazin umgebaut. Entsprechend ist auch hier die Rate bei schnellen Acetylierern signifikant höher als bei langsamen Acetylierern. Dieser Metabolit scheint ein hohes Potenzial einer Leberschädigung zu besitzen, da er als reaktives Stoffwechselprodukt den hepatischen mikrosomalen Enzymen als Substrat dient und somit Lebernekrosen auslösen könnte. Allerdings ist nicht endgültig geklärt, ob der Polymorphismus dazu beiträgt.

Rifampicin

Rifampicin wird eingesetzt in der Behandlung der Tuberkulose, bei nichttuberkulösen Mykobakterien (jeweils als Kombinationspartner) und zur Prophylaxe einer Meningitis durch Meningokokken. Off-Label wird Rifampicin gelegentlich zur Behandlung von Staphylokokken-Infektionen eingesetzt.

Rifampicin induziert das Cytochrom-P450-System (CYP3A4, CYP2 A, CYP2B, CYP2C) der Leber. Dadurch können vermehrt Wechselwirkungen mit anderen Wirkstoffen, die die gleichen Metabolisierungswege nutzen, auftreten. Daneben erhöht Rifampicin erhöht die UDP-Glucuronosyltransferase 1 A, die die Glucuronidierung einer Reihe von Substanzen in der Niere und Leber katalysiert und beeinflusst durch eine Wirkung auf das Transportprotein p-Glykoprotein den Transport von Wirkstoffen aus der Zelle.

Rifampicin wird beim Menschen in der Leber in 25-Desacetyl-Rifampicin als Hauptmetabolit umgewandelt. Durch eine Eigeninduktion der CYP-P450-Enzyme nimmt die Metabolisierungsrate im Laufe der wiederholten Verabreichung von Rifampicin zu.

Unter der Therapie mit Rifampicin treten sehr häufig Veränderungen der Leberfunktionswerte (v. a. Anstieg der Transaminasenaktivität) auf, die in der Regel keine klinische Relevanz haben und unter fortgeführter Therapie rückläufig sind. In seltenen Fällen kann es aber auch zum Auftreten einer symptomatischen Hepatitis kommen, die in schweren Fällen einen tödlichen Verlauf haben kann. Die Therapie mit Rifampicin sollte nur unter Kontrolle der Laborwerte erfolgen.

6.6.4 Phytopharmaka

Die Phytotherapie hat in der Gunst der Kund:innen/Patient:innen einen hohen Stellwert. Da aber auch bei dem Einsatz von Pflanzen und deren Zubereitungen Leberschäden auftreten können, ist die pharmazeutische Beratung auch vor dem Hintergrund großer Qualitätsunterschiede von Bedeutung. Erschwerend kommt hinzu, dass es sich bei den Phytotherapeutika meist um Vielstoffgemische handelt. Daher ist es schwierig, die für die Lebererkrankung auslösende Substanz zu identifizieren.

Zu den bekannten lebertoxischen Inhaltsstoffen aus Heilpflanzen zählen die **Pyrrolizidin-Alkaloide** (PA). PA zählen zu den sekundären Pflanzeninhaltsstoffen, die von vielen Pflanzen zur Abwehr von Fressfeinden gebildet werden. Schädlich sind nicht die PA selbst, sondern deren Abbauprodukte in der Leber. Sie haben sich im Tierversuch als kanzerogen und lebertoxisch erwiesen. Häufig eingesetzte PA-haltige Drogen sind beispielsweise Huflattich und Beinwellwurzel. Mittlerweile gibt es jedoch auch eine Pyrrolizidin-frei gezüchtete Huflattich-Sorte, aus der Arzneitee hergestellt wird. Von Wildsammlungen ist unbedingt abzuraten. Auch für Beinwell gibt es Züchtungen, deren oberirdische Teile arm an PA sind und die daher für handelsübliche Dermatika eingesetzt werden.

In einer Untersuchung aus dem Jahr 2013 hat das Bundesamt für Risikobewertung (BfR) in 221 untersuchten handelsüblichen Kräutertees und Tees zum Teil hohe Dosen PA festgestellt. Untersucht wurden Babyfencheltee, Fencheltee, Kamillentee, Kräutertee, Pfefferminztee, Brennnesseltee und Melissentee sowie grüner, schwarzer und Rotbusch-Tee. Der Gehalt an PA einzelner Proben schwankte innerhalb der gleichen Teesorte erheblich und ist abhängig von dem verwendeten Material (Kraut, Wurzel, Stängel, Blüte), der Ernte, der Lagerung und dem Extraktionsverfahren.

Sichere Aussagen zum gesundheitlichen Risiko bei regelmäßiger Aufnahme belasteter Teeaufgüsse sind daher nicht möglich und eine akute Gesundheitsschädigung unwahrscheinlich. Allerdings könnte bei einem täglichen längerfristigen Verzehr großer Mengen Tees (>3 Tassen zu 200 ml bei Erwachsenen, >1 Tasse zu 200 ml bei Kindern) ein gesundheitliches Risiko bestehen.

Die Metabolite der Pyrrolizidinalkaloide reagieren irreversibel mit der DNA und anderen Makromolekülen und führen auf diese Weise zur Schädigung der Leberzellen. Der toxische Effekt ergibt sich aus einer kumulativen Gesamtdosis. Eine langfristige Einnahme sollte daher immer vermieden werden.

Der Fall „Kava-Kava" zeigt, dass auch pflanzliche Arzneimittel aufgrund einer Lebertoxizität (und Kanzerogenität) vom Markt genommen werden müssen [7]. Tabelle 6.11 listet einige weitere Phytopharmaka mit einem lebertoxischen Potenzial auf.

Tabelle 6.11: Phytopharmaka mit einem lebertoxischen Potenzial [14, 15] modifiziert durch [18]

Heilpflanze	Anwendung	Toxin	Klinische Präsentation	Konsequenz in der Praxis
Gemeiner Beinwell (Symphytum officinale)	Tee oder Nahrungsergänzungsmittel; äußerlich: Prellungen, Zerrungen, Verstauchungen, PA-freie Beinwell-Topika!	Pyrrolizidin-Alkaloide (PA)	Veno-okklusive Lebererkrankung (Verschluss der kleinen Lebervenen, Nekrose)	Ausschließlich topische Anwendung von Produkten mit geringem oder keinem PA-Anteil
Kava-Kava (Piper methysticum)	Anxiolytikum, mildes Sedativum	Kavain, Dihydrokavain	Leberzellschädigung, Leberentzündung, fulminantes Leberversagen	Außer Handel
Amerikanische Faulbaumrinde (Rhamnus purshianus)	Laxans	Anthracen-Glykoside	Cholestatische Leberentzündung	Einsatz nur unter Berücksichtigung der UAW
Schöllkraut (Chelidonium majus)	Dyspepsie, Reizdarmsyndrom, krampfartige Beschwerden im Gastrointestinaltrakt	unbekannt	Chronische Leberentzündung, Fibrose	Zulassung nur für Präparate mit <2,5 mg Gesamtalkaloide, Kontrolle Leberfunktionswerte, nicht bei Lebererkrankungen, Schwangerschaft, Stillzeit

Tabelle 6.11: Phytopharmaka mit einem lebertoxischen Potenzial [14, 15] modifiziert durch [18]

Heilpflanze	Anwendung	Toxin	Klinische Präsentation	Konsequenz in der Praxis
Traubensilberkerze (Cimicifuga racemosa)	Wechseljahrbeschwerden	unbekannt	Erhöhte Transaminasen- und Bilirubin-Werte	Anwendung bei Lebererkrankungen nur unter Laborkontrolle. Im Beratungsgespräch für Symptome eines Leberschadens sensibilisieren
Umckaloabo (Pelargonium sidoides)	Akute Bronchitis	unbekannt	Erhöhung Leberfunktionswerte, ggf. entzündliche Veränderungen	Nicht bei Lebererkrankungen
Sägepalme (Serenoa repens)	Prostatahyperplasie	unbekannt	Milde Hepatitis	Bei Daueranwendung Kontrolle Leberfunktionswerte
Baldrian (Valeriana officinalis)	Sedativum	unbekannt	(milde Hepatitis)	Bei Daueranwendung Kontrolle Leberfunktionswerte

6.6.5 Metamizol

Metamizol wird seit fast 100 Jahren als Analgetikum/Antipyretikum eingesetzt. Da Metamizol in seltenen Fällen eine Agranulozytose verursachen kann, wurde die Substanz in Skandinavien, Großbritannien und Nordamerika vom Markt genommen. In Deutschland ist sie nach wie vor als rezeptpflichtiges Mittel verfügbar.

2020 wurde in einem Rote-Hand-Brief [6] informiert, dass unter Metamizol in seltenen Fällen arzneimittelbedingte Leberschäden auftreten können. Die Fachinformationen wurden dementsprechend angepasst.

Der Pathomechanismus des Leberschadens ist nicht eindeutig geklärt, allerdings gibt es Hinweise auf einen immunallergischen Mechanismus. Die Leberschäden zeigten vorwiegend ein hepatozelluläres Muster und traten mit einer Latenzzeit von wenigen Tage bis Monaten nach Behandlungsbeginn auf. Anzeichen eines Leberschadens waren erhöhte Leberfunktionswerte, teilweise begleitet von einem Ikterus. Häufig bestand ein Zusammenhang mit anderen Arzneimittelüberempfindlichkeitsreaktionen (z. B. Hautausschlag, Blutbildveränderungen, Fieber und Eosinophilie) oder von Merkmalen einer Autoimmunhepatitis. Bei Reexposition zeigten einige Patient:innen Anzeichen eines erneuten Leberschadens auf.

Angesichts der sehr hohen Verbrauchszahlen (225 Millionen DDD in 2018) und der geringen Anzahl gemeldeter Fälle eines Leberschadens durch Metamizol (lt. Datenbank der EMA 300 Berichte) scheint das Risiko eher gering zu sein. Allerdings war diese eher seltene UAW bisher nicht bekannt und sollte in der Praxis vermehrt berücksichtigt werden.

6.7 Literatur Kapitel Leber

[1] Navarro VJ, Senior JR, Drug-Related Hepatotixicity N Engl J Med 2006; 354:731–739

[2] Andrade RJ, Lucena MI, Fernandez MC et al. Gastroenterology 2005; 129(2):512–521

[3] Björnsson ES et al. Incidence, presentation, and outcomes in patients with drug-induced liver injury in the general population of iceland. Gastroenterology 2013; 144(7): 1419–1425

[4] Chalasani N, Bonkovsky HL, Fontana R, et al: Features and outcomes of 899 patients with drug-induced liver injury: The DILIN prospective study. Gastroenterology 148(7):1340–1352, 2015

[5] Chen, M. Borlak J. and Tong, W. A Model to predict severity of drug-induced liver injury in humans. Hepatology, 2016, 64(3): 931–940

[6] https://www.akdae.de/Arzneimittelsicherheit/RHB/20201215.pdf

[7] https://www.deutsche-apotheker-zeitung.de/news/artikel/2019/12/27/endgueltiges-aus-fuer-kava-kava

[8] Idilman R, et al. The characteristics and clinical outcome of drug-induced liver injury: a single-center experience. J Clin Gastroenterol 2010;44:e128-e132

[9] IkedaT. Drug-induced idiosyncratic hepatotoxicity: prevention strategy developed after the troglitazone case. Drug Metab Pharmacokinett 2001; 26: 60–70

[10] Krähenbühl S, Kaplowitz N: Drug-induced hepatotoxicity: clinical presentation. pathogenesis, risk factors, diagnosis and treatment. In: Schmid R, Bianchi L, Blum HE, Gerok W, Maier KP, Stalder GA, eds.: Acute and chronic liver diseases. Molecular biology and clinics. Dordrecht: Kluwer 1996: 147–158

[11] Lee WM. Drug induced hepatotoxicity. N Engl J Med 2003; 349: 474–485

[12] M Chen, A Suzuki, S Thakkar, K Yu, C Hu, W Tong. DILIrank: the largest reference drug list ranked by the risk for developing drug-induced liver injury in humans.Drug Discov Today 2016, 21(4): 648–653

[13] Navarro VJ, Barnhart H, Bonkovsky HL, et al: Liver injury from herbals and dietary supplements in the U.S. Drug-Induced Liver Injury Network. Hepatology 60(4):1399–1408, 2014

[14] Schlatter C. Nebenwirkung Leberschaden. Pharm Ztg 2009; 154:3254–3263

[15] Seeff LB., Herbal hepatotoxicity. Clin Liver Dis 11 (2007) 577–596

[16] Stahlmann https://www.deutsche-apotheker-zeitung.de/daz-az/2012/daz-45–2012/hepatotoxizitaet-von-arzneimitteln

[17] Stine JG, Lewis JH. Drug induced liver injury: a summaryrecent advances. Expert Opin Drug Metab Toxicol 2011; 7:875–890

[18] Strehl E. Morck H. Unerwünschte Arzneimittelwirkungen. Eine organbezogene Übersicht. Eschborn: Govi-Verl. ; 2014; Beitrag Ude C. 79–99

[19] Teschke R, Hennermann K, Schwarzenböck A. Arzneimittelbedingte Heparotoxizität: Diagnostische Hilfe durch Bewertungsskala. Dt Ärztebl 2006; 103:2311–2318

[20] Teschke R, Wolff A, Frenzel C, Schwarzenboeck A, Schulze J, Eickhoff A. Drug and herb induced liver injury: Council for International Organizations of Medical Sciences scale for causality assessment. World J Hepatol 2014;6(1):17–32

[21] Teschke R. Arzneimittelbedingte Lebererkrankungen. Z Gastroenterol 2002; 40:305–326

[22] Teschke R. Toxische Leberschäden durch Arzneimittel. Dt Ärztebl 2001; 98: A 2584–2589

[23] Quan NV, Dang Xuan T, Teschke R. Potential Hepatotoxins Found in Herbal Medicinal Products: A Systematic Review. Int J Mol Sci 2020;21(14):5011

[24] Ferreira V, Mathieu A, Soucy G, Giard JM, Erard-Poinsot D. Acute Severe Liver Injury Related to Long-Term Garcinia cambogia Intake. ACG Case Rep J 2020;7(8):e00429

[25] Ritis F de, Coltorti M, Giusti G (1957) An enzymatic test for the diagnosis of viral hepatitis: the transaminase serum activities. Clin Chim Acta 369(2):148–152.

7 Nebenwirkungen am Gastrointestinaltrakt

Etwa 5 bis 10 % der Notfall-Krankenhauseinweisungen sind nach einer Untersuchung aus dem Jahr 2018, die in vier größeren Krankenhausnotaufnahmen mit 10.174 Verdachtsfällen durchgeführt wurde, auf unerwünschte Arzneimittelwirkungen zurückzuführen [64]. Die häufigsten dokumentierten Symptome waren mit einem Anteil von je circa 30 % gastrointestinale Symptome und zentral nervöse Symptome. Dies deckt sich mit den Daten älterer Untersuchungen [68]. Valide Zahlen zu diesen UAW im ambulanten Bereich fehlen, doch darf auch hier von einer ähnlich hohen Inzidenz ausgegangen werden. Insbesondere ältere Patient:innen sind davon betroffen, wohl aufgrund der häufigen Multimedikation, aber auch wegen einer mangelnden Adhärenz. Diese UAW werden nicht nur durch unbeabsichtigte Wirkungen des Arzneimittels verursacht, vielmehr sind sie oft die Folge eines fehlerhaften Verhaltens der Patient:innen oder die ungenügende Abstimmung aller Beteiligten.

Die häufigsten gastrointestinalen Symptome sind:

- Druck- und Völlegefühl
- Sodbrennen
- Appetitlosigkeit
- Übelkeit und Erbrechen
- Diarrhö und Obstipation
- Kolikartige Schmerzen
- Aufstoßen
- Gastritis mit Erosionen
- Ulzera
- Blutungen
- Geschmacksveränderungen

Hauptverursacher dieser gastrointestinalen UAW sind (siehe auch Abbildung 7.1):

- Analgetika (v. a. NSAR)
- Antibiotika
- Arzneimittel mit Wirkung auf das enterische Nervensystem
- Antidiabetika
- Zytostatika
- Antikoagulanzien
- Bisphosphonate

Auf die einzelnen Arzneimittelgruppen wird nachfolgend kapitelweise näher eingegangen.

7.1 UAW im Mund

Orale Symptome können ein Zeichen für eine zugrunde liegende systemische Erkrankung oder eine Therapie sein. Sie haben einen erheblichen Einfluss auf die Lebensqualität, die Ernährung und die Kosten. Bei onkologischen Patient:innen findet sich eine beachtliche Rate unter anderem an Geschmacksveränderungen (62 %), Mundtrockenheit (Xerostomie) (56 %), Stimmveränderungen (37 %) und Mukositis (20 %) – ein Grund bei der Therapie genauer hinzusehen [28].

Mundhöhle
Mukositis/Stomatitis: Zytostatika
Mundsoor: Antibiotika, Corticoide
Geschmacksstörung: Antibiotika, Psychopharmaka
Mundtrockenheit: Psychopharmaka, Anticholinergika
Karies, Knochennekrose: Bisphosphonate, Antidiabetika, Anticholinergika, Kortikoide

Speiseröhre
Ösophagitis: Bisphosphonate, Antibiotika, NSAR

Magen
Magenulzera: Bisphosphonate, NSAR, Corticoide
Gastritis: NSAR, ASS, Eisen
Magenblutungen: NSAR, ASS, Antikoagulanzien
Übelkeit/Erbrechen: Zytostatika; orale Antidiabetika, Eisen, Antiparkinsonmittel, Parathormon-Analoga

Darm
Diarrhö: Antibiotika, orale Antidiabetika, PPI
Obstipation: Opioide, Cholestyramin, Eisenpräparate
Colitis: Antibiotika, Zytostatika, Immunologika
Meteorismus: orale Antidiabetika
Darmkrebs: Eisen

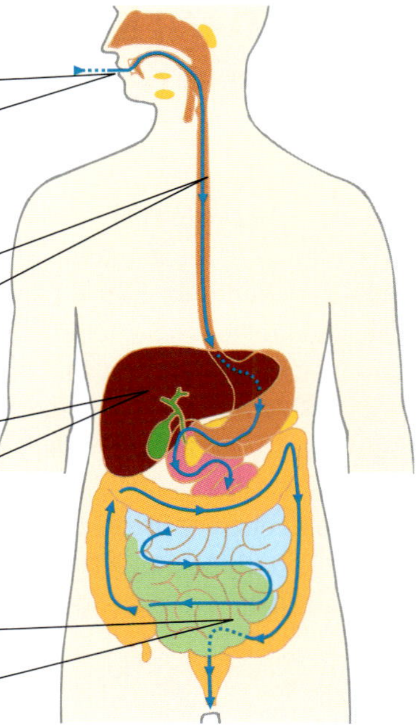

Abbildung 7.1: Abschnitte des Gastrointestinaltraktes mit Passagezeit und Beispielen zu Nebenwirkungsrisiken

7.1.1 Mundsoor (Orale Candidiasis)

Die orale Candidiasis durch Arzneimittel ist meist die Folge von Störungen des Gleichgewichts der Mikroflora, wodurch Superinfektionen im Mund verursacht werden können. Beispielsweise greifen Zytostatika einerseits die Schleimhautzellen und andererseits das Immunsystem an, wodurch sich ein idealer Nährboden für Infektionen ergibt. Unter den Auslösern der Mundsoor finden sich neben Onkologika zudem vor allem Breitband-Antibiotika, Corticoide aber auch Kontrazeptiva [56]. Beim Umgang mit inhalativen Corticoiden sind daher AMTS-Aspekte zu beachten. Die Patient:innen sollten angewiesen werden, nach der Inhalation den Mund ausgiebig zu spülen.

Fallbeispiel

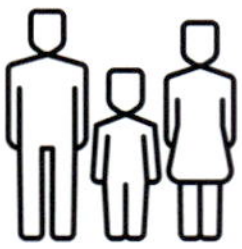

© tentacula-stock.adobe.com

Frau, 83 Jahre, GFR: 31,9 ml/min, QTc 416 msec, Herzfrequenz 67, u. a. Vorhofflimmern
Diagnose Mundsoor nach inhalativen Corticoiden

Präparat	Arzneistoff	Früh	Mittag	Abend	Spät
Bisoprolol 5 mg Tbl.	Bisoprolol	1	0	1	0
Mirtazapin-ratiopharm 30 mg Filmtbl.	Mirtazapin	0	0	1	0
Allopurinol 300 mg Tbl.	Allopurinol	1	0	0	0
Candesartan Comp 32	Candesartan	1	0	0	0
Pantozol 40 mg	Pantoprazol	1	0	1	0
Berotec N 100 µg DAE: bei Atemnot	Fenoterolhydrobromid				
Elebrato 92/55/22	Fluticason, Vilanterol, Umeclidinium	1 Hub	0	0	0
Solifenacin 10	Solifenacin	1	0	0	0
Falithrom: BEENDET	Phenprocoumon				
Amiodaron 200 mg	Amiodaron	1	0	0	0
Torem 10 mg	Torasemid	1	0	0	0
Nystadem Mundgel bis 12.09.2019	Nystatin 100.000 I.E./g Mundgel	1	0	0	0
Eliquis 2,5 mg Tbl.	Apixaban	1	0	1	**0**

→ Effektive Behandlung der Nebenwirkung Mundsoor mit Nystatin Mundgel

7.1.2 Geschmacksstörungen/Mundtrockenheit

Geschmacksstörungen werden von mehr als 250 Arzneimitteln ausgelöst und kommen vor allem bei älteren Patient:innen vermehrt vor [43]. Da sie meist reversibel sind, ist die Ermittlung der Ursache von besonderer Bedeutung.

Man unterscheidet zwischen einem

- partiellen oder abgeschwächten Ausfall des Geschmackssinns (**Hypogeusie**),
- dem vollständigen Fehlen des Geschmackssinns (**Ageusie**) und
- allgemeinen Störungen des Geschmackssinns (**Dysgeusie**).

Dabei können Arzneimittel durch ihren Eigengeschmack zu Irritationen führen, aber auch Geschmacksrezeptoren beeinträchtigen oder beispielsweise durch ihre pharmakologische Wirkung zu Mundtrockenheit (Xerostomie) führen. Mundtrockenheit ist häufig eine unerwünschte Wirkung von zum Beispiel Anticholinergika, β_2-Sympathomimetika, Antidepressiva, Anxiolytika, Neuroleptika, Antihistaminika der ersten Generation und Onkologika.

Arzneimittel, die mit Geschmacksstörungen/Mundtrockenheit assoziiert sein können (eine Auswahl nach [5, 43, 56]):

- ACE-Hemmer
- Lipidsenker: Statine, Fibrate
- Antiinfektiva: Amphotericin B, Chinolone, Ethambutol, Metronidazol, Makrolide, Tertrazykline
- Zytostatika: 5-Fluorouracil, Carboplatin, Cisplatin
- Hypnotika: Z-Substanzen
- Antikonvulsiva: Carbamazepin, Phenytoin
- Diuretika: Amilorid, Hydrochlorothiazid, Spironolacton
- Urikosurika: Allopurinol, Colchicin
- Parkinson-Therapeutika:
- Carbidopa, Levodopa, Selegilin
- Anticholinergika
- Antihistaminika
- Psychopharmaka:Amitriptylin Amphetamine
- Andere: Zinksalze

7.1.3 Karies

Die Entstehung von Karies ist multifaktoriell: Durch Mikroorganismen, Säureeinwirkung und starkem Zuckerkonsum werden Zahngewebe, Zahnschmelz und Zahnbein zerstört. Arzneimittel können diesen Prozess durch Störung des Gleichwichts der oralen Mikroflora (Antibiotika), reduziertem Speichelfluss (Anticholinergika, Psychopharmaka, Opioide, Antikonvulsiva und β_{2}.Rezeptoragonisten [31]), Hyperglykämie (unzureichend eingestellte Antidiabetika) oder Immunsuppression (Corticoide) unterstützen beziehungsweise forcieren [72]. Bisphosphonate sind Auslöser von seltenen, aber schwer verlaufenden Knochennekrosen [12].

Durch die Behebung eines Vitamin-D-Mangels kann dagegen der Entstehung von Karies vorgebeugt werden [32].

7.2 UAW an der Speiseröhre (Ösophagus)

Unerwünschte Arzneimittelwirkungen können durch Schluckstörungen (Dysphagie), nach Veränderungen der Peristaltik oder des Schließmuskeldruckes der Speiseröhre oder einer verminderten Speichelproduktion entstehen oder direkt auf eine ulzerative Wirkung von Arzneimitteln zurückgeführt werden (siehe Tabelle 7.1) [58].

Bei der Einnahme von Arzneimitteln, insbesondere bei solchen mit dieser Nebenwirkung, sollte auf ausreichend Flüssigkeit und auf eine aufrechte Haltung geachtet werden.

Praxistipp
Hilfreich sind bebilderte Patient:innen-Informationen mit Hinweisen für eine richtige Einnahme von Arzneimitteln wie
- aufrechte Haltung, Oberkörperneigung von 45° bei bettlägerigen Patient:innen,
- Tablette in den Mund legen,
- besonders bei Einnahme von Kapseln Kopf nach vorn neigen
- und ausreichend Flüssigkeit zuführen, i. d. R. 200 ml Leitungswasser.

Tabelle 7.1: Mögliche Verursacher einer Ösophagitis

Ulzeration	Gastroösophagaler Reflux	Dysphagie
Bisphosphonate NSAR Tetrazykline Kaliumchlorid Eisenpräparate	Nitrate Calcium-Antagonisten Dopamin(erge) Arzneimittel Anticholinergika Alkohol und Koffein	Antipsychotika (Dopamin-Antagonisten) Anticholinergika Antihistaminika Opiate

7.3 UAW im Magen

7.3.1 Dyspepsie

Unter dem Begriff Dyspepsie werden verschiedene Beschwerden zusammengefasst. Hierzu zählen Schmerzen und Brennen im Oberbauch, Aufstoßen, ein frühes Sättigungsgefühl, ein aufgeblähter Bauch, Übelkeit und Erbrechen [59]. Die Beschwerden können akut oder auch chronisch auftreten. Liegt keine organische Ursache vor, handelt es sich um eine funktionelle Dyspepsie (Reizmagen) [25]. Nach den Rom-IV-Kriterien werden zwei Arten der funktionellen Dyspepsie je nach Abhängigkeit von Mahlzeiten (unabhängig oder nach dem Essen auftretend) unterschieden [66].

Dyspeptische Beschwerden kommen in der Bevölkerung sehr häufig vor. In der DIGEST Studie mit mehr als 5500 Befragungen gab etwa eine Drittel der Personen an, unter diesen Beschwerden zu leiden [16].

Die Ursache kann sehr unterschiedlicher und auch multifaktorieller Natur sein, wie Motilitätsstörungen, viszerale Überempfindlichkeitsreaktionen oder Störungen des Nervensystems. Auch Arzneimittel können dyspeptische Beschwerden verursachen, so zum Beispiel einige Antibiotika, Antiarrhythmika, Bisphopshonate, Digitalis-Präparate, NSAR, ätherische Öle oder Betablocker.

7.3.2 Gastritis

Eine Gastritis ist eine Entzündung der Magenschleimhaut, die beispielsweise bei fehlendem Schutzmantel der Magenwand oder dem Vorhandensein von zu viel Magensäure entstehen kann. Es werden drei Gastritis-Typen mit unterschiedlicher Häufigkeit und Ursache beschrieben [46].

Gastritis Typ A (3-6 %): Ursache ist die Bildung von Antikörpern gegen Belegzellen des Magens mit einer gestörten Produktion des Intrinsic Factors, der die Vitamin-B_{12}-Aufnahme aus dem Dünndarm reguliert. Als Folge kann ein ausgeprägter Vitamin-B_{12}-Mangel und eine perniziöse Anämie entstehen.

Gastritis Typ B (80-90 %): Ursache ist eine Infektion durch Helicobacter pylori mit dem Risiko für eine Ulkusleiden oder einer bösartigen Magenerkrankung.

Gastritis Typ C (7-15 %): durch die Einnahme von Magenschleimhaut-schädigenden Medikamenten wie NSAR, ASS, Eisen oder hochprozentigen alkoholischen Getränken.

7.3.3 Ulkus

Bei gastroduodenalen Ulkuskrankheiten liegen Schleimhautdefekte des Magens oder des Duodenums vor. Meist liegen diese Ulzera in der kleinen Kurvatur des Magens oder dem Antrum (Ulcus ventriculi) oder im ersten Abschnitt des Zwölffingerdarms (Ulcus duodeni). Etwa jeder 10. der Bevölkerung erkrankt einmal im Leben an einem gastroduodenalen Ulkus [46]. Häufigster Verursacher ist eine Besiedelung mit Helicobacter pylori. 90 % der Duodenal-Ulzera und 75 % der Magen-Ulzera stehen in direktem Zusammenhang mit einer Besiedelung durch diesen Erreger. Ansonsten gilt als Verursacher vor allem die Einnahme von NSAR und Glucocorticoiden, weitere Risikofaktoren siehe Kasten.

Häufige Risikofaktoren für gastroduodenale Ulkuserkrankungen

- NSAR
- Glucocorticoide
- Stress
- Rauchen
- Alkohol
- Höheres Lebensalter
- Chronische Niereninsuffizienz

Multiple Ulzera können beim eher seltenen Zollinger-Ellison Syndrom auftreten.

Insbesondere bei älteren Patient:innen kann das Ulkusgeschehen zunächst asymptomatisch sein und erst bei Komplikationen entdeckt werden.

7.4 UAW im Darm

UAW am Darm kommen bei zahlreichen Wirkstoffen vor. Mehr als 700 Arzneimittel können diese verursachen [26] – siehe auch → jeweilige Arzneimittelgruppe. Die häufigsten Symptome intestinaler Schleimhautverletzungen beziehungsweise -störungen sind Diarrhö und Obstipation [26, 54].

Von einer **Obstipation** spricht man bei weniger als drei Stuhlgängen pro Woche oder regelmäßig hartem Stuhl. Eine **Diarrhö** ist gekennzeichnet durch mindestens eines der folgenden Kriterien: (siehe auch Abschnitt „Zytostatika – Diarrhö")

- ≥ 3 ungeformte Stühle in 24 Stunden
- Wassergehalt des Stuhls >75 %
- Stuhlgewicht >250g täglich

Akute Diarrhö tritt innerhalb weniger Behandlungstage auf, die chronische Diarrhö nach mehr als drei bis vier Behandlungswochen [11].

Zu den häufigsten Arzneimittelgruppen, die Auswirkungen auf den Darm haben können, zählen

- Anticholinergika
- Antikonvulsiva
- Antidepressiva
- Betablocker
- Calciumantagonisten
- Diuretika
- Eisenpräparate
- Ionenaustauscher
- Neuroleptika
- Protonenpumpenhemmer

7.5 Häufige oder schwerwiegende UAW von Arzneimittelgruppen

7.5.1 Nicht steroidale Antirheumatika (NSAR)

Analgetika zählen zu den am meisten eingesetzten Arzneimitteln. Etwa 75 % davon sind in Deutschland nicht verschreibungspflichtig. Etwa jede zweite Person im Erwachsenenalter nimmt einmal pro Monat eines dieser Schmerzmedikamente ein. Nicht nur im stationären Bereich, vor allem auch im ambulanten Bereich ist daher eine intensive Beratung notwendig. Im Rahmen eines Gesundheitsmonitorings (GEDA Projekte/Gesundheit in Deutschland aktuell) des RKI werden regelhaft Gesundheitsbefragungen in der Bevölkerung durchgeführt. Nach einer GEDA Untersuchung aus dem Jahr 2013 kennen etwa 20 % der Frauen und etwa 30 % der Männer laut eigener Angabe die Anwendungsempfehlung nicht [53]. Seit 2018 wird durch die Analgetika-Warnhinweisverordnung unter anderem auf der Packung vor einer zu langen eigenmächtigen Anwendung gewarnt [43].

NSAR hemmen sowohl die Cyclooxygenase (COX) vom Typ 1 als auch vom Typ 2. Die Wirkung an COX-1 und /oder COX-2 ist substanzspezifisch. Die COX-2-Hemmung bewirkt eine antiphlogistische und analgetische Wirkung, die Hemmung von COX-1 eine Thrombozytenaggregationshemmung, aber auch eine Störung der Prostaglandin-Synthese in der Schleimhaut des oberen Gastrointestinaltraktes. Coxibe wirken relativ selektiv an COX-2.

Tabelle 7.2: Übersicht Hemmung von Cyclooxigenasen (nach [35])

Substanz	Hemmung	Substanz	Hemmung	Substanz	Hemmung
Selektiv	**Präferentiell**	**Nicht selektiv**	**Präferentiell**	**Nicht selektiv**	**Präferentiell**
Coxibe	COX-2(>COX-1)	Diclofenac	COX-2 >COX-1	Indometacin	COX-1 >COX-2
		Meloxicam	COX-2 >COX-1	Ketoprofen	COX-1 >COX-2
		Piroxicam	COX-2 >COX-1	Naproxen	COX-1 >COX-2
		Ibuprofen	COX-1 >COX-2	ASS	COX-1 >COX-2

Bei den NSAR sind vor allem die häufigen gastrointestinalen und die etwas seltener auftretenden kardialen UAW gefürchtet [7, 61].

Bekannte Risikofaktoren für gastrointestinale Nebenwirkung durch NSAR sind [30]

- höheres Lebensalter
- Ulkusanamnese
- gleichzeitige Corticoid-Therapie
- gleichzeitige Therapie mit Gerinnungshemmern
- gleichzeitige Therapie mit SSRI
- Helicobacter-pylori-Infektion
- Dosis und Dauer der NSAR Therapie
- häufiger Konsum von Tabak und Alkohol
- Stress

Unerwünschte Arzneimittelwirkungen der NSAR einschließlich der Coxibe sind vor allem sehr häufige dyspeptische Beschwerden wie Sodbrennen, Übelkeit, Erbrechen, Abdominalschmerzen, Blähungen, Diarrhö oder Obstipation. Häufig sind gastrointestinale Ulzera (auch mit Blutung und Perforationen). Der Ulkusgenese geht eine entzündliche Gewebeschädigung durch eine Gastritis voraus, aber nicht jede Gastritis führt zu einem Ulkusleiden. Selten kommt bei der Anwendung von NSAR auch eine Ösophagitis, Pankreatitis oder Striktur vor. Ulzera und deren Komplikationen sind oft zunächst asymptomatisch. Nach einer Faustregel (Zehnerregel) entwickelt jeder/jede 10. Patient:in unter einer Therapie mit NSAR ein Ulkusleiden, wovon bei wiederum jeder/jedem 10. Patient:in Komplikationen auftreten, an denen jeder/ jede 10. Patient:in verstirbt. Allerdings wird hierbei das Risiko vermutlich unterschätzt. Metaanalysen konnten zeigen, dass durch die Einnahme von NSAR gastroduodenale Ulzera (z. T. asymptomatisch) bei etwa 10 bis 25 % der Patient:innen auftreten, wobei Magenulzera deutlich häufiger vorkommen als Duodenalulzera. Bei vier bis fünf % entwickeln sich symptomatische Ulzera, die bei etwa ein bis fünf % mit schweren Komplikationen verbunden sind [30].

Stellenwert der Coxibe

Coxibe sind selektive COX-2-Inhibitoren. Sie wurden entwickelt, um die Häufigkeit und Schwere gastrointestinaler Komplikationen und kardialer Nebenwirkungen insbesondere bei einer Dauermedikation rheumatischer Erkrankungen zu reduzieren. Diese Annahme konnte allerdings in Studien nicht eindeutig bestätigt werden. Nach einer Leitlinie der DGVS (Deutsche Gesellschaft für Gastroenterologie) sind die Coxibe mit einem deutlich niedrigeren Risiko für GI-Komplikation assoziiert, haben aber ein höheres Risiko für dyspeptische Beschwerden im Vergleich zu einer Therapie mit klassischen NSAR in Kombination mit einem PPI [45]. In einer Konsensuskonferenz zur evidenzbasierten Verschreibung von Coxiben wurden nachfolgende Empfehlungen herausgegeben (verkürzt nach [67], Fokus GI):

- Patient:innen sollten zum Risiko kardiovaskulärer und gastrointestinaler UAW aufgeklärt werden. Andere Therapieoptionen sollten angeboten werden.
- Coxibe sind ebenso effektiv wie nicht selektive NSAR bei Arthritis.
- Coxibe zeigen ein niedrigeres Risiko für schwere gastrointestinale Komplikationen.
- Eine Kombination mit einem PPI wird bei Risikopatient:innen empfohlen.

- Bei älteren Patient:innen sind alternative Optionen zu bevorzugen. Verschreibungen von NSAR/Coxiben unterliegen besonderen Kriterien und eine besondere Überwachung.

Nach einer Risiko-Nutzen-Neubewertung durch das BfArM und europäischer Behörden wurden 2005 nachfolgende Empfehlungen herausgegeben [40] (Kurzzusammenfassung):

- Coxibe zeigen ein dosisabhängiges Potenzial für gastrointestinale UAW, die auch schwer verlaufen können, ein tödlicher Verlauf ist möglich.
- Bei allen Coxiben wurden schwere Überempfindlichkeitsreaktionen (z. B. Anaphylaxie, Angioödem) beobachtet. Celecoxib, Valdecoxib und Parecoxib weisen eine Sulfonamid-Struktur auf. Patient:innen mit Sulfonamid-Allergie haben daher ein erhöhtes Risiko für das Auftreten von Überempfindlichkeitsreaktionen.
- Coxibe zeigen im Vergleich zu klassischen NSAR tendenziell ein erhöhtes Risiko für kardiale UAW (Herzinfarkte).

Allerdings konnte in neueren Untersuchungen diese Aussage die kardialen Nebenwirkungen betreffend zugunsten der Coxibe relativiert werden.

Schmerzmedikation bei chronisch-entzündlichen Darmerkrankungen (CED)

Schmerzen ist ein häufiges CED-Symptom mit großen Auswirkungen auf die gesundheitsbezogene Lebensqualität. Neben Abdominalschmerzen, Kopf- und Rückenschmerzen sind auch Schmerzen durch extraintestinale Manifestationen (v. a. Gelenke) relevant. In der Schweizer CED-Kohorte gaben 71 % der Patient:innen Schmerzen an, von denen nur 24 % keine Schmerztherapie erhielten.

Nichtselektive NSAR und COX-2-Hemmer sind bei CED kontraindiziert, da sie zu einer Krankheitsverschlimmerung (Schub) führen. Die COX-2 ist wichtig für intestinale Reparaturmechanismen. Dennoch nahmen 13 % NSAR und 3 % COX-2-Inhibitoren gleich verteilt zwischen Patient:innen mit Morbus Crohn und Colitis ulcerosa ein [71]. Bei Ibuprofen und Diclofenac wird das Risiko einer Schubauslösung mit 20 % angegeben, wobei die kurzzeitige niedrigdosierte Therapie weniger Risiken besitzt [52]. Da manche Patient:innen aufgrund von zum Beispiel Arthralgien auf Schmerzmedikamente dieser Gruppe am besten ansprechen, werden in diesem Fall vorsichtig COX-2-Hemmer eingesetzt.

Praxistipp
Fragen Sie CED-Patient:innen, was er/sie sonst bei Schmerzen gut vertragen hat. Alternativen sind Paracetamol, Metamizol und kurzzeitig Opioide (<4 Wochen).

Risiko für schwere Komplikationen unter der Einnahme von NSAR

NSAR sind mit einer drei- bis fünffachen Erhöhung des Risikos für Komplikationen im oberen Gastrointestinaltrakt assoziiert. In einer Metaanalyse von Beobachtungsstudien aus den Jahren 1980 bis 2011 wurde das relative Risiko einer Blutung im oberen Bereich des Gastrointestinaltraktes, einer Perforation oder einem Ulkus einzelner NSAR einschließlich der Coxibe im Vergleich zu keiner Einnahme von NSAR untersucht. Die Ergebnisse zeigt Tabelle 7.3. Für Piroxicam hat die EMA 2007 empfohlen, dessen Anwendung wegen des hohen Risikos für gastrointestinale Nebenwirkungen und schwerwiegender Hautreaktionen einzuschränken [45].

Tabelle 7.3: Analyse von 15 Fallkontrollstudien, 10 eingebetteten Fallkontrollstudien, 3 Kohortenstudien zum relativen Risiko einer gastrointestinalen Komplikation unter NSAR (nach [7])

NSAR	RR	95 % KI	NSAR	RR	95 % KI
Aceclofenac	1,43	0,65–3,15	Meloxicam	3,47	2,19–5,50
Celecoxib	1,45	1,17–1,81	Ketoprofen	3,92	2,70–5,69
Ibuprofen	1.84	1,54–2,20	Naproxen	4,10	3,22–5,23
Rofecoxib	2,32	1,89–2,86	Indomethacin	4,14	2,91–5,90
Diclofenac	3,34	2,79–3,99	Piroxicam	7,43	5,19–10,63

Gastrointestinale Komplikationen von ASS

Für ASS, das in niedriger Dosierung wegen seiner Thrombozytenaggregationshemmung auch in der Sekundärprävention nach ischämischem Schlaganfall und TIA empfohlen wird, sind kardiale Nebenwirkungen nicht bekannt, wohl aber besteht bei höheren Dosierungen das Risiko von gastrointestinalen Blutungen, Ulzerationen und anderen Komplikationen.

Die gastrointestinalen Nebenwirkungen und Blutungskomplikationen sind dosisabhängig. Das Risiko schwerwiegender und tödlicher Blutungen nimmt ab einer Dosis von ASS von über 150 mg zu [6].

Praxistipp
Gastrointestinale Nebenwirkungen oraler NSAR können nicht gänzlich durch andere Applikationsformen wie Suppositorien oder eine parenterale Gabe vermieden werden, da das Wirkprinzip dieser Mittel, nämlich die Hemmung der Prostaglandin-Synthese, auch bei diesen Arzneiformen nach der systemischen Verteilung im Organismus erfolgt. Allenfalls lokale Magenwandreizungen können hierdurch oder durch magensaftresistente Zubereitungen gegebenenfalls vermieden werden und durch die Empfehlung, bei oraler Einnahme die Mittel mit ausreichend Wasser einzunehmen.

7.5.2 Prophylaxe gastrointestinaler UAW

Ziel der Prophylaxe ist es, schwer oder gar tödliche verlaufende Komplikationen einer Therapie mit NSAR zu verhindern. Sie ist allerdings nicht bei allen Patient:innen notwendig (siehe Tabelle 7.4). Die Empfehlungen zur Prophylaxe-Indikation sind abhängig von Risikofaktoren und der Auswahl des Therapeutikums und können sich an Leitlinien (z. B. DGVS [23]) orientieren. Zur medikamentösen Prophylaxe gastrointestinaler UAW bieten sich PPI, H_2-Blocker oder Misoprostol an.

Tabelle 7.4: Mögliche Therapieentscheidung zur medikamentösen Prophylaxe von GI-Komplikationen unter NSAR-Therapie (nach [23])

Medikation/Klinische Konstellation	Prophylaxe
NSAR Dauertherapie, >1 Risikofaktor	sollte
NSAR + Thrombozytenaggregationshemmer oder NOAK oder Vit. K Antagonist	soll
Coxib + Thrombozytenaggregationshemmer oder NOAK oder Vit. K Antagonist	sollte
Monotherapie mit Thrombozytenaggregationshemmer oder NOAK oder Vit. K Antagonist plus >1 Risikofaktor	kann
Ulkusblutung unter Monotherapie mit Thrombozytenaggregationshemmer oder NOAK oder Vit. K Antagonist und geplante Fortsetzung der Therapie	sollte
NSAR mit Ulkusblutung und erneuter Dauertherapie	sollte

Protonenpumpen-Inhibitoren (PPI)

Bei Risikopatient:innen wurde der Nutzen einer PPI-Komedikation im Rahmen einer NSAR-Therapie in einer Reihe von randomisierten Studien und Metaanalysen überprüft. So wurde in einer größeren Studie der Effekt einer Komedikation von Esomeprazol zu einer NSAR- beziehungsweise Coxib-Therapie bei 1429 Risikopersonen untersucht. Dabei konnte die Ulkusrate signifikant gesenkt werden. Eine Fall-Kontroll-Studie an 2777 Patient:innen und 5532 Kontrollpersonen konnte bei endoskopisch gesicherten gastrointestinalen Blutungen ebenfalls eine signifikante Reduktion für das Risiko dieser Komplikation durch eine PPI-Prophylaxe belegen [30].

Der vorrübergehende Einsatz von PPI zur Prophylaxe von GIT-Komplikationen bei Patient:innen mit entsprechenden Risikofaktoren im Rahmen einer NSAR-Therapie ist daher sinnvoll, wobei jedoch von einer dauerhaften Einnahme aufgrund von langfristigen Nebenwirkungen wie einem erhöhten Risiko einer Osteoporose, Pneumonien oder für Infektionen durch Clostridium difficile abgeraten werden sollte.

H2-Blocker

Der Nutzen einer Prävention gastrointestinaler Ereignisse durch H_2-Blocker wird unterschiedlich beurteilt. Zwar konnte in großen kontrollierten Studien die Effektivität einer Prävention mit Famotidin belegt werden, doch werden die H_2-Blocker von Fachgesellschaften aufgrund ihrer schwächeren Wirksamkeit im Vergleich zu PPI nicht empfohlen.

Misoprostol

Eine Komedikation mit Misoprostol ist eine wirksame Prophylaxe gastrointestinaler Komplikationen bei einer Therapie mit NSAR. Asymptomatische Läsionen und Ulkusblutungen konnten unter Misoprostol um 90 % respektive 54 % gesenkt werden. Misoprostol zeigte in einer großen Metaanalyse signifikant bessere Ergebnisse als H_2-Blocker. Allerdings sind diese Daten die Ergebnisse älterer Studien.

Für die Behandlung rheumatoider Erkrankungen ist Misoprostol heute nur noch als Kombinationspräparat mit Diclofenac im Handel und im Verhältnis zur freien Kombination eines

NSAR mit einem PPI kostenintensiv. Zudem erschweren einige Nebenwirkungen den Einsatz des Prostaglandin-E1-Analogons. Als Monotherapeutikum ist Misoprostol nur noch im Bereich der Gynäkologie zugelassen [18].

Praxistipp
NSAR wie Ibuprofen beeinflussen die irreversible Hemmung der Thrombozytenaggregationshemmung von ASS durch eine Bindung an das katalytische Zentrum von COX-1. Eine kardioprotektive Wirkung von niedrig dosiertem ASS wird dadurch möglicherweise herabgesetzt [2, 60]. Bei einer dauerhaften Komedikation von Ibuprofen und ASS wird daher ein zeitlicher Abstand der Einnahme empfohlen: ASS sollte mindestens eine halbe Stunde vor dem anderen NSAR oder acht Stunden hinterher eingenommen werden. Bei magensaftresistenten ASS-Zubereitungen ist diese Empfehlung vermutlich nicht sinnvoll, da der Zeitpunkt der Freisetzung erheblichen Schwankungen unterworfen sein kann und daher nicht exakt zu benennen ist. Ist eine Komedikation anderer NSAR und ASS notwendig, so ist neben dem zeitlichen Abstand die niedrigste wirksame Dosis des NSAR zu wählen und die Therapiedauer nach Möglichkeit einzugrenzen.

7.5.3 Opioide

Opioide sind unverzichtbar in der Behandlung starker oder chronischer Schmerzen. Sie entfalten ihre analgetische Wirkung über zentrale μ-Rezeptoren. Die Erregung peripherer μ-Rezeptoren im enterischen Nervensystem (→ „Arzneimittel mit Wirkung auf das enterische Nervensystem“) führt zu verschiedenen gastrointestinalen Wirkungen [70], mit einer Beeinflussung der gastrointestinalen Motilität und der Drüsensekretion. Beides führt zur Opioid-induzierten Obstipation (OIO, auch OIC) mit harten Stühlen, unvollständiger Stuhlentleerung, Völlegefühl, Abdominalschmerzen und Meteorismus. Die Häufigkeit dieser unerwünschten Arzneimittelwirkungen ist abhängig von der Therapiedauer, der Dosis und der Potenz des Opioids. Unter hochpotenten Opioiden, wie beispielsweise Fentanyl, Hydroxymorphon, Morphin oder Sufentanil, tritt eine OIO häufiger auf als unter Tramadol oder Tilidin. Die Prävalenz einer OIO unter Codein und Dihydrocodein ist mit der hochpotenten Opioide vergleichbar. Unterschiede sind bei den Applikationsarten oral und parenteral nicht vorhanden, transdermale Systeme mit Buprenorphin scheinen jedoch hinsichtlich der OIO Vorteile zu haben. Insgesamt scheint die Häufigkeit je nach Patient:innen-Kollektiv sehr stark zu variieren. Laut der Deutschen Gesellschaft für Schmerzmedizin (DGS) wird die Häufigkeit einer OIO mit 15 bis 81 % bei nicht-tumorbedingten und 74 bis 87 % bei tumorbedingten Schmerzen angegeben. Dabei scheint die Obstipation der häufigste Grund für den Abbruch einer Opioidtherapie zu sein. [76]

Bei einer längerfristigen Therapie mit einem Opioid sind auf jeden Fall präventive Maßnahmen zur Vermeidung einer OIO erforderlich (nach [69]):

- Ausreichende Trinkmenge (soweit möglich)
- Körperliche Aktivität
- Ballaststoffreiche Ernährung/Ballaststoffreiche Ergänzungen wie z. B. Kleie, Flohsamen

- Opioid-Antagonisten: Naloxon
- Laxanzien: Macrogol, Picosulfat, Bisacodyl
- Zucker und Zuckeralkohole (wie z. B. Lactose, Lactulose und Sorbitol) wegen der UAW (Meteorismus, Sodbrennen, Abdominalschmerz) nur in Sonderfällen
- Salinische Laxanzien nur in Sonderfällen
- 5-HAT-4 Antagonisten: Prucaloprid
- PAMORAs (peripherally acting µ-opioid receptor antagonists): Naloxegol, Methylnaltrexon, Naldemedin

Wegen der Gefahr einer Lipidpneumonie und der gestörten Aufnahme fettlöslicher Vitamine sollte auf Paraffinöl verzichtet werden.

Praxistipp
Die klinischen Erfahrungen bei Patient:innen unter Opioid-Therapie sprechen für einen prophylaktischen Laxanseinsatz mit osmotisch/hydragoger (Macrogol 3350/Elektrolyte) oder propulsiver (Natriumpicosulfat oder Bisacodyl) Wirkung. Bei nicht ausreichender Wirkung sollten die beiden unterschiedlichen Wirkprinzipien kombiniert werden.

7.5.4 Antibiotika

Antibiotika wirken bakterizid beziehungsweise bakteriostatisch. Dabei werden nicht nur die bakteriellen Infektionserreger erfasst, sondern auch das gesamte menschliche Mikrobiom beeinflusst. Das Darmmikrobiom besteht vornehmlich aus Bakterien, umfasst aber auch Archaeen und Eukaryonten wie Pilze. Es wird geschätzt, dass jedes Gramm Fäzes $1x10^6$ Keime enthält, das heißt die Anzahl der Darmbakterien übertrifft die der Körperzellen etwa um den Faktor 100. Am häufigsten kommen obligate Anaerobier (im Dickdarm vorzugsweise Bacteroides-, Bifidobacterium-Arten) und fakultative Anaerobier (im Dünndarm vorzugsweise Lactobacillus-Arten) vor. Die Zusammensetzung des Darmmikrobioms ist für jeden individuell wie ein Fingerabdruck und hängt stark vom Alter, dem Geschlecht, dem Lebensstil und der Herkunft ab. Insgesamt wurden bislang mehr als 1.000 Arten identifiziert, wovon etwa 160 dieser Arten je Individuum vorkommen [63]. Die Besiedelung mit Darmkeimen beginnt vermutlich bereits nach der Geburt, ein Gleichgewicht stellt sich ab dem dritten Lebensjahr ein. Die Zusammensetzung ist im Erwachsenenalter relativ stabil, wenn keine Störfaktoren wie die Einnahme von Arzneimitteln, Stress, veränderte Ernährungsgewohnheiten oder gastrointestinale Erkrankungen auftreten. Allerdings nehmen im Alter Anzahl und Diversität der Keime ab. Mensch und Darmbakterien bilden eine Symbiose-Gemeinschaft, wobei den Darmbakterien vielfältige Aufgaben zukommen (siehe Kasten).

Aufgaben von Darmbakterien im menschlichen Organismus

- Barrierefunktion gegenüber Krankheitserregern
- Energieversorgung und Schutz der Darmschleimhaut durch Bildung kurzkettiger Fettsäuren beim Abbau von Ballaststoffen (kurzkettige Fettsäuren dienen als Stimulanzien für die Natrium- und Wasserresorption)
- Abbau von Gallensäuren
- Bildung einiger Vitamine (B-Vitamine, Vitamin D, Vitamin K_2)
- Stimulation des Immunsystems
- Bildung von Neurotransmittern (Bauch-Hirn-Achse)

Durch den Einsatz von Antibiotika kann das Gleichgewicht des Darmmikrobioms gestört werden. Antibiotika werden für etwa ein Viertel aller arzneimittelbedingten Diarrhöen verantwortlich gemacht. Begleitet werden die Durchfälle häufig von Völlegefühl, Übelkeit, Blähungen und Appetitlosigkeit. Eine Antibiotika-assoziierte Diarrhö (AAD) kann zu einer moderaten Erhöhung der Stuhlfrequenz führen, allerdings kommen auch schwer verlaufende Formen bis hin zu letalen Verläufen vor.
Bei den Ursachen der AAD können im Wesentlichen drei Formen vorkommen:

- osmotisch bedingt, wenn die Fettsäureproduktion der Bakterien nur unzureichend ist und dadurch die Resorption von Elektrolyten und Wasser behindert wird, d. h. das Darmlumen wird gefüllt (Füllungsperistaltik)
- Anreicherung von Gallensäuren wie Cholsäure und Chenodesoxycholsäure durch unzureichenden Abbau führt zu einer sekretagogen Diarrhö (Füllungsperistaltik)
- Störung des Gleichgewichts mit Überwachsen pathogener Erreger wie *Clostridioides difficile* (vormals Clostridium).

Eine AAD kann zwar prinzipiell bei jedem Antibiotikum auftreten, kommt jedoch gehäuft nach dem Einsatz von Clindamycin, Cephalosporinen (vor allem Gruppe 3), Acylaminopenicillinen und Aminopenicillinen jeweils ± β-Laktamase-Inhibitoren, Makroliden und Chinolonen vor. Eine AAD kann unmittelbar nach Einnahme des Antibiotikums, aber auch Tage oder Wochen danach auftreten. Der Off-Label-Use von Erythromycin in niedriger Dosierung im Intensivbereich zur Verstärkung der Darmperistaltik wird von Infektiologen wegen der möglichen Resistenzbildung kritisch beurteilt.

Nicht nur Antibiotika können Durchfälle verursachen, auch bei einer antiretroviralen Therapie (HAART) können Übelkeit, Erbrechen und weiche Stühle/Durchfälle vorkommen.

Die Therapie einer AAD erfolgt symptomatisch durch Hydrierung und Elektrolyt-Substitution. Loperamid und andere motilitätshemmende Mittel sollen bei infektiös bedingten Durchfällen nicht eingesetzt werden. In der Regel erfolgt ein umgehendes Absetzen des verursachenden Antibiotikums und gegebenenfalls eine Umstellung auf einen nebenwirkungsärmeren Ersatz.

Die Anwendung von Prä- und Probiotika kann bei immunkompetenten Patient:innen und bei Clostridium-difficile-Infektionen eine moderate Schutzwirkung vor einer AAD entfalten, wobei zur Art der Biotika und deren Dosierung weitere Untersuchungen notwendig sind [77].

In einem Cochrane Review aus dem Jahr 2018 wurden allerdings bei mehr als 6.000 Kindern die Wirksamkeit von vier Probiotika während einer Antibiotikatherapie untersucht, wobei pro neun behandelter Kinder eine Diarrhö vermieden werden konnte [42].

Probiotika enthalten lebende Mikroorganismen wie Laktobazillen, Bifidobakterien, Escherichia coli oder Saccharomyces Arten (Hefen), **Präbiotika** enthalten unverdauliche Ballaststoffe, die den Dickdarmbakterien als Nahrungsquelle dienen. Als **Synbiotika** werden Mittel genannt, die sowohl Prä- als auch Probiotika enthalten.

Clostridioides difficile Infektionen (CDI)

Clostridioides difficile (ehemals Clostridium difficile) zählt zu den obligat anaerob wachsenden grampositiven Stäbchenbakterien. Durch die Fähigkeit Sporen zu bilden, ist CD gegenüber vielen Desinfektionsmitteln resistent. Pathogene Stämme bilden Toxine (Entertoxin A und/oder Zytotoxin B), die zytotoxisch wirken und eine Diarrhö oder Kolitis mit und ohne Pseudomembranen bis zum toxischen Megakolon verursachen können.

Es wird geschätzt, dass 15 bis 20 % der AAD und mehr als 95 % der Fälle einer **pseudomembranösen Kolitis** in Krankenhäusern durch eine CDI verursacht werden [51]. Im ambulanten Bereich tritt dies wesentlich seltener auf. Als Ursache wird der vermehrte Einsatz von Breitband-Antibiotika und deren Kombinationen im stationären Bereich angenommen. Als erste Maßnahme bei einer AAD sollte das verursachende Antibiotikum abgesetzt beziehungsweise ersetzt werden. Falls eine Behandlung notwendig ist, stehen je nach Schwere der Erkrankung leitliniengerecht Metronidazol (4 x 250 mg oder 3 x 500 mg oral/i. v.), Vancomycin (4 x 125 mg oral) [49] oder bei therapierefraktären Fällen Fidaxomicin und Bezlotoxumab (humaner, monoklonaler Antitoxin-Antikörper, der mit hoher Affinität an das Clostridium difficile Toxin B bindet) zur Verfügung [51]. Insbesondere im Krankenhausbereich müssen etablierte Hygienemaßnahmen umgesetzt werden. Ein möglichst früher Einsatz von Probiotika zur Antibiose kann das CDI-Auftreten gegebenenfalls reduzieren.

Fallbeispiel

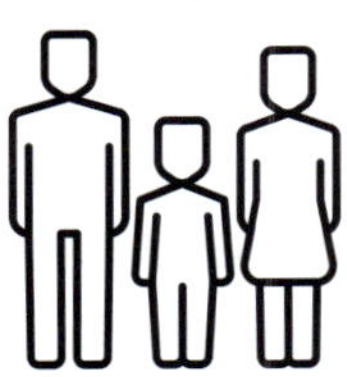

Mann (79 J., GFR 79,3 ml/min, K: 3,29 mmol/l) wird nach kurzzeitiger **Ciprofloxacin-Therapie mit Durchfällen** und Luftnot aus dem Pflegeheim über die Rettungsstelle eingeliefert.
Befund: Clos. diff. **Enterotoxin-PCR positiv.**

Praxistipp
Maßnahmen im Rahmen des antibiotic stewardship (ABS) können den rationalen Umgang mit Antibiotika verbessern und die Rate an AAD reduzieren. Achten Sie auf die „4Cs" (**C**lindamycin, **C**ephalosporin, Amo**C**lav, **C**hinolon).

7.5.5 Arzneimittel mit Wirkung auf das enterische Nervensystem

Psychopharmaka wie Antidepressiva, Neuroleptika, Psychostimulantien aber auch Antidementia, Antikonvulsiva und Parkinsontherapeutika beeinflussen nicht nur das zentrale Nervensystem, sondern auch durch ihre Wirkungen an Rezeptoren des enteralen Nervensystems die Motilität das Gastrointestinaltraktes mit der Folge einer Diarrhö oder Obstipation, Übelkeit, Erbrechen und Refluxbeschwerden. Diese UAW kommen bei den genannten Arzneimitteln sehr häufig vor und werden vielfach unterschätzt. Die mittlere Darmpassage in den Abschnitten des Dünndarms beträgt etwa zwei bis sechs Stunden, die in den Abschnitten des Dickdarms etwa 12 bis 36 Stunden. Eine Verkürzung der Passagedauer resultiert häufig in einer erhöhten Stuhlfrequenz, die Verlängerung in einer Obstipation. Eine Polymedikation kann diese Effekte verstärken.

Arzneimittel des peripheren Nervensystems, die den Sympathikus und Parasympathikus betreffen, werden wegen der Selbstverständlichkeit ihrer Wirkungen an dieser Stelle nicht besprochen (Sympatholytika, Sympathomimetika, Parasympatholytika, Parasympathomimetika).

Das enterische Nervensystem (ENS) wird im Englischen auch als „abdominal brain" oder „second brain" bezeichnet, das unabhängig vom vegetativen Nervensystem arbeitet.

Es handelt sich um ein netzförmiges Geflecht von Ganglien und verbindenden Nervensträngen, das folgende Funktionen erfüllt

- Regulation der Darmmotilität
- Ionentransport durch mit Sekretion und Absorption
- Regulation des gastrointestinalen Blutflusses

Das ENS ist eigenständig und arbeitet unabhängig vom vegetativen Nervensystem. Es besitzt Rezeptoren für eine cholinerge, adrenerge, dopaminerge, serotonerge und histaminerge Wirkung, wodurch eine Vielzahl an Wechselwirkungen mit entsprechend wirkenden Arzneistoffen möglich ist:

- **Stoffe, die cholinerge Impulse geben** oder verstärken, wie Antidementia vom Typ Acetylcholinesterase-Hemmer (z. B. Donepezil, Galantamin, Rivastigmin), steigern die Peristaltik. Daher ist bei diesen Arzneimitteln aufgrund ihrer Pharmakologie mit Durchfällen, Übelkeit, Erbrechen und Appetitlosigkeit zu rechnen.
- **Stoffe mit Katecholamin-Wirkung**, wie Dopamin und Noradrenalin, hemmen dagegen die gastrointestinale Motilität.
- **Anticholinergika** führen zu einem verminderten Speichelfluss mit Mundtrockenheit und durch Blockade des Calcium-Einstroms in die Zellen der glatten Muskulatur zu einer Minderung des Muskeltonus im Magen-Darm-Trakt mit der Folge einer Obstipation.
- **Serotonerg wirskame Arzneistoffe:** Serotonin ist nicht nur ein wichtiger Neurotransmitter im ZNS, sondern auch im enterischen Nervensystem. Seine Bedeutung erklärt sich auch dadurch, dass sich etwa 90 % des körpereigenen Serotonins im Gastrointestinaltrakt befinden. Derzeit sind sieben Serotoninrezeptorfamilien mit 21 Rezeptorsubtypen bekannt. Serotonin

initiiert die Kontraktion glatter Muskelzellen. Über NO-vermittelte Mechanismen kann aber auch durch Serotonin eine Relaxation der glatten Muskulatur vermittelt werden. An diesen Prozessen sind verschiedene Serotonin-Rezeptoren beteiligt. Die enterale Freisetzung von Serotonin erhöht über die Aktivierung von 5-HT_3- und 5-HT_4-Rezeptoren die Sekretion und steigert dadurch die gastrointestinale (Füllungs-) Peristaltik. Da 5-HT_3-Rezeptoren auch im ZNS vorkommen, kann Serotonin über diesen Weg Übelkeit und Erbrechen verursachen. Auch 5-HT_4-Rezeptoren sind sowohl im Gastrointestinaltrakt als auch im ZNS zu finden. Im ZNS beeinflusst Serotonin über diesen Rezeptor eine Dopaminfreisetzung und fördert so die kognitiven Prozesse. Im Gastrointestinaltrakt bewirkt die Aktivierung von 5-HT_4-Rezeptoren eine Erhöhung des Tonus der glatten Muskulatur und damit eine Steigerung der Peristaltik.

Psychopharmaka

UAW von Psychopharmaka treten häufig auf. Sie sind zum einen auf deren Angriffspunkt an dopaminergen und serotonergen Rezeptoren erklärbar, aber auch in gewissen Grenzen der besonderen Empfänglichkeit der Patient:innen geschuldet oder können auf eine zu hohe Dosis oder eine veränderte Pharmakokinetik (Interaktionen, individuelle Metabolisierungsgeschwindigkeit „poor metabolizer“) zurückgeführt werden [31]. Ein Therapeutisches Drug Monitoring hat sich daher in vielen Kliniken bereits etablieren können und ist eine sinnvolle Begleitung dieser Therapeutika.

Bei den klassischen **trizyklischen Antidepressiva**, wie Amitriptylin, Clomipramin, Desipramin, Doxepin, Imipramin, und Maprotilin, die die postsynaptische Wiederaufnahme von Noradrenalin und Serotonin hemmen, muss aufgrund der anticholinergen Wirkung mit Obstipation und Mundtrockenheit gerechnet werden. Durch die catecholaminerge Aktivität wird außerdem die gastrointestinale Motilität verstärkt.

Bei den neueren Antidepressiva, wie **selektive Serotonin-Reuptake-Hemmern** (SSRI) Citalopram, Fluoxetin, Fluvoxamin, Paroxetin, Sertralin sind die wesentlichen UAW Übelkeit und Diarrhöen. Venlafaxin ist ein selektiver Serotonin- und Noradrenalin-Reuptake-Hemmer, bei dem die Übelkeit im Vordergrund steht. Unter den SSRI sind des Weiteren Blutungskomplikationen beschrieben, die auch den Gastrointestinaltrakt betreffen [3]. Unter langfristiger Einnahme sinkt der Serotoningehalt im Plasma und in den Blutplättchen, was die Thrombozytenaggregation aktiviert und das fibrinolytische System beeinflusst. Dabei ist das Blutungsrisiko wohl abhängig von dem Ausmaß der Serotonin-Reuptake-Hemmung und bei Paroxetin, Sertralin und Fluoxetin am höchsten.

Der genaue Wirkungsmechanismus von **Lithium,** das ebenfalls bei psychiatrischen Erkrankungen eingesetzt wird, ist noch nicht bekannt. Möglicherweise wirkt Lithium über eine Beeinflussung des Noradrenalin- beziehungsweise Serotoninstoffwechsels, wobei es zu Übelkeit, Erbrechen und Diarrhöen kommen kann.

Mirtazapin und Mianserin zählen zu den **tetrazyklischen Antidepressiva**. Ihre Wirkung wird nicht durch eine Wiederaufnahmehemmung gesteuert, sondern durch eine Blockade präsynaptischer Rezeptoren, welche eine negative Rückkoppelung auf die Noradrenalin- und Serotonin-Freisetzung ausüben. Dadurch wird die Konzentrationvon Noradrenalin und Serotonin im synaptischen Spalt erhöht. Zusätzlich haben Medikamente dieser Gruppe eine deutliche antihistaminerge Wirkung, was ihre sedierenden und gewichtssteigernden Eigenschaften erklärt. Tetrazyklische Antidepressiva zählen zu den Psychopharmaka mit einer verbesserten gastrointestinalen Verträglichkeit.

Antipsychotika sind eine sehr heterogene Arzneimittelgruppe. Sie wurden zuvor als Neuroleptika bezeichnet. Ihre Einteilung erfolgt in typische (mit niedriger, mittlerer, hoher Potenz) und atypische Vertreter. Die Wirkung der Neuroleptika beruht vornehmlich auf einer komplexen Interaktion mit Dopaminrezeptoren und einem 5-HT_2-Antagonismus. Häufigste gastrointestinale UAW sind Übelkeit, Obstipation und Mundtrockenheit. Unter Clozapin und Olanzapin wurde eine akute Pankreatitis berichtet [vgl. [13].

Praxistipp
Das Therapeutische Drug Monitoring von Psychopharmaka kann in vielen Fällen die Therapie sinnvoll begleiten und sollte daher angeboten werden. Nach dem Lithium-Pass fragen!

Antikonvulsiva

Eine mangelnde Adhärenz bei der Einnahme von Antikonvulsiva ist vor allem eine Folge der UAW. Derzeit sind etwa 20 Substanzen zur Behandlung von Anfallsleiden zugelassen. Die UAW betreffen vor allem das ZNS und den Gastrointestinaltrakt mit Obstipation, Diarrhö, Schmerzen im Bauchraum, Gewichtsänderungen (z. B. Topiramat↓, Valproinsäure↑) [57].

Antidementiva

Übelkeit, Erbrechen und Durchfall sind dosisabhängige sehr häufige Nebenwirkungen, die auch zum Therapieabbruch führen können (z. B. Rivastigmin-Kapseln 19,3 %, Rivastigmin-TTS 14,6 %) [74]. Sie können besonders zu Beginn der Therapie und/oder Dosissteigerungen auftreten. Bei Rivastigmin im EPAR (European public assessment report) findet sich der Hinweis, dass diese Nebenwirkungen häufiger bei Frauen auftreten. Im Hinblick auf die geringeren cholinergen gastrointestinalen Nebenwirkungen des TTS kann ein Wechsel mit verbesserter Adhärenz sinnvoll sein [75].

Parkinsonmittel

Für die medikamentöse Parkinsonbehandlung stehen zahlreiche Arzneimittel zur Verfügung, bei denen aufgrund ihres Wirkmechanismus mit gastrointestinalen Nebenwirkungen in Form von Übelkeit, Erbrechen (Dopamin↑) oder Obstipation und Mundtrockenheit bei den Anticholinergika gerechnet werden muss. Mittel der Wahl bei Übelkeit und Erbrechen ist Domperidon (kardiales Risiko: „3. Herz").

Praxistipp
Da die Polymedikation im Alter das Nebenwirkungsrisiko erhöht, ist die Berücksichtigung von Arzneimittelinteraktionen (pharmakokinetisch, pharmakodynamisch) besonders wichtig. Mehrere Datenbanken (z. B. http://ddinter.scbdd.com/) sollten genutzt sowie Laborkontrollen (Elektrolyte, Blutspiegel) erfragt werden.

Tabelle 7.5: Übersicht Wirkmechanismus Parkinsontherapeutika

Gruppe	Substanz	Wirkmechanismus
Levodopa (Kombination mit Decarboxylasehemmer)	Levodopa + Benserazid Levodopa + Carbidopa	Dopaminkonzentration ↑
MAO-B-Hemmer	Rasagilin, Selegilin	Hemmung Dopamin/Catecholamin-Abbau
COMT-Inhibitoren	Entacapon, Tolcapon	Mindern den durch Metabolisierung zu 3-O-Methyldopa (3-OMD) verursachten Verlust von Levodopa
Ergot-Dopaminagonisten	Bromocriptin, Cabergolin, Lisurd, Pergolid	Dopaminagonist
NMDA-Antagonisten	Amantadin, Budipin	Glutamat- bzw. NMDA-Rezeptor Antagonist → Dopaminkonzentration ↑ Budipin zusätzlich Hemmer von MAO-B und muskarinischem Acetylcholin-Rezeptor
Anticholinergika	Biperiden	Hemmung cholinerger Rezeptoren

7.5.6 Antidiabetika

Orale Antidiabetika und auch die neueren parenteralen GLP-Analoga sind sehr häufig mit gastrointestinalen Nebenwirkungen assoziiert, die je nach Substanzgruppe mehr oder weniger häufig auftreten können. Sie reichen von Diarrhöen oder Obstipation, Abdominalschmerzen, Übelkeit, Erbrechen, Magenentleerungsstörungen, Flatuleszenz bis hin zu eher seltenen Pankreatitiden (siehe Tabelle 7.6).

Tabelle 7.6: Übersicht GI-UAW von Antidiabetika (ohne Gewähr auf Vollständigkeit, produktspezifische Unterschiede möglich)

Gruppe	Substanz-Beispiele	Wirkung	(sehr) häufige bis gelegentlich GI-UAW
Biguanide	Metformin	Insulinwirkung ↑ KH-Umsatz erhöht	Übelkeit, Erbrechen, Durchfall, Abdominalschmerzen, Appetitverlust
Sulfonylharnstoffe	Glibenclamid Glimepirid	Insulinsekretion ↑	Übelkeit, Magendruck, Völlegefühl, Erbrechen, Abdominalschmerzen, Durchfall, Aufstoßen, metallischer Geschmack (Beschwerden oft vorübergehend)
Glinide	Napaglinid, Repaglinid	Insulinsekretion ↑	Abdominalschmerzen, Diarrhö/ Obstipation Dyspepsie, Übelkeit, Erbrechen

Fortsetzung Tabelle 7.6: Übersicht GI-UAW von Antidiabetika
(ohne Gewähr auf Vollständigkeit, produktspezifische Unterschiede möglich)

Gruppe	Substanz-Beispiele	Wirkung	(sehr) häufige bis gelegentlich GI-UAW
DPP-4-Inhibitoren	Saxagliptin, Sitagliptin	Hemmung DPP-4 → Insulinsekretion ↑	Durchfall, Übelkeit, Erbrechen, Abdominalschmerzen Gelegentlich Pankreatitis
GLP-1-Analoga	Albiglutid, Exenatid, Liraglutid	Stimulation GLP-1-Rezeptoren ↑ → Insulinsekretion ↑	Häufig Übelkeit Diarrhö/Obstipation Erbrechen Dyspepsie, Abdominalschmerzen, Meteorismus, verzögerte Magenentleerung, gastroösophageale Refluxkrankheit (selten Darmverschluss) Sehr selten Pankreatitis (einschließlich nekrotisierender Pankreatitis)
α-Glukosidase-Hemmmer	Acarbose	Enterale Glukoseresorption ↓	Meteorismus, Flatulenz, Völlegefühl

7.5.7 Zytostatika

Unerwünschte Arzneimittelwirkungen im Gastrointestinaltrakt zählen zu den häufigsten Nebenwirkungen einer zytotoxischen Chemotherapie. Sie beeinträchtigen die Lebensqualität der Patient:innen erheblich und führen nicht selten zu einem Therapieabbruch.

Ursächlich für diese hohe Nebenwirkungsrate ist das Therapieprinzip, das Wachstum schnell proliferierender Tumorzellen zu hemmen, beziehungsweise ihre Apoptose einzuleiten. Da dies nicht zielgerichtet ist, sind auch gesunde Zellen mit einer hohen Regenerationsrate betroffen, beispielweise von Haarfollikeln oder Schleimhäuten. Neben den klassischen zytotoxischen Chemotherapeutika wie z. B. Anthrazyclinen, Alkylanzien, Antimetaboliten, Platinverbindungen oder Taxanen, können auch bei neueren Chemotherapeutika wie Proteinkinase-Inhibitoren gastrointestinale Nebenwirkungen auftreten. In der zielgerichteten Chemotherapie, wie beispielsweise mit Antikörpern, treten diese Nebenwirkungen zwar seltener auf, kommen aber durchaus auch vor.

Die häufigsten gastrointestinalen unerwünschten Arzneimittelwirkungen von Zytostatika sind:

- Übelkeit (Nausea)
- Erbrechen (Emesis) akut, verzögert, antizipatorisch
- Mukositis/Stomatitis
- Diarrhö
- Selten Obstipation
- Appetitlosigkeit

Therapie und Prophylaxe dieser UAW sind ein zentraler Bestandteil der Tumortherapie, um die Lebensqualität der Patient:innen zu erhalten oder gar zu verbessern und um (lebensbedrohliche) Komplikationen zu vermeiden [48].

Übelkeit und Erbrechen

Übelkeit und Erbrechen zählen zu den UAW, die von den Patient:innen am stärksten als Belastung empfunden werden. Auch bei der Einhaltung einer leitliniengerechten Therapie können Erbrechen und Übelkeit bei vielen Patient:innen auftreten, wobei die Intensität und Dauer abhängig sind von Patient:innen-individuellen Faktoren sowie der Art und Dauer der Chemotherapie. Allerdings können Übelkeit und Erbrechen auch tumorbedingt auftreten. Dies bedarf einer anderen individuellen Behandlung.

Die Pathogenese des Zytostatika-bedingtem Erbrechens ist sehr komplex und noch nicht in allen Einzelheiten geklärt. Es wird vermutet, dass eine indirekte Stimulation des Brechzentrums die Symptome verursacht, wobei mehrere Neurorezeptoren beziehungsweise Neurotransmitter daran beteiligt sind, unter anderem Serotonin, Dopamin, Histamin, Corticosteroide und Neurokinin-1. Somit bieten sich zahlreiche Angriffspunkte für eine effektive antiemetische Therapie, häufig als Kombinationstherapie mit synergistischer Wirkung.

Die Chemotherapie-bedingten Symptome Übelkeit und Erbrechen werden nach dem Zeitpunkt ihres Auftretens in drei Formen eingeteilt (siehe Tabelle 7.7).

Tabelle 7.7: Zeitpunkt des Auftretens von Chemotherapie-bedingtem Erbrechen/Übelkeit

Zeitpunkt	Definition
Akut	Auftreten innerhalb 24 Stunden nach Beginn der Tumortherapie, Dauer 6 bis 24 Stunden
Verzögert	Auftreten später als 24 Stunden nach Beginn der Tumortherapie, Dauer bis zu 5 Tage
Antizipatorisch	Unabhängig von der Gabe des Zytostatikums, Folge einer Konditionierung ausgelöst durch externe Faktoren (z. B. Geruch, Geschmack, Erfahrung bei vorausgegangener Chemotherapie) oder durch psychische Faktoren (Angst, Anspannung)

Antemetika werden in Abhängigkeit vom emetogenen Potenzial des Chemotherapeutikums leitliniengerecht verabreicht (siehe Tabelle 7.8). [48].

Tabelle 7.8: Emetogenes Potenzial oraler und parenteraler Chemotherapeutika nach S3-Leitlinie Supportive Therapie bei onkologischen Patientinnen [48]

Hoch >90 %		
Anthrazyklin/Cyclophosphamid	Cyclophosphamid ≥1500 mg/m²	Mechlorethamin
Carmustin	Dacarbazin	Procarbazin
Cisplatin	Hexamethylmelamin	Streptozotocin
Moderat 30–90 %		
Alemtuzumab	Carboplatin	Cytarabin>1000 mg/m²
Arsentrioxid	Ceritinib	Daunorubicin
Azacitidin	Clofarabin	Doxorubicin
Bendamustin	Crizotinib	Epirubicin
Bosutinib	Cyclophosphamid<1500 mg/m²	Idarubicin

Fortsetzung Tabelle 7.8: Emetogenes Potenzial oraler und parenteraler Chemotherapeutika nach S3-Leitlinie Supportive Therapie bei onkologischen Patientinnen [48]

Ifosfamid	Lomustin Oxaliplatin	Trabectedin
Imatinib	Romidepsin	Treosulfan
Interferon α, >10 Mio IU/m^2	Temozolomid	Vinorelbin
Irinotecan	Thiotepa	
Gering 10–30 %		
5-Fluorouracil	Doxorubicin liposomal pegyliert	Nilotinib
Afatinib	Eribulin	Olaparib
Aflibercept	Estramustin	Paclitaxel
Alltransretinolsäure	Etoposid	Panitumumab
Asparaginase	Etoposid	Pazopanib
Asparaginase, pegyliert	Everolimus	Pemetrexed
Axatinib	Fludarabin	Pentostatin
Belinostat	Gemcitabin	Pertuzumab
Blinatumomab	Ibritumomab-Tiuxetan	Ponatinib
Bortezomib	Ibrutinib	Radium-223
Brentuximab	Idelalisib	Regorafenib
Cabazitaxel	Interferon α, >1,5 <10 Mio IU/m^2	Sunitinib
Capecitabin	Ipilimumab	Tegafur
Carfilzomib	Ixabepilon	Temsirolimus
Catumaxomab	Lapatinib	Thalidomid
Cetuximab	Lenalidomid	Topotecan
Cytarabin<1000 mg/m^2	Mercaptopurin	Trastuzumab-Emtansin
Dabrafenib	Methotrexat	Treosulfan
Dactinomycin	Mitomycin	Uracil
Dasatinib	Mitoxantron	Vandetanib
Decitabin	Nab-Paclitaxel	Vinflunin
Docetaxel	Nelarabin	Vorinostat
Minimal <10 %		
2-Chlorodeoxyadenosin	Fludarabin	Pixantron
Abarelix	Flutamid	Pomalidomid
Abirateron	Fulvestrant	Pralatrexat
Anagrelid	Gefitinib	Ramucirumab
Anastrozol	Goserelin	Rituximab
Bevacizumab	Hydroxyurea	Ruxolitinib
Bleomycin	Interferon α, <1,5 Mio IU/m^2	Siltuximab
Buserelin	Lenvatinib	Sorafenib
Busulfan	Letrozol	Tamoxifen
Busulfan	Leuprorelin	Thioguanin
Cabozantinib	Melphalan	Trastuzumab
Chlorambucil	Methotrexat	Triptorelin
Cladribin	Nindetanib	Vemurafenib
Degarelix	Nivolumab	Vinblastin
Enzalutamid	Obinutuzumab	Vincristin
Erlotinib	Ofatumumab	Vinorelbin
Exemestan	Pembrolizumab	Vismodegib

Diarrhö

Eine Tumortherapie bedingte Diarrhö ist ebenso wie Übelkeit und Erbrechen eine häufige UAW, die die Patient:innen in der Lebensqualität einschränken und ein lebensbedrohliches Ausmaß annehmen kann. Neben den klassischen zytotoxischen Chemotherapeutika können auch die neuen zielgerichteten Therapieregime, wie beispielsweise monoklonale Antikörper oder Tyrosinkinase-Hemmer, schwere Diarrhöen verursachen. Sie sind abhängig von der Art und Dauer der Tumortherapie, aber auch von Patient:innen-individuellen Risikofaktoren wie Begleiterkrankungen. Während bei den klassischen Chemotherapeutika als Ursache eine Mukositis der Darmschleimhaut angenommen wird, ist die Pathogenese einer Diarrhö unter einer zielgerichteten Chemotherapie bisher nicht ausreichend geklärt. Eine Sonderstellung nimmt eine akut einsetzende Irinotecan-assoziierte Diarrhö ein, die auf cholinerge Mechanismen zurückgeführt werden kann. Begleitsymptome sind Schwitzen, Bauchkrämpfe, Myosis und verstärkter Speichelfluss, die mit einer Gabe von Atropin (falls keine Kontraindikation vorliegt) behandelt werden können [19, 20, 48]. Das BfArM weist in diesem Zusammenhang auf ein erhöhtes Risiko für schwere Neutropenien und Durchfälle bei Patient:innen mit langsamer UGT1A1-Metabolisierung (zum Beispiel homozygot für UGT1A1*28- oder *6-Varianten, wie beim Gilbert-Syndrom) hin. Dieses Risiko steigt mit der Dosis von Irinotecan. Eine Genotypisierung kann in diesem Zusammenhang hilfreich sein [41].

Die Schwere dieser UAW kann nach dem National Cancer Institute (NCI) in fünf Grade eingeteilt werden.

Tabelle 7.9: Schweregrad tumortherapiebedingte Diarrhoe nach National Cancer Institute

Grad 1	< 4 Stühle/Tag über Normalfrequenz	Geringer Anstieg der Stuhlmenge über die Normalmenge hinaus
Grad 2	4–6 Stühle/Tag über Normalfrequenz	Mäßiger Anstieg der Stuhlmenge über die Normalmenge hinaus
Grad 3	≥ 7 Stühle/Tag, Stuhlinkontinenz mit eingeschränkter Alltagsaktivität, KH-Einweisung indiziert	Starker Anstieg der Stuhlmenge über die Normalmenge hinaus
Grad 4	Lebensbedrohliche Konsequenzen, dringende Intervention notwendig	
Grad 5	Tod	

Für die Praxis ist allerdings die Dokumentation weiterer Symptome wie Bauchkrämpfe, nächtlicher Stuhlgang, Fieber, Übelkeit, Anzeichen einer Dehydrierung, Elektrolytentgleisungen unter anderem von Bedeutung, um optimale therapeutische und gegebenenfalls präventive Maßnahmen anbieten zu können, die den Erfolg der Tumortherapie durch Vermeidung von Therapieverzögerungen beziehungsweise -abbrüchen unterstützt.

Mit einem erhöhten Risiko für eine Diarrhö Grad 3 bis 4 muss bei folgenden Substanzen beziehungsweise Therapieregimen gerechnet werden:

(Nach S3-Leitlinie Supportive Therapie bei onkologischen PatientInnen Langversion 1.1 – April 2017 AWMF-Registernummer: 032/054OL)

Afatinib	Docetaxel	Irinotecan
Axitinib	FLOX[5]	Irinotecan
Bevacizumab	Fluorouracil	Lapatinib
Bortezomib	FOLFIRI[1]	mIFL[3]
Bosutinib	FOLFOXIRI[2]	Regorafenib
Cabozantinib	Ibrutinib	Sorafenib
CapeIRI[4]	Idelalisib	Sunitinib
Ceritinib	Ipilimumab	Vandetanib
Cetuximab	Irinotecan	Zivaflibercept

[1] FOLFIRI= Folinsäure (Leucovorin), Fluorouracil und Irinotecan
[2] FOLFOXIRI= Oxaliplatin, Irinotecan, Fluorouracil und Folinsäure (Leucovorin)
[3] mIFL= Irinotecan mit Bolus Fluorouracil
[4] CapeIRI= Capecitabin und Irinotecan
[5] FLOX= Folinsäure (Leucovorin), Oxaliplatin und Bolus Fluorouracil

Eine medikamentöse Prophylaxe der Diarrhö als Standardvorgehen ist in der Regel nicht notwendig, kann aber bei immunkompetenten Patient:innen mit Prä- und Probiotika durchaus sinnvoll sein und sollte daher erwogen werden. Eine Sonderstellung nimmt eine Therapie mit Neratinib ein, bei der eine supportive Therapie mit einem Durchfallmedikament während der ersten ein bis zwei Monate empfohlen wird [21].

Grundsätzlich sollten aber bei einer Therapie, bei der diese UAW erwartet wird, folgende Empfehlungen beachtet werden.

- Vermeidung von Arznei- und Nahrungsmittel, die die Darmaktivität anregen oder die Darmschleimhaut reizen können: Laxanzien, Stuhlweichmacher, Koffein, Alkohol, Milchprodukte, fetthaltige Lebensmittel, ballaststoffreiche Vollkornprodukte, Orangensaft, Sauerkraut, Grapefruitsaft, Pflaumensaft, stark gewürzte Speisen
- Leicht verdauliche Speisen bevorzugen
- Flüssigkeits- und Elektrolytverlust durch eine ausreichende Flüssigkeitszufuhr (über den Tag verteilt) ausgleichen

Die Therapie sollte stufenadaptiert und leitliniengerecht erfolgen [48]

Eine infektiöse Ursache muss labordiagnostisch ausgeschlossen und eine ausreichende Hydrierung vorausgesetzt werden. Ab Grad 3 ist ein stationärer Aufenthalt indiziert.

Praxistipp
Tagebücher wie Stuhltagebuch, Mukositis-Tagebuch, Ernährungstagebuch helfen bei der Bewertung der Intensität und der Suche nach dem Auslöser, zum Beispiel einem Arzneimittel.
In der Praxis zeigen sich Vorteile für die Applikation von Loperamid als Schmelztablette.

Orale Mukositis/Stomatitis

Unter einer Mukositis versteht man eine Entzündung von Schleimhäuten, die durch eine Strahlentherapie oder Chemotherapie verursacht werden können. Sie kann den gesamten Verdauungstrakt betreffen, im Vordergrund steht jedoch die orale Mukositis (Mundschleimhautentzündung), die im klinischen Alltag insbesondere bei der Behandlung von Patient:innen mit hämatologischen Tumoren, Patient:innen mit Tumoren im Kopf- oder Halsbereich oder bei einer Hochdosis-Chemotherapie ein schwerwiegendes Problem darstellt. Eine Sonderform der Mukositis ist die Stomatitis, die ausschließlich eine Entzündung der Mundschleimhäute beschreibt.

Die Mundschleimhaut ist im Wesentlichen aus zwei Lagen aufgebaut, einem vierschichtigen Plattenepithel (Stratum basale, Stratum spinosum, Stratum granulosum, Stratum corneum) und einer bindegewebeartigen Lamina propria, die Abwehrzellen wie Lymphozyten oder Makrophagen enthalten kann. Mitotisch aktiv sind vor allem die Zellen des Stratum basale (Basalschicht), die das Epithel vom Bindegewebe trennen.

Die Entstehung der Mukositis unterliegt einem komplexen Pathomechanismus, an dem alle Gewebe und Zellen der Mukosa beteiligt sind. Der Prozess verläuft dynamisch und interaktiv, wobei fünf Phasen unterschieden werden:

- Initiierung mit einer direkten und irreversiblen Schädigung der DNA
- Hochregulierung und Erzeugung von Messenger-Signalen: Produktion von Boten- und Wirkproteinen, z. B. von entzündungsförderlichen Zytokinen und Enzymen
- Signalübertragung und Amplifikation, die zu Apoptose (Zelltod) und Gewebeschädigung führen
- Ulzeration und Entzündung des Epithelgewebes bei einem erhöhten Risiko für Superinfektionen
- Wundheilung (meist spontan)

Da sich zytotoxische Chemotherapeutika gegen stark proliferierende Zellen richten, sind von den UAW besonders die gesunden Zellen betroffen, die eine hohe Teilungs- beziehungsweise Regenerationsrate haben, wie die Schleimhäute. Die physiologische Zellerneuerung (Turnover) der Mundschleimhaut liegt bei 5 bis 14 Tagen. Bei Kindern und Jugendlichen ist das Risiko erhöht, da die Proliferationsrate der Basalzellen höher ist als bei Erwachsenen. Mehr als 50 % der jungen Patient:innen erleiden während einer onkologischen Therapie eine Mukositis.

Besonders in der Ulzerationsphase treten sehr häufig Komplikationen mit Schmerzen, eingeschränkter oraler Nahrungs- und Flüssigkeitsaufnahme, erhöhtem Infektionsrisiko und einer deutlichen Einschränkung der Lebensqualität der Patient:innen auf. Häufigkeit und Schwere einer Chemotherapie-induzierten oralen Mukositis können in verschiedene Schweregrade eingeteilt werden. Zur Klassifizierung können beispielsweise die Kriterien der WHO oder des Nationalen Cancer Institutes (NCI) herangezogen werden.

Tabelle 7.10: Einteilung der Schweregrade einer Mukositis nach WHO und NCI [36, 47].

Quelle	Grad 0	Grad 1	Grad 2	Grad 3	Grad 4
WHO	Normal	Wunden und Erytheme	Erytheme, Ulzerationen, feste Nahrung möglich	Ulzerationen, flüssige Ernährung	Blutende Ulzerationen, Nahrungsaufnahme über den Mund nicht möglich
NCI	keine Anzeichen	Aufnahme fester Nahrung möglich	Schmerzen, Aufnahme fester/ breiiger Nahrung möglich	starke Schmerzen, nur flüssige Nahrung möglich	massive Schmerzen, Ernährung ausschließlich über enterale Sonde oder parenteral, lebensbedrohliche NW

Substanzen, die in Abhängigkeit von der Dosierung mit einem hohen Risiko einer oralen Mukositis vom Schweregrad 3 oder 4 einhergehen sind [47]

- Anthrazykline
- Taxane
- 5-FU
- Platinverbindungen
- Melphalan
- Methotrexat
- Proteinkinaseinhibitoren (z. B. Sorafenib, Lapatinib, Sunitinib)
- Podophyllotoxinderivate (Etoposid)
- PARP-Inhibitoren (Niraparib)
- Alkylierende Mittel (z. B. Temozolomid, Thiotepa)

Die interdisziplinäre Zusammenarbeit ermöglicht ein standardisiertes Vorgehen in der Prävention wie auch der Therapie der oralen Mukositis. Eine Reihe von Lösungen, Zubereitungen und Individualrezepturen sind vorhanden, aber nur zum Teil klinisch umfassend getestet [44].

Praxistipp
Standardisierte Pflege- und Dokumentationsprotokolle sind eine wirksame Maßnahme zur Prävention einer oralen Mukositis. Zubereitungen von Mundspüllösungen oder Mundgelen aus der Krankenhausapotheke können dies unterstützen. Die interdisziplinäre Zusammenarbeit von Ärzt:innen, Pflegepersonal und Apotheker:innen ist erforderlich. Dabei sind die individuellen Möglichkeiten des Patient:innen zu beachten.

7.5.8 Antikoagulanzien

Folgende Arzneimittel sind mit GI-Blutungen assoziiert:

- Antikoagulanzien (z. B. Heparine, Vitamin-K-Antagonisten, direkte orale Antikoagulantien = DOAK)
- Plättchenfunktion interferierende Arzneimittel (z. B. Acetylsalicylsäure und bestimmte andere NSAR; → „Nicht-steroidale Antirheumatika (NSAR)", Clopidogrel, Antidepressiva wie z. B. SSRI; → „Psychopharmaka")
- Arzneimittel mit Beeinträchtigung mukosaler Abwehrmechanismen (z. B. → „Nicht-steroidale Antirheumatika (NSAR)").

Unter der Therapie mit Antikoagulantien muss aufgrund ihres Wirkprinzips mit Blutungen, so auch im Bereich des Gastrointestinaltraktes, gerechnet werden.

Thrombozytenaggregationshemmer (TAH)

Eine Metaanalyse von über 100.000 Patient:innen aus prospektiven Studien zeigt, dass sich das Blutungsrisiko aller Schweregrade (OR 1,70) und das Risiko für schwere oder relevante Blutungen (OR 1,31, NNH 73) unter ASS zur Thrombozytenaggregationshemmung erhöhen.

Für Antagonisten des Adenosindiphosphat-Rezeptors P2Y (auch ADP-Rezeptor-Antagonisten genannt) wie Clopidogrel liegen keine validen Daten im Vergleich zu Placebo vor. Die Beurteilung des Risikos für dies UAW im Vergleich zu ASS ist uneinheitlich. Unter einer dualen TAH nimmt das Risiko zu. Die Gabe des GP-IIb/IIIa-Rezeptor-Antagonisten (Eptifibatid, Abciximab, Tirofiban) bei Patient:innen mit Myokardinfarktinfarkt ist ebenfalls mit einem erhöhten Blutungsrisiko assoziiert [29.]

Vitamin-K-Antagonisten und direkt orale Antikoagulanzien

Gastrointestinale Blutungen sind häufige Komplikationen von Vitamin-K-Antagonisten [29]. In einer finnischen Kohortenstudie wurden mehr als 100.000 Patient:innen betrachtet. Das Risiko für eine Hospitalisierung als Folge einer gastrointestinalen Blutung lag zu Beginn der Therapie bei 2,3 % pro Patient:innen-Jahr und bei 0,9 % pro Patient:innen-Jahr im späteren Verlauf. Etwa 30 bis 40 % aller Blutungsereignisse unter oraler Antikoagulation sind gastrointestinale Blutungen. 6 % dieser Blutungen sind letal.

Wahrscheinliche Risikofaktoren sind

- Komorbiditäten
- Begleitmedikationen
- Therapiedauer

Auch unter der Therapie mit DOAKs (Apixaban, Dabigatran, Edoxaban, Rivaroxaban) treten gastrointestinale Blutungen auf. Allerdings ist die Datenlage zum Risiko dieser UAW unter DOAKs uneinheitlich und scheint von der Indikation abhängig zu sein.

Praxistipp
Im Medikationsmanagement sind bei DOAKs in Bezug auf das Blutungsrisiko die Dosisanpassung nach der Nierenfunktion und die Begleitmedikation mit arzneimittelspezifischen pharmakokinetischen Interaktionen (CYP3 A, P-GP) als auch pharmakodynamischen Interaktionen (NSAR, SSRI, SNRI) zu beachten [174].

7.5.9 Eisenpräparate

Der Eisenmangel ist die häufigste Mangelerkrankung und mit mehr als 50 % die häufigste Ursache einer Anämie (Hb-Mangel). Eisen ist vom deutschen Bundesinstitut für Risikobewertung in die Gruppe der Nährstoffe mit hohem Risiko eingestuft worden [14].

In Europa liegt die Prävalenz bei 5 bis 10 %. Risikogruppen sind Frauen im gebärfähigen Alter, Säuglinge, Kleinkinder und Heranwachsende [5, 33, 34]. Ursachen sind vor allem

- erhöhter Eisenbedarf im Wachstumsalter und in der Schwangerschaft,
- ungenügende Eisenzufuhr durch Nahrung oder Malabsorption,
- verminderte Eisenaufnahme beispielweise durch chronisch entzündliche Erkrankungen, chronische Diarrhö, Zöliakie,
- und Blutverluste beispielsweise durch Monatsblutungen, Magen- oder Darmulkusleiden, Tumorerkrankungen oder durch Arzneimittel verursachte Blutungen.

Eisen ist in allen Nahrungsmitteln enthalten. Das im Häm aus Fleischprodukten oder in der Muttermilch (Lactoferrin) enthaltene Eisen ist etwa vierfach besser bioverfügbar als Eisen, das nicht in dieser Form vorliegt. Die Resorption von Eisen erfolgt im Wesentlichen als zweiwertiges Eisen im Duodenum und im oberen Jejunum. Eisen, das in dreiwertiger Form zugeführt wird, muss über ein duodenales Cytochrom-B vor der Resorption in die zweiwertige Form überführt werden. Eisen wird im Körper unter anderem in Ferritin gespeichert, ein wichtiger diagnostischer Biomarker für den Eisenstatus der Patient:innen neben dem Hb-Wert und der Transferritin-Sättigung. Für die Routinediagnostik werden daher verschiedene Laborparameter bestimmt (Hb-Wert, Ferritin, Transferritin-Sättigung).

Oral aufgenommenes Eisen (dosisabhängig, >40 mg Einzeldosis) verursacht sehr häufig gastrointestinale UAW wie Obstipation, Diarrhö, Blähbauch, Schmerzen im Bauchraum, Gastritis und Stuhlverfärbungen. Ulzerationen im Mundbereich oder Läsionen im Ösophagus sind häufig auf eine falsche Einnahme zurückzuführen.

Praxistipp orale Einnahme von Eisen
Die orale Applikation hat es in sich: zweiwertiges Eisen mit Vitamin C (bessere Bioverfügbarkeit) und ohne Nahrung (Interaktion senkt die Bioverfügbarkeit).

Bei GIT-Beschwerden sind möglich: Einnahme mit dem Essen oder abendliche Einnahme oder Wechsel auf Eisen-III-Maltol.

7.5.10 Bisphosphonate

Bisphosphonate werden vor allem zur Therapie der Osteoporose oder im Rahmen maligner Erkrankungen eingesetzt, um die Aktivität der Osteoklasten und damit den Knochenabbau zu hemmen. Gastrointestinale UAW durch Reizungen der Schleimhäute sind bei den Bisphosponaten häufig und durch eine optimale Einnahme zu minimieren. Verschiedene Anbieter bieten hierzu Informationsbroschüren zur richtigen Einnahme an.

Bereits 2004 warnte die Kommission der Deutschen Ärzteschaft vor dem Risiko von **Kieferknochennekrosen** [38]. In den Fachinformationen der Präparate wurden daher die Kieferknochennekrose und teilweise auch die Knochennekrose des äußeren Gehörgangs als UAW mit aufgenommen. Die Kieferknochennekrose beginnt meist mit Zahnschmerzen oder wunden Stellen im Dentalbereich. Beim Fortschreiten der Erkrankung liegen die Kieferknochen frei, häufig bildet sich Eiter und Kieferbrüche können ohne äußere Einwirkung auftreten. Der Unterkiefer ist dabei häufiger betroffen als der Oberkiefer. Das Risiko für die Entstehung dieser Nekrosen ist abhängig von der Therapiedauer, der Dosierung (Cave Nierenfunktioneinschränkung, die in Altersheimen oft übersehen wird), dem Wirkstoff und der Applikationsart. Daneben spielen Patient:innen-individuelle Risikofaktoren wie Rauchen, schlechte Mundhygiene und höheres Alter eine Rolle.

Diese Nebenwirkungen sind zwar selten aber schwerwiegend, da betroffene Knochenareale nicht regenerieren können und neben adjuvanten Maßnahmen oft eine chirurgische Intervention erforderlich ist.

7.6 Literatur Kapitel GIT

[1] Aggett PJ, Agostoni C, Axelsson I, Bresson JL, Goulet O, Hernell O, Koletzko B, Lafeber HL, Michaelsen KF, Micheli JL, Rigo J, Szajewska H, Weaver LT. Iron metabolism and requirements in early childhood: do we know enough?: a commentary by the ESPGHAN Committee on Nutrition. Journal of Pediatric Gastroenterology and Nutrition. 2002;34(4):337–45

[2] Antman EM. The Aspirin-NSAID Interaction More Data, But a Lack of Clarity Remains. J Am Coll Cardiol 2018;71(16):1752–1754

[3] Arzneitelegramm. Blutungen unter Selektiven Serotonin-Wiederaufnahmehemmern. a-t 1998; Nr. 10: 94

[4] AWMF Nationale Versorgungs Leitlinie Therapie des Typ-2-Diabetes Langfassung 1. Auflage Version 3 August 2013 Zuletzt geändert: April 2014 AWMF-Register:Nr.: nvl-001g

[5] AWMF S1 Leitlinie Behnisch W, Muckenthaler M, Kulozik A Eisenmangelanämie. AWMF-Register Nr. 025/021 Klasse: S1

[6] AWMF S3 Leitlinie »Sekundärprophylaxe ischämischer Schlaganfall und transitorische ischämische Attacke. https://www.dsg-info.de/images/stories/DSG/PDF/Leitlinien/030–133_lang_S3_Sekund%C3 %A4rprophylaxe_isch%C3 %A4mischer_Schlaganfall_2015–02.pdf

[7] Bhala N, Emberson J, Merhi A et al. Coxib and traditional NSAID Trialists' (CNT) Collaboration: Vascular and upper gastrointestinal effects of non-steroidal anti-inflammatory drugs: meta-analyses of individual participant data from randomised trials. Lancet. 2013 Aug 31;382(9894):769–79. doi: 10.1016/S0140–6736(13)60900–9. Epub 2013 May 30

[8] Bundesärztekammer. Arzneimittelkommission der Deutschen Ärzteschaft: UAW–News International Nicht steroidale Antirheumatika (NSAR) im Vergleich: Risiko von Komplikationen im oberen

Gastrointestinaltrakt, Herzinfarkt und Schlaganfall. Dtsch Arztebl 2013; 110(29–30): A-1447 / B-1271 / C-1255

[9] Castell DO: Medication-induced esophagitis. UpToDate 2020.Medication-induced esophagitisMedication-induced esophagitisMedication-induced esophagitis.

[10] Castellsague J, Riera-Guardia N, Calingaert B et al.: Individual NSAIDs and upper gastrointestinal complications: a systematic review and meta-analysis of observational studies (the SOS project). Drug Saf 2012; 35: 1127–46

[11] Chassany O, Michaux A, Bergmann JF: Drug-induced Diarrhöa. Drug Saf 2000;22(1):53–72

[12] de Campaigno EP, Kebir I, Montastruc JL et al. Drug-induced dental caries: a disproportionality analysis using data from VigiBase. Drug Saf 2017; 40: 1249–1258

[13] Deutsche Gesellschaft für Psychiatrie und Psychotherapie, Psychosomatik und Nervenheilkunde e. V. (DGPPN) (Hrsg.) S3-Leitlinie Schizophrenie AWMF-Register Nr. 038–009 Langfassung Stand: 15.03.2019

[14] Domke A, Großkalus R, Niemann B, Przyrembel, Richter K, ,Schmidt E *et al.* Use of minerals in foods, toxicological and nutritional-physiological aspects (part II). Federal Institute for Risk Assessment, Berlin 2006: 145–88

[15] Dtsch Arztebl 2016; 113(17): [27]; DOI: 10.3238/PersDia.2016.04.29.08

[16] Eggleston A, Farup C, Meier R. The Domestic/International Gastroenterology Surveillance Study (DIGEST): Design, Subjects and Methods Scand J Gastroenterol Suppl 1999;231:9–14

[17] El-Armouche A, Kirchhof P: Begleitmedikation bei Therapie mit direkten oralen Antikoagulanzien. Kardiologe 2020, https://doi.org/10.1007/s12181–019-00365–0

[18] Fachinformation ANGUSTA 25 Mikrogramm Tabletten. Stand Juni 2021

[19] Fachinformation Irinotecan Fresenius Stand Mai 2018

[20] Fachinformation Irinotecan Kabi Stand Oktober 2018

[21] Fachinformation Nerlynx® 40 mg Filmtabletten. Stand Januar 2022

[22] Fischbach W, Malfertheine P, P. Lynen P et al.-Leitlinie Helicobacter pylori und gastroduodenale Ulkuskrankheit

[23] Fischbach W, Malfertheiner P, Lynen Jansen P. et al. Verantwortlich für die DGVS. S2k-guideline Helicobacter pylori and gastroduodenal ulcer disease. Z Gastroenterol 2016; 54: 327–363

[24] Fischbach W. Medikamenteninduzierte gastrointestinale Blutung . Der Internist volume 60: 597–607(2019

[25] Ford AC, Marwaha A, Lim A, Moayyedi P: What is the prevalence of clinically significant endoscopic findings in subjects with dyspepsia? Systematic review and meta-analysis. Clin Gastroenterol Hepatol 2010; 8: 830–7

[26] Fosnes GS, Stian Lydersen S, Farup PG. Constipation and Diarrhöa – common adverse drug reactions? A cross sectional study in the general population. BMC Clin Pharmacol. 2011 Feb 18; 11:2. doi: 10.1186/1472–6904–11–2

[27] Freye E. Opioide in der Medizin. 8. aktualisierte Aufl. Heidelberg: Springer Verlag; 2010

[28] Frowen J, Hughes R, Skeat J. The prevalence of patient-reported dysphagia and oral complications in cancer patients. Support Care Cancer. 2020;28(3):1141–1150

[29] Götz M, Anders M, Biecker E et al. S2k Leitlinie Gastrointestinale Blutung AWMF-Register Nr. 021/028 Klasse:S2k

[30] Gross M. NSAR, Coxibe und Steroide: Wann und wie sollten Magen und Darm geschützt werden? Akt Rheumatol 2017; 42(06): 497–504 DOI: 10.1055/s-0043–110009

[31] Grunze A, Mago R, Grunze H:Nebenwirkungen von Psychopharmaka: Tipps für die Praxis. Dtsch Med Wochenschr 2017; 142: 1690–1700

[32] Gyll J et al.: Vitamin D status and dental caries in healthy Swedish children. Nutr J 2018; 17: 11. Published online 2018 Jan 16. doi: 10.1186/s12937–018–0318–1

[33] Harvey LJ, Armah CN, Dainty JR, Foxall RJ, John Lewis D, Langford NJ, Fairweather-Tait SJ. Impact of menstrual blood loss and diet on iron deficiency among women in the UK. Br J Nutr 2005;94:557–64
[34] Hastka J, Heimpel H, Metzgeroth G. Eisenmangel und Eisenmangelanämie. Leitlinie der Deutschen Gesellschaft für Hämatologie und Onkologie (DGHO), Literaturverzeichnis 79 2011. (Accessed April 23, 2015, at https://www.dgho-onkopedia.de/de/ onkopedia/leitlinien/eisenmangel-und-eisenmangelanaemie)
[35] http://media.dav-medien.de/sample/9783769263077_p.pdf
[36] http://www.who.int/en/
[37] https://www.aerzteblatt.de/archiv/197046/Diagnose-und-Therapie-der-funktionellen-Dyspepsie
[38] https://www.akdae.de/Arzneimittelsicherheit/Bekanntgaben/Archiv/2004/20040802.html. Osteonekrosen des Kiefers unter Bisphosphonaten (UAW-News – International)
[39] https://www.awmf.org/uploads/tx_szleitlinien/025–021l_S1Eisenmangelanaemie_2016–01.pdf
[40] https://www.bfarm.de/SharedDocs/Risikoinformationen/Pharmakovigilanz/DE/RI/2005/RI-coxibe-bewertungsverfahren.htm
[41] https://www.bfarm.de/SharedDocs/Risikoinformationen/Pharmakovigilanz/DE/RHB/2021/rhb-irinotecan.html
[42] https://www.cochrane.org/de/CD004827/IBD_probiotika-zur-pravention-von-antibiotika-assoziiertem-durchfall-bei-kindern
[43] https://www.der-arzneimittelbrief.de/de/Artikel.aspx?J=2010&S=81
[44] https://www.deutsche-apotheker-zeitung.de/daz-az/2010/daz-9–2010/mukositis-bei-tumor Patient:innen-schonend-behandeln
[45] https://www.ema.europa.eu/en/medicines/human/referrals/piroxicam
[46] https://www.gelbe-liste.de/krankheiten/gastritis
[47] https://www.mascc.org/assets/documents/MukositisGuidelinesMASCC_German.pdf
[48] https://www.onkopedia.com/de/wissensdatenbank/wissensdatenbank/supportive-therapie/LL_Supportiv_Langversion_1.0.pdf
[49] https://www.rki.de/DE/Content/Infekt/EpidBull/Merkblaetter/Ratgeber_Clostridium.html
[50] Hug MJ: Mukositis. Die Qual im Mund. Pharm Ztg 2016;161(36):2570–2577
[51] Kuijper EJ et al.:*Clostridium difficile*: changing epidemiology and new treatment options. Curr Opin Infect Dis. 2007; 20:376–83
[52] Lamb CA et al.: British Society of Gastroenterology consensus guidelines on the management of inflammatory bowel disease in adults. Gut 2019;68:s1–s106
[53] Lang C. Anwendung rezeptfreier Analgetika in Deutschland Eine Befragungsstudie zum Anwendungsverhalten, zur Kenntnis von Anwendungsinformationen und Bewertung eines möglichen Packungsaufdrucks in der erwachsenen Allgemeinbevölkerung. https://www.bundesgesundheitsministerium.de/fileadmin/Dateien/5_Publikationen/Drogen_und_Sucht/Berichte/Abschlussbericht-RKI-II.pdf
[54] Marginean EC, The Ever-Changing Landscape of Drug-Induced Injury of the Lower Gastrointestinal Tract. Arch Pathol Lab Med. 2016; Vol 140:748–58
[55] Müller-Lissner S. [Opiate induced constipation–mechanisms, relevance and treatment]. Dtsch Med Wochenschr. 2013 Oct;138(43):2207–11
[56] Packirisamy S et al. DRUG INDUCED ORAL ADVERSE REACTIONS: A REVIEW. International Journal of Current Advanced Research 2019;8(10):20158–20163
[57] Perucca P, Gilliam FG. Adverse effects of antiepileptic drugs. The Lancet Neurology VOLUME 11, ISSUE 9,P792–802,SEPTEMBER 01, 2012:https://doi.org/10.1016/S1474–4422(12)70153–9
[58] Philpott HL, et al. Frontline Gastroenterology 2014;5:49–57. doi:10.1136/flgastro-2013–100316

[59] Podlogar J, Smollich M. Wenn das Essen nicht mehr schmeckt. Dysgeusien und Xerostomie durch Arzneimittel. DAZ 2016, Nr. 32, S. 54, 11.08.2016
[60] Reed GW et al. Effect of Aspirin Coadministration on the Safety of Celecoxib, Naproxen or Ibuprofen. J Am Coll Cardiol 2018;71(16):1741–1751
[61] Salvo F, Fourrier-Réglat A, Bazin F. et al. Cardiovascular and gastrointestinal safety of NSAIDs: a systematic review of meta-analyses of randomized clinical trials. Clin Pharmacol Ther 2011; 89: 855–866
[62] Scally B, EmbersonJR, Spata E et al. Effects of gastroprotectant drugs for the prevention and treatment of peptic ulcer disease and its complications: a meta-analysis of randomised trials. Lancet Gastroenterol Hepatol 2018;3(4):231–241.
[63] Schlehe, Julia S.;Ussar, Siegfried, Das Mikrobiom: Einfluss auf Adipositas und Diabetes. Dtsch Ärztebl 2016; 113(17): [27]; DOI: 10.3238/PersDia.2016.04.29.08
[64] Schurig M A, Böhme M, Just K S,Scholl C,Dormann H,Plank-Kiegele B,Seufferlein T,Gräff I, Schwab M, Stingl JC. Unerwünschte Arzneimittelwirkungen (UAW) in der Krankenhausnotaufnahme. Prävalenzvon UAW-Verdachtsfällen in vier Notaufnahmezentren in Deutschland. Dtsch Arztebl Int 2018:115(15): 251–258
[65] Shen NT et al.: Timely Use of Probiotics in Hospitalized Adults Prevents Clostridium difficile Infection: A Systematic Review With Meta-Regression Analysis. Gastroenterology 2017;152:1889–1900
[66] Stanghellini V, Talley NJ, Chan F, et al.: Rome IV – Gastroduodenal Disorders. Gastroenterology 2016 S0016–5085(16)00177–3
[67] Tannenbaum H, Bombardier C, Davis P. et al.An evidence-based approach to prescribing nonsteroidal antiinflammatory drugs. Third Canadian Consensus Conference. J Rheumatol 2006; 33: 140–157.
[68] Thürmann PA. Unerwünschte Arzneimittelwirkungen – Diagnose und Bewertung. Pathologe 2006; 27:6–12.
[69] Überall M. DGS Praxisleitlinien Schmerzmedizin. HILFSMITTEL FÜR DIE TÄGLICHE PRAXIS Opioid-induzierte Obstipation Version: 2.0 für Fachkreise Erscheinungsjahr: 2019
[70] Wirz S. Schmerztherapie – Management der Opioid-induzierten Obstipation (OIC). CME-Kurs
[71] Zeitz J et al. Pain in IBD Patients: Very Frequent and Frequently Insufficiently Taken into Account. PLoS ONE 2016;11(6): e0156666. doi:10.1371/journal.pone.0156666
[72] Zieschang, M. Karies durch Medikamente? Arzneiverordnung in der Praxis 2018;45(2):87.
[73] Sunkara T, Caughey ME, Nigar S, Olivo R, Gaduputi V. Iron Pill Gastritis: An Under Diagnosed Condition With Potentially Serious Outcomes. Gastroenterology Res 2017;10(2):138–140.
[74] Sadowsky CH, Farlow MR, Meng X, Olin JT. Safety and tolerability of rivastigmine transdermal patch compared with rivastigmine capsules in patients switched from donepezil: data from three clinical trials. Int J Clin Pract.2010;64(2):188–193
[75] Dhillon S: Rivastigmine transdermal patch: a review of its use in the management of dementia of the Alzheimer's type. Drugs 2011;71(9):1209–1231
[76] https://www.dgschmerzmedizin.de/index.php?eID=tx_securedownloads&p=24&u=0&g=0&t=1674401162&hash=347f9a092eacf148f93ec9b86dc1d5e6d1d9ed1b&file=fileadmin/dgs/Dokumente/Presse/PM_Thesenpapier_OIC_191203.pdf
[77] BMJ Open. 2021; 11(8): e043054. Probiotics for the prevention of antibiotic-associated diarrhoea: a systematic review and meta-analysis. Clare Goodman,Georgia Keating, Ekavi Georgousopoulou, Charlotte Hespe,and Kate Levett.

8 Nebenwirkungen an der Haut

8.1 Einführung

Hautveränderungen durch Arzneimittel stellen eine besonders belastende Situation für Patient:innen durch die Sichtbarkeit der Nebenwirkung (hier vor allem von Ausschlägen und Haarveränderungen) mit nachvollziehbaren Auswirkungen auf die Lebensqualität aber auch auf das therapeutische Outcome. Die Haut ist, vielleicht auch durch ihre Größe, eines der am häufigsten von UAW betroffenen Organe. Jeder Arzneistoff kann prinzipiell eine kutane UAW in unterschiedlicher klinischer Manifestation auslösen. In circa 33 % der Fälle erfordern diese eine Hospitalisierung der Patient:innen In der überwiegenden Mehrzahl der Fälle sind dermatologische Nebenwirkungen keine klassisch allergischen Arzneimittelreaktionen, sondern unspezifische vorhersehbare toxische Effekte (Typ-A-Reaktionen, 85 bis 90 % der Fälle). Die immunvermittelten UAW (Typ-B-Reaktionen, 15 % der Fälle) sind dagegen nicht vorhersehbar. Eher selten lösen Medikamente Psoriasis, Vaskulitiden und blasenbildende Erkrankungen (Pemphigus, bullöses Pemphigoid) aus. Klinische Warnsignale für einen schweren und ggf. lebensbedrohlichen Verlauf sind Schleimhautbeteiligung, Blasenbildung und systemische Symptome wie Fieber oder starkes Krankheitsgefühl [21].

Allgemeine Risikofaktoren sind in Tabelle 8.1 gegliedert. Die meisten arzneimittelinduzierten Nebenwirkungen an der Haut sind jedoch unabhängig von pharmakologischen Effekten und somit auch nicht vorhersehbar. Je nach Arzneistoffapplikation und auftretender Effloreszenz sind unterschiedliche Hautstrukturen der Epidermis, Dermis und Subcutis betroffen (siehe Abbildung 8.1).

Tabelle 8.1: Risikofaktoren für kutane Arzneimittelnebenwirkungen

Patient:innen-bezogene Faktoren	Arzneimittelbezogene Faktoren
– Geschlecht (z. B. Mukositis und Pruritus: F>M) – Hohes Alter – Immunsuppression (v. a. bei HIV) – Genetische Faktoren (z. B. Metabolisierungstyp, HLA-Typ)	– Arzneimittel-Interferenzen (Polypharmazie) – Entstehung reaktiver Metabolite – Applikationsart (z. B. transdermal) – Reaktivität des Arzneistoffes – Strukturelle Ähnlichkeiten (z. B. Sulfonamidstruktur)

Die Häufigkeit unerwünschter Arzneimittelwirkungen an der Haut ist schwer abzuschätzen. Im Krankenhaus sind etwa zwei bis drei Prozent der Patient:innen betroffen. In diesem Umfeld lassen sich arzneimittelbedingte Effekte auf die Haut bedingt durch das Arzneimittelsortiment besser zuordnen und vergleichen. Kinder sind seltener betroffen als Erwachsene und ältere Patient:innen häufiger als jüngere. Nebenwirkungen treten mit sehr unterschiedlichen Mechanismen, sehr unterschiedlichen Zeitverläufen aber meist harmlosen Verläufen auf. Schwerwiegende Ereignisse wie der anaphylaktischen Schock oder die toxisch-epidermale Nekrolyse sind sehr selten (1 von 1.000 Patient:innen). Auch je nach Fachgebiet ist die Häufigkeit aber auch Schwere unterschiedlich, so in der Onkologie durch klassische und gezielt angreifende Tumortherapeutika und die Strahlentherapie.

Zu Risiken für Reaktionen an der Mundschleimhaut siehe Kapitel 7 Abschnitt „Zytostatika" → „orale Mukositis/Stomatitis".

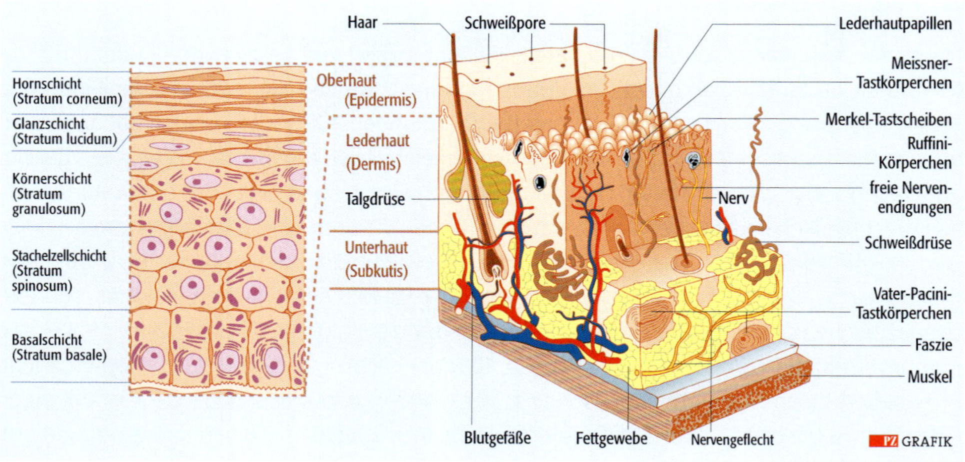

Abbildung 8.1: Hautschichten
© PZ Grafik Wosczyna

8.2 Arzneimittelexantheme (Ausschläge)

Arzneimittelexantheme sind die häufigste arzneimittelinduzierte Reaktion der Haut. Das makulo-papulöse Exanthem ist die häufigste Reaktionsform eines ungefährlichen Arzneimittelexanthems. Der meist juckende Ausschlag kann den ganzen Körper oder Rumpf betreffen oder sich auf eine kleine Stelle beschränken. Es kommt dabei zu keiner epidermalen Ablösung. Weitere Organe sind nicht betroffen. Es tritt mit einer kurzen, sehr variablen Latenzzeit von üblicherweise 4 bis 14 Tagen nach Arzneimittelstart auf. Häufige Auslöser sind Antibiotika (v. a. ß-Laktame), NSAR, Antiepileptika und zielgerichtete Therapien (siehe Tabelle 8.3).

Fallbeispiel

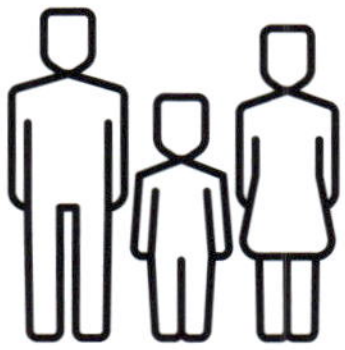

© tentacula-stock.adobe.com

Frau 88 Jahre, GFR: 57,0 ml/min, CRP 139,4 mg/l
Nicht juckender generalisierter makulopapulöser erythematöser Ausschlag über Rumpf und Gliedmaßen nach der Erstdosis Daptomycin 700 mg (Bild ca. 22 h nach Gabe)

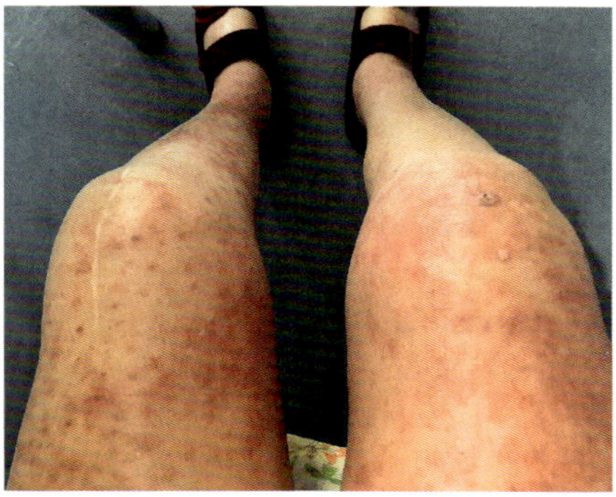

Abbildung 8.2: makulopapulöser erythematöser Ausschlag © Dirk Keiner

Praxistipp
Das Exanthem-auslösende Arzneimittel absetzen unter Begleitung eines antiallergischen Managements.

8.2.1 Nesselsucht (Urtikaria)

Die Urtikaria ist die zweithäufigste arzneimittelinduzierte Hautreaktion und steht für 6 bis 25 % aller generalisierten Nebenwirkungen von Medikamenten. Das Hautreaktionsmuster der Urtikaria ist gekennzeichnet durch das Auftreten von juckenden Quaddeln und Angioödemen oder beiden Symptomen. Die verschieden großen Quaddeln können bis zu 24 Stunden anhalten. Angioödeme sind hautfarbene Schwellungen der unteren Dermis und Subkutis oder Schleimhäute, die mit Schmerz oder Juckreiz einhergehen und bis zu 72 Stunden andauern können.

Als spontane Urtikaria bezeichnet man die Subtypen ohne spezifische Auslöser, als induzierbar die Subtypen mit spezifischen Auslösern. Die Klinik ist einfach und daher die Diagnose leicht zu stellen.

8.3 Angioödem

Bei einem Angioödem kommt es aufgrund von Wassereinlagerungen zu einer Schwellung der Haut, die meist plötzlich auftritt. Betroffen ist fast ausschließlich der Kopf-Hals-Bereich (Zunge>Lippen>Pharynx/Larynx) mit oft mildem Verlauf. Eine Obstruktion der oberen Atemwege durch das Ödem tritt bei 10 % aller Patient:innen auf. Dabei handelt sich immer um eine potenziell lebensbedrohliche Notfallsituation.

Es wird zwischen Mastzell- und Bradykinin-vermittelten Angioödemen unterschieden, deren Behandlung sich grundlegend unterscheidet. Am häufigsten treten Angioödeme durch Mediatoren der Mastzellen (z. B. Histamin) in Begleitung einer Urtikaria auf. Die Therapie besteht in der Gabe von Antihistaminika und Glucocorticoiden. Bradykinin-vermittelte Angioödeme können hereditär auftreten oder erworben sein. Bei diesen Angioödemen erfolgt in der Regel eine Therapie oder auch Prophylaxe mit einem C1-Esterase-Inhibitor-Konzentrat oder Bradykinin-2-Rezeptor-Antagonisten (z. B. Icatibant) [17].

Auslöser für das Bradykinin-assoziierte Angioödem sind vorrangig **ACE-Inhibitoren** (nicht alle haben aber das gleiche Risiko) mit einem absolutem Risiko von 0,7 % und einer Manifestation meist innerhalb der ersten drei Monate nach Ersteinnahme. In der Literatur variiert die Latenzzeit zwischen Ersteinnahme des Präparats und Auftreten des Angioödems von einem Tag bis zu zehn Jahren, mit einem Median von sechs Monaten [3, 39].

Seltener tritt es unter **Angiotensin-II-Rezeptor-Antagonisten** (ARB) auf mit unbekanntem Wirkmechanismus. Patient:innen mit dem **Angiotensin-Rezeptor-Neprilysin-Inhibitor** (ARNI) Sacubitril/Valsartan zeigten in der Zulassungsstudie zwar häufiger ein Angioödem als unter Enalapril (RR adjudiziert 1,88; 95 % KI: 0,90–3,89), allerdings war der Unterschied nicht siginifikant. Dennoch sollte Sacubitril/Valsartan gemäß Fachinformation nicht zusammen mit einem ACE-Hemmer oder einem ARB gegeben werden. Aufgrund des möglichen Risikos eines Angioödems bei gleichzeitiger Anwendung mit einem ACE-Hemmer darf die Behandlung mit Sacubitril/Valsartan frühestens 36 Stunden nach Absetzen der ACE-Hemmer-Therapie begonnen werden.

Bei den **Dipeptidylpeptidase-4(DPP-4)-Inhibitoren** ist das Angioödem ein Klasseneffekt und als seltene (Saxagliptin, Vildagliptin) und gelegentlich (Linagliptin) auftretende Nebenwirkung in der Fachinformation enthalten (Sitagliptin ohne Häufigkeitsangabe). Die Kombination eines ACE-Inhibitors mit einem Gliptin erhöht das Angioödem-Risiko (Faktor 4,5) [33].

Auch bei der Anwendung von **Gewebe(„tissue")-Plasminogen-Aktivator** (tPA; Alteplase) und **mTOR-Hemmern** (Everolimus, Sirolimus) resultiert das erhöhte Angioödem-Risiko im pathophysiologischen Eingriff in das Bradykininsystem, jedoch findet sich meist eine gleichzeitige Therapie mit ACE-Hemmern [51].

Praxistipp

Bei leichten ACE-assoziierten Angioödemen ist ein Austausch gegen ein Sartan möglich. Bei einem schweren Ereignis wird empfohlen, die AM aus dem Medikationsplan zu streichen. Liegt bei der Urtikaria ein eindeutiger NSAR-Verdacht vor, sollte diese Medikamentengruppe gemieden werden, alternativ steht Paracetamol zur Verfügung. Oft dauert es jedoch Jahre, bis der Arzneimittelbezug erkannt wird.

8.4 Subakut kutaner Lupus erythematodes (SCLE)

Beim Lupus erythematodes (LE) als heterogene entzündliche Autoimmunerkrankung unterscheidet man den systemischen Lupus erythematodes (SLE) vom kutanen Lupus erythematodes (CLE). Der SCLE ist ein seltener, aber charakteristischer Subtyp, der am häufigsten durch Medikamente ausgelöst wird. Als klinisches Bild sieht man viele hellrote, schuppende, rund-ovale oder ringförmige Ausschläge an fast allen lichtexponierten Stellen.

Als Auslöser sind beschrieben: HCT, Terbinafin, TNF-α-Inhibitoren, Antiepileptika, PPI (Lansoprazol, Pantoprazol, Omeprazol), Thrombozytenaggregationshemmer (Ticlopidin), NSAR (Naproxen, Piroxicam) [43]. Weitere Arzneistoffe sind in der S2k-Leitlinie Diagnostik und Therapie des kutanen Lupus erythematodes ersichtlich [64]. Eine genetische Prädisposition besteht für Nord-Europa (10 % Haplotyp HLA-B8-DR3).

Hautreaktionen durch PPI nehmen zu. Allergische Ereignisse sind bei jedem PPI beschrieben mit unterschiedlichen Häufigkeiten und Schweregraden in der Literatur sowie Datenbankenanalysen. Das erschwert bisher die Suche nach dem optimalen PPI [10]. Das Risiko für die seltene Nebenwirkung subakut kutaner Lupus erythematodes (SCLE) ist verdreifacht.

8.5 Haarverlust (Effluvium)

Haarverlust ist ein sensibles und belastendes Thema für Patient:innen. Die meist reversible Störung des Haarwachstumszyklus kann durch Arzneimittel bedingt sein, die mit der Blutversorgung die empfindliche und lange Wachstumsphase (aktives Wachstum ca. 90 % der Haare) beeinflussen (**Anagen-Effluvium**). Betroffen sind vor allem die Haarfollikel-Epithelzellen, die besonders stark auf eine Chemotherapie (ca. 65 %), Strahlentherapie (ca. 56 %) und zielgerichtete Arzneistoffe (Monotherapie: ca. 15 %) reagieren. Die Haarfollikel werden nicht zerstört, wodurch das Haarwachstum bei fast allen Krebspatient:innen etwa drei Monate nach Therapieende wieder einsetzt. Mehrere Zytostatika (Antimetabolite, Alkylanzien, Mitose-Hemmer, Topoisomerase-Hemmer) sowie Isoniazid, Levodopa, Colchicin und Cyclosporin sind an der Pathogenese des Anagen-Effluviums beteiligt [4, 47, 48].

Das **Telogen-Effluvium** ist eine diffuse, nicht vernarbende, nicht entzündliche Alopezie mit relativ plötzlichem Auftreten. Eine große Anzahl von Haaren tritt in die Telogenphase ein, die Haare fallen nach drei bis fünf Monaten aus. Die Liste der auslösenden Faktoren ist umfangreich (z. B. Schwangerschaft, Operation, Unterernährung, schwere Infektionen). Die Liste mit mehr als 100 Arzneistoffen für die zeitversetzte Nebenwirkung ist lang (Auswahl siehe Tab. 8.2). Das Ausmaß des ausgelösten Haarverlusts kann innerhalb einer Wirkstoffgruppe sehr verschieden sein. Bei den **Antikoagulantien** ist das Risiko bei Heparin (unfraktioniertes Heparin: 54 bis 66 % > niedermolekulares Heparin) und oralen Blutverdünnern (Vitamin-K-Antagonisten: 30 bis 40 % > direkte orale Antikoagulantien) stärker bei Frauen ausgeprägt, vermutlich weil die Aufmerksamkeit höher ist [40, 63]. Der diffuse Haarausfall setzt im Allgemeinen 2 bis 4 Monate nach Beginn der Anwendung des Antikoagulans ein. Durch die breitere klinische Anwendung von DOAKs sind algorithmischen Methoden wie Naranjo einzusetzen, um das Ausmaß der Nebenwirkung zu verstehen [66].

Bupropion besitzt unter den **Antidepressiva** das höchste Risiko im Vergleich mit anderen SSRIs und SNRIs. Das geringste Risiko zeigte sich in einer großen Kohortenstudie bei Paroxetin [18]. Bei Patient:innen mit multipler Sklerose ist Haarausfall auf die Begleittherapeutika (Migräne, Depression, Antiepileptika) sowie krankheitsmodifzierende Arzneistoffe wie Teriflunomid, Mitoxantron, Interferon-β, Fingolimod und Ocrelizumab zurückzuführen [11, 31]. Betablocker mit ihrem schon länger bekannten Risikopotenzial üben wahrscheinlich eine direkte toxische Wirkung auf den Haarfollikel aus [60]. Bei der „Anti-TNF-α-therapy-related-alopecia" handelt sich um eine neue Entität, wobei sowohl klinisch als auch histologisch eine Kombination von psoriatischer Alopezie und Alopecia areata besteht.

Tabelle 8.2: Negative Arzneimittelwirkungen auf das Haar (++ sehr häufig [≥10 %], + häufig [≥1 %], +/– gelegentlich [≥0,1 %], – selten [<0,1 %], k.A – keine Angabe)

Effekt direkt auf die Haarfollikel		Effekt indirekt durch das Erzeugen eines Mangelzustandes	
Maßnahme: Arzneimittel wenn möglich absetzen/ Alternativen		Maßnahme: Mangel ausgleichen	
Mechanismus	**Arzneistoffe**	**Mikro-/ Makronährstoff**	**Arzneistoffe**
Hemmung der Zellteilung (Zytostatika)	Bleomycin ++ Capecitabin + Cyclophosphamid ++ Doce-/Paclitaxel ++ Doxorubicin + Etoposid ++ 5-Fluorouracil ++ Methotrexat ++ Mitoxantron ++ Vinblastin ++	Zinkmangel	Captopril ++ Enalapril +/– Lisinopril – Ramipril k.A.
Aromatase-Hemmer (Verringerung der Estrogen-Synthese)	Anastrozol + Exemestan + Letrozol +	Eisenmangel (Ferritin)	PPI k.A.
Verhornungsprozesse im Haarfollikel	Acitretin ++ Isotretinoin – Vitamin A k.A. (>50.000 I. E./d)	Biotin-Mangel	Vitamin A/ Retinoide
Beeinflussung des Blutflusses im Papillarlager	Heparin +/– Enoxaparin – Phenprocoumon +/– DOAKs k.A.	Vitamin-B_{12}-Mangel	PPI k.A. Metformin k.A.
Cholesterinsenkung	Colestyramin k.A. Fenofibrat – Atorvastatin +/– Rosuvastatin k.A. Simvastatin –		
unbekannt	Bupropion k.A. Citalopram +/– Doxepin – Fluoxetin +/– Sertralin +/– Venlafaxin +/– Fingolimod + Teriflunomid ++ H_2-Blocker –		

8.6 Kutane UAW durch Targeted Therapie

Nach dem Motto „je gezielter, desto besser" sind zahlreiche Zellstrukturen mit bedeutenden Effekten an der Haut beeinflussbar. Die Nebenwirkungen treten meist behandlungszeitabhängig in substanzklassenspezifischen Mustern auf und sind Ausdruck des Therapieansprechens („on-target-Effekt"). Tabelle 8.3 fasst eine Auswahl charakteristischer Nebenwirkungen in Abhängigkeit der Zielstruktur zusammen. Aspekte zu immunvermittelten Nebenwirkungen der Checkpoint-Inhibitoren finden sich im Abschnitt „Biologika".

Tabelle 8.3: Charakteristische Hautveränderungen von zielgerichteten und immunologischen Therapieansätzen gemäß Fachinformation (++ sehr häufig [≥10 %], + häufig [≥1 %], +/– gelegentlich [≥0,1 %], – selten/nie [<0,1 %]) [27]

Zielstruktur	Arzneistoffe	Kutane Ereignisse	Häufigkeit
Anti-CD-20	Rituximab Obinutuzumab	Pruritus	++
		Exanthem	++/Obinutuzumab +
		Alopezie	++
BCR/ABL c-kit	Imatinib Dasatinib Nilotinib	Makulopapulöse Exantheme	++
		Alopezie	+
		Xerosis cutis/Pruritus	+
		Photosensitivität	+ Dasatinib +/–
		Pigmentierungsstörungen	++ Imatinib +/–
		Periorbitale Ödeme	++ (nur Imatinib)
BRAF (mutiert)	Encorafenib	Hautausschlag	++
		Xerosis cutis/Pruritus	++
		Alopezie	++
		Erythem	++
		Hyperpigmentierung	++
		Photosensivität	+
BTK	Acalabrutinib Ibrutinib	Angioödem	+/– (Ibrutinib)
		Hautausschlag	++ (Acalabrutinib)
		Urtikaria	+ (Ibrutinib)
EGFR-Inhibitoren	Erlotinib Gefitinib Lapatinib Cetuximab Panitumumab	Papulopustulöses Exanthem	++
		Perifollikuläre Xanthome	+/–

Fortsetzung Tabelle 8.3: Charakteristische Hautveränderungen von zielgerichteten und immunologischen Therapieansätzen gemäß Fachinformation (++ sehr häufig [≥10 %], + häufig [≥1 %], +/- gelegentlich [≥0,1 %], - selten/nie [<0,1 %]) [27]

Zielstruktur	Arzneistoffe	Kutane Ereignisse	Häufigkeit
		Xerosis cutis/Pruritus	++
		Eczema craquele	+
		Fissuren/Rhagaden	++
		Paronychien	++
		Hypertrichose	+
		Haarschaftanomalien	+
Mutiertes EGFR	Dacomitinib	Hautausschlag	++
		Hautfissuren	++
		Xerosis cutis/Pruritus	++
		Nagelerkrankung	++
		Alopezie	++
HDAC	Panobinostat	Hautläsionen, Ausschlag, Erythem	+
Hedgehog	Glasdegib Sonidegib Vismodegib	Alopezie	++
		Pruritus	++
		Hautausschlag	++/Sonidegib +
IMIDs	Lenalidomid Pomalidomid	Hautausschlag	++/Pomalidomid +
		Xerosis cutis	++ (Lenalidomid)
		Pruritus	+ (Lenalidomid)
MEK	Binimetinib Cobimetinib Trametinib	Akneiforme Dermatitis	++
		Xerosis cutis und Pruritus	++
		Alopezie	++
		Fissuren	+
		Gesichtsödem	+ (Trametinib)
Multikinase-Inhibitoren	Sorafenib Sunitinib Pazopanib	Makulopapulöses Exanthem	++++/Pazopanib +
		Hand-Fuß-Syndrom	++/Sorafenib -

Fortsetzung Tabelle 8.3: Charakteristische Hautveränderungen von zielgerichteten und immunologischen Therapieansätzen gemäß Fachinformation (++ sehr häufig [≥10 %], + häufig [≥1 %], +/– gelegentlich [≥0,1 %], – selten/nie [<0,1 %]) [27]

Zielstruktur	Arzneistoffe	Kutane Ereignisse	Häufigkeit
		Verfärbungen der Haare	++ (nur Sunitinib)
		Verfärbung der Haut Hypopigmentierung	+ (Sunitinib, Pazopanib)
		Xerosis cutis/Pruritus	+
		Gesichtserythem	+
		Alopezie	+
		Epitheliale Haut-tumoren	+ (nur Sorafenib)
Immuntherapie	Interferon α Aldesleukin (Interleukin 2)	Makulopapulöses Exantheme	++
		Xerosis cutis und Pruritus	++
		Alopezie	+
		Nekrosen an der Injektionsstelle	–
Anti-PD-1	Cemiplimab Nivolumab Pembrolizumab	Ausschlag	++
		Pruritus	++
Anti-PD-L1	Atezolizumab Avelumab Durvalumab	Makulopapulöses Exanthem	++/Avelumab +
		Pruritus	++/Avelumab +
		Xerosis cutis	+
CTLA-4-Immuncheckpoint-Inhibitoren	Ipilimumab	Hautausschlag	++
		Pruritus	++
		Alopezie	+
		Dermatitis	+
		Xerosis cutis	+
CDK-4/6-Inhibitoren	Abemaciclib Palbociclib Ribociclib	Makulopapulöses Exanthem	++
		Alopezie	++
		Pruritus	++ (Abemaciclib, Ribociclib)

Fortsetzung Tabelle 8.3: Charakteristische Hautveränderungen von zielgerichteten und immunologischen Therapieansätzen gemäß Fachinformation (++ sehr häufig [≥10 %], + häufig [≥1 %], +/- gelegentlich [≥0,1 %], - selten/nie [<0,1 %]) [27]

Zielstruktur	Arzneistoffe	Kutane Ereignisse	Häufigkeit
JAK-Inhibitoren	Baricitinib Ruxolitinib Tofacitinib	Exanthem	+ (Baricitinib)
		Akne	+/- (Baricitinib)
		Pruritus	+/- (Tofacitinib)
mTOR-Inhibitoren	Everolimus Sirolimus Temsirolimus	Makulopapulöses Exanthem Pruritus	++ ++
		Akne	+/Sirolimus ++
		Hand-Fuß-Syndrom	++ (Everolimus)
PI3K-Inhibitor	Idelalisib	Makulopapulöse Exantheme, Mukositis, Photosensitivität	++
VEGF-Inhibitoren	Bevacizumab Nintedanib	Exfoliative Dermatitis	++ (Bevacizumab)
		Xerosis cutis	++ (Bevacizumab)
		Hautverfärbung	++ (Bevacizumab)
		Alopezie	++(Nintedanib)
		Pruritus	+ (Nintedanib)

8.7 Hautkrebs

Assoziationen mit verschiedenen Hautkrebsarten bestehen mit einigen häufig eingesetzten Wirkstoffklassen und Arzneistoffen wie Hydrochlorothiazid [6], Valsartan und Irbesartan, Betablocker, Calcium-Antagonisten, Statinen, PDE-Hemmern und TNF-α-Inhibitoren. Die Risiken für alle Hautkrebsarten lassen sich nicht vollständig abgrenzen, was die Evidenzlage erschwert [22, 61, 62]. Eine semiquantitative Risikoeinschätzung wurde in Tabelle 8.4 vorgenommen.

Zahlreiche Arzneistoffe verstärken das UV-induzierte Hautkrebsrisiko für Melanom = schwarzer Hautkrebs und nicht melanozytäre Hauttumore = weißer Hautkrebs (NMSC wie Basalzellkarzinom und Plattenepithelkarzinom).

Ein Risikofaktor für NMSC ist die Immunsuppression. Bei Patient:innen mit einer entzündlichen Systemerkrankung wie rheumatoider Arthritis ist das NMSC-Risiko durch die Grunderkrankung sowie die TNF-α-Therapiedauer erhöht [49]. Eine Mono-Biologika-Therapie bei chronisch-entzündlichen Darmerkrankungen scheint nach einem aktuellen Review mit einem geringen Hautkrebsrisiko verbunden zu sein [28]. JAK-Inhibitoren bei immunsupprimierten Patient:innen sollten mit der geringstmöglichen Dosis eingesetzt werden, um das NMSC-Risiko gering zu halten [8, 25].

Derzeit zeigen Patient:innen-Register und klinische Studiendaten zu JAK-Inhibitoren bei rheumatoider Arthritis und Colitis ulcerosa kein Malignitätssignal. NSCM trat nur selten auf

[13, 44]. Eine klare Evidenz zum Krebsrisiko der JAK-Inhibitoren bei Colitis ulcerosa gibt es noch nicht [1].

Tabelle 8.4: Quantifizierung des Hautkrebsrisikos [8, 28, 62]

Risiko	Melanom	nicht-melanozytärer Hautkrebs
Gering	MTX	MTX, Steroide, Tofacitinib
Potenziell	Azathioprin, 6-Mercaptopurin, Betablocker	HCT, Statine,TNF-α-Inhibitoren
Hoch	TNF-α-Inhibitoren	Azathioprin, 6-Mercaptopurin, Ruxolitinib (17,1 %)

Praxistipp
Neben der Patient:innen-Aufklärung zum optimalen Sonnenschutz wird eine jährliche Hautuntersuchung (trotz Hautkrebs-Apps) für Patient:innen mit erhöhtem Hautkrebsrisiko empfohlen.

8.8 Hautverfärbung/Pigmentierung

Pigmentveränderungen treten an der Haut (u. a. auch an der Regenbogenhaut → „Kap. 9 Auge"), Haare und Nägel (Capecitabin, 5-FU, Taxane, Hydroxyurea, Cyclophosphamid, Doxorubicin, Imatinib, Minocyclin) auf. Hypopigmentierungen durch Arzneimittel (Haut und Haare: Pazopanib, Sunitinib; Haut: Corticosteroide, Vitamin-A-Säure) und Hyperpigmentierungen sowie Einfärbungen der Haut (blau-grau: Amiodaron; blau-braun: Chloroquin; gelb: Sunitinib) sind möglich [14].

Arzneimittelinduzierte Hautpigmentierung macht ungefähr 10 bis 20 % aller Fälle von Hyperpigmentierung aus [16]. Es gibt nur sehr wenige aktualisierte Bewertungen von medikamenteninduzierter Hyperpigmentierung. Die Inzidenz der arzneimittelinduzierten Hyperpigmentierung ist nach einer Studie gering (1,31 %) und tritt vor allem bei älteren Patient:innen auf. Das ist für die Betroffenen belastend und ein relativ häufiger Grund für ärztliche Konsultationen. Am häufigsten wurden NSAR (25 %), Antihypertensiva (18,75 %), Malariamittel (12,5 %), Antibiotika, Antineoplastika, Psychopharmaka, Simvastatin, Allopurinol, Amiodaron und Mukolytika (jeweils 6,25 %) identifiziert. Eine breite Arzneistoffpalette findet sich in einem aktuelleren Review [23].

Eine Metaanalyse fand bei zielgerichteten Krebstherapien eine hohe Gesamtinzidenz an induzierten Pigmentveränderungen (Haut 17,7 %; Haare 21,5 %). Die Zielwirkstoffe waren Cabozantinib, Imatinib, Nivolumab, Pazopanib, Pembrolizumab, Sorafenib und Sunitinib [15].

Praxistipp
Das Absetzen des Arzneimittels ist meist der erste Schritt. Die Pigmentierung verblasst oft von selbst, kann aber einige Zeit dauern. Evidenzbasierte Management-Empfehlungen bei onkologisch-induzierten Pigmentveränderungen finden sich bei Cury-Martins et al. (2020). [14].

8.9 Pruritus (Juckreiz)

Chronischer Pruritus (länger als 6 Wochen) auf primär unveränderter **Haut** kann neben internistischen, neurologischen und psychischen/psychosomatischen **Erkrankungen** auch durch Arzneistoffe induziert und unterhalten werden. Es wird geschätzt, dass Juckreiz etwa 5 % aller Hautnebenreaktionen nach der Einnahme von Medikamenten ausmachen kann [59]. Meist sind die Patient:innen älter als 50 Jahre. Die Arzneistoffliste der *S2k-Leitlinie zur Diagnostik und Therapie des chronischen Pruritus* ist von A wie Analgetika (v. a. Opioid-Analgetika) bis Z wie Zytostatika lang [56]. Es liegen jedoch nur spärliche Daten zu medikamenteninduziertem Juckreiz vor. In einer englischen Verordnungsanalyse (2013 bis 2018) waren innerhalb des 3-monatigen Therapiefensters Herz-Kreislauf-Medikamente mit höheren Juckreizraten assoziiert (ACE-Hemmer: 0,69 %, Betablocker 0,75 %, Hydrochlorothiazid 0,68 %, Amiodaron 0,62 %, Statine 0,67 %) sowie einige Antiinfektiva (Penicillin-Antibiotika 0,73 %, Makrolide 0,77 %, Trimethoprim-Sulfamethoxazol 1,06 %) [32].

8.10 Reaktionen an der Injektionsstelle

Häufig ist die subkutane Gabe per Fertigpen von Patient:innen als alternative Therapie favorisiert, meist bedingt durch die Benutzerfreundlichkeit, Bequemlichkeit und Portabilität [50]. Verschiedene unerwünschte kutane Ereignisse durch Injektionen (Atrophie an der Injektionsstelle, Blutergüsse, Brennen, Entzündungen des Unterhautgewebes, Erytheme, Pruritus, Schmerzen, Schwellungen) sind relevant, da diese zu Adhärenz-Defiziten auch bei langen Dosierungsintervallen führen. Eine Auswahl enthält Tabelle 8.5.

Tabelle 8.5: Arzneistoffbeispiele für sehr häufige (++), häufige (+) und gelegentliche (+/−) Reaktionen an der Injektionsstelle

Arzneistoffgruppe	Beispiele für s. c. Applikation
Antianämika	Epoetine (+)
Antidiabetika	GLP-1-Agonisten (+/−) Insuline (+)
Antikoagulantien	Niedermolekulare Heparine (+)
Antiretrovirale Mittel	Enfuvirtid (++)
Antineoplastische Mittel	Trastuzumab, Rituximab, Bortezomib
Antirheumatika	Methotrexat (k.A. gute lokale Verträglichkeit)
Calcitonin-Gene-Related-Peptide (CGRP)-Antagonisten	Erenumab (+), Fremanezumab (++), Galcanezumab (++)
Immunmodulation	Glatiramer (++) (siehe Fallbeispiel) Inferferon β (++)
Interleukin-Inhibitoren	Ustekinumab (+)
TNF-α-Inhibitoren	Adalimumab (++), Etanercept (+), Certolizumab (++), Infliximab (+), Golimumab (+)

Das Schmerzempfinden wird durch mehrere Faktoren im Zusammenhang mit der Injektionstechnik und die Zusammensetzung der injizierten Lösung beeinflusst wie die Applikationsstelle, Nadellänge und -größe, Einstichwinkel, Injektionsvolumen, Temperatur, pH-Wert und Viskosität. Neben einer guten Patient:innen-Schulung sind regelmäßig die Injektionsstellen zu untersuchen, vor allem bei subkutanen Gaben. Eine suffiziente Desinfektion der Einstichstelle verringert das Auftreten und das Ausmaß lokaler Injektionsreaktionen. Die Injektionsstellen sollte gemäß Vorschrift gewechselt werden, um das Risiko möglicher Irritationen oder Schmerzen an der Injektionsstelle zu verringern.

Fallbeispiel

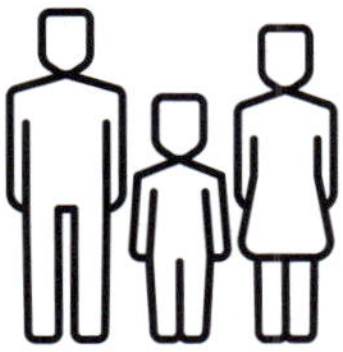

© tentacula-stock.adobe.com

Frau 58 Jahre mit Hautreaktion auf **Copaxone** (Glatirameracetat) 20 mg – erneute Reaktion auf Copaxone 40 mg Pen über 5 Tage; klinisches Bild: überwärmte subkutane Induration mit stechenden Missempfindungen beim Vornüberbeugen (wie Kristalle unter der Haut) und sehr ausgeprägten Schmerzen insbesondere beim Sitzen.

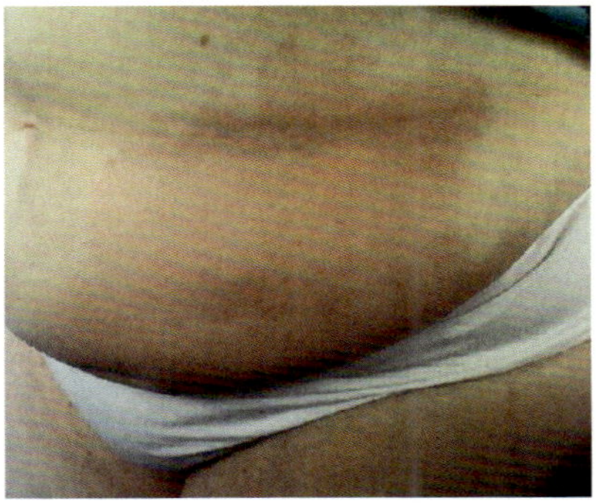

Abbildung 8.3: Hautreaktion auf Copaxone®. ©Dirk Keiner

8.11 Schwerwiegende Arzneimittelreaktionen

Zu den selteneren aber potenziell lebensbedrohlichen schweren kutanen Arzneimittelreaktionen zählen das Stevens-Johnson-Syndrom (SJS), die toxisch epidermale Nekrolyse (TEN), das generalisierte bullöse fixe Arzneiexanthem (GBFDE: „generalized bullous fixed drug eruption“) sowie Reaktionsformen ohne Blasenbildung wie die akute generalisierte exanthematische Pustulose (AGEP) und das Hypersensitivitätssyndrom (DRESS: „drug reaction with eosinophilia and systemic symptoms“). Die Letalität beträgt bei der AGEP circa 5 %, beim SJS 1 bis 5 %, beim DRESS circa 10 %, GBFDE 22 %, beim TEN bis zu 30 % [7, 12].

Schwere arzneimittelinduzierte Hautreaktionen (SJS, TEN, AGEP) werden als Klasseneffekt aller **Epoetine** angesehen. Die Reaktionen verliefen bei langwirksamen Epoetinen schwerer. Die Häufigkeit des Auftretens dieser schweren Hautreaktionen konnte nicht genau berechnet werden, allerdings treten sie nur sehr selten auf [5, 58].

Tabelle 8.6: Schwere akute Arzneimittelexantheme [21, 45, 46]

Manifestation	Klinische Präsentation	Symptombeginn	Arzneistoffauswahl
SJS	Exanthem mit typischen Kokarden-Läsionen und Blasenbildung, Befall der hautnahen Schleimhäute, Ablösung der Körperoberfläche von 10 %	1–4 Wochen	Allopurinol Amiodaron Antibiotika Antikonvulsiva (Carbamazepin, Lamotrigin, Phenytoin, Valproinsäure) Epoetine Sulfonamide Nevirapine Nivolumab Oxicam-Analgetika Pantoprazol Pembrolizumab Rituximab
TEN	Exanthem großflächiger Blasenbildung, Haut kann handtuchartig abgeschoben werden (>30 % der Körperoberfläche), Befall der hautnahen Schleimhäute		
GBFDE (F>M)	akut auftretende Hautveränderung, meist ohne Fieber und Schleimhautbeteiligung, zwischen Blasenarealen intakte Haut	Wenige Stunden bis wenige Tage	Cotrimoxazol Metamizol Paracetamol
AGEP	stecknadelkopfgroße, nicht follikuläre, sterile Pusteln auf einem leicht ödematösen Erythem, Gesichtsschwellung	Wenige Tage bis zwei Wochen	Ampicillin/Amoxicillin Analgetika Antihypertensiva Antikonvulsiva Antimykotika, Chinolone (Hydroxy-) Chloroquin Diltiazem Epoetin Makrolide Sulfonamide Terbinafin
DRESS	Exanthem mit systemischer Beteiligung, hohes Fieber	2–6 Wochen (dosisunabhängig)	Allopurinol Carbamazepin Cobimetinib Lamotrigin Minocyclin NSAR Olanzapin Omeprazol Phenobarbital Phenytoin Sulfonamide Vancomycin Vemurafenib Zonisamid

Praxistipp
Für diese schweren Krankheitsbilder ist das schnelle Identifizieren und Absetzen des auslösenden Arzneistoffes entscheidend, was eine detaillierte und gründliche Medikamentenanamnese voraussetzt [46].

8.12 Kutane UAW durch Biologika

Kutane unerwünschte Wirkungen dieser neuen Arzneimittel insbesondere bei onkologischen Indikationen sind zumeist durch ihre Hauptzielstruktur bedingt („on-target"). Demgegenüber stehen allergische und pseudoallergische Reaktionen, die häufig nicht durch die Interaktion mit der Zielstruktur verursacht sind („off-target"). Mit der Einführung von Biosimilars erlangen die off-target-Reaktionen durch die nicht identische Arzneistoffstruktur eine zunehmende Bedeutung [42].

Akute Überempfindlichkeitsreaktionen auf monoklonale Antikörper sind in Bezug auf die Pathophysiologie heterogen. Nicht-allergische Reaktionen sind häufiger, treten gewöhnlich bereits bei erster Anwendung auf und nehmen bei Folgeanwendung in ihrer Symptomatik ab. Echte allergische Reaktionen treten typischerweise nicht bei erster Anwendung auf. Ausnahmen sind das Vorliegen präformierter oder kreuzreagierender Antikörper (z. B. Cetuximab) [52].

Die Nebenwirkungen der Biologika bezüglich der Haut als Haupttarget resultieren paradoxerweise aus der selektiven Unterdrückung der Immunantwort (Immundeviation) und treten häufiger im ersten Therapiejahr auf. Patient:innen mit rheumatoider Arthritis sind stärker betroffen.

Die unerwünschten kutanen und mukosalen Nebenwirkungen bei den TNF-α-Inhibitoren lassen sich in injektions- beziehungsweise infusionsassoziierte Nebenwirkungen (Infliximab i. v. 18 %; Adalimumab 6 bis 37 %, Etanercept 17 bis 37 %, Golimumab 6 %, Certolizumab 3 %), Hautinfektionen (Erysipel, Abszess, Herpes), Neoplasien, immunvermittelte Nebenwirkungen (Psoriasis, Urtikaria/Angioödem) sowie andere Komplikationen (z. B. Pruritus) einteilen. Meist sind diese mild und zwingen nicht zum Absetzen der Medikation (z. B. CED-Patient:innen: Therapieunterbrechung durch Psoriasis 18,6 % und Hautinfektionen 2,9 %). Jüngere Patient:innen haben ein signifikant höheres Risiko für Hautkomplikationen (HR = 2.25; 95 % CI = 1.39-3.62) [20].

Die Nebenwirkungsspektren bei den Biosimilars werden als gleich bewertet [37]. Die Evidenz in Bezug auf das Hautkrebsrisiko der TNF-α-Inhibitoren ist gemischt. Dennoch ist eine jährliche Hautkrebsüberwachung notwendig. Der Schutz der Haut mit Breitband-Sonnenschutzmittel ist in der Patient:innen-Beratung wichtig [45].

Das Spektrum immunvermittelter Nebenwirkungen der Checkpoint-Inhibitoren ist gleich und manifestiert sich am häufigsten an der Haut als überwiegend milde Reaktion wie Juckreiz, Hautausschlag, Vitiligo und Alopezie. Schwere Hautnebenwirkungen (2-6 %) umfassen „drug reaction with eosinophilia und systemic symptoms" (DRESS), Stevens-Johnson-Syndrom, toxisch epidermale Nekrolyse oder bullöse Hautveränderungen. Anti-CTLA-4-Inhibitoren, insbesondere wenn sie in Kombinationstherapie verabreicht werden, verursachen solche unerwünschten Ereignisse häufiger und später als die Anti-PD-1-Antikörper (z. B. Nivolumab nach 5 Wochen). Anti-PD-L1-Nebenwirkungen sind milder und weniger häufig [55].

Im Allgemeinen treten die immunvermittelten Nebenwirkungen innerhalb von drei Monaten nach Therapiebeginn auf, aber es ist jederzeit möglich, solche Ereignisse auch nach Absetzen der Behandlung aufzudecken, was jedoch nur durch ein langes Monitoring gelingt [30, 36].

8.13 HLA-assoziierte Arzneimittelereignisse

Pharmakogenetische Untersuchungen zu Arzneimittel-Hypersensitivitätsreaktionen konnten aufzeigen, dass bestimmte genetische Expressionen im **humanen Leukozyten-Antigen-System (HLA-System)** das Risiko für eine Überempfindlichkeitsreaktion auf den Arzneistoff durch Aktivierung autologer, wirkstoffspezifischer T-Zellen erhöhen. Diese teilweise lebensbedrohlichen Reaktionen wirken sich vor allen Dingen auf Haut und Leber sowie auf andere Organe wie Knochenmark, Lunge und Niere aus. Für einige Ereignisse besteht bei unterschiedlichen Populationen (ethnische Gruppen) unterschiedliche Assoziation mit verschiedenen HLA-Typen (siehe Tab. 8.7).

Ein präklinisches Screening von Risikopatient:innen (zum Teil vorgeschrieben wie bei Abacavir mit sehr unterschiedlichen Prävalenzen bei HLA-B*57:01 in Europa) [54] kann zu einer reduzierten Inzidenz arzneimittelinduzierter HLA-assoziierter Unverträglichkeiten beitragen.

Tabelle 8.7: Arzneimittelinduzierte UAW und HLA-Allel-Assoziationen [7, 9, 19]

Arzneistoff	HLA-Allel(e)	Nebenwirkung	Population
Abacavir	B*57:01	Überempfindlichkeitssyndrom (DRESS)	5 % (Europäer)
Allopurinol	B*58:01	Überempfindlichkeitssyndrom (DRESS), SJS/TEN	20 % (Han-Chinesen) 8-15 % (Thai) 12 % (Koreaner) 1-2 % (Japaner, Europäer)
Amoxicillin-Clavulansäure	A*02:01 A*30:02 DQA1*01:02 DQB1*06:02 DRB1*15:01 DRB5*01:01	DILI (Hepatitis)	Kaukasier
Carbamazepin	A*31:01	SJS/TEN	0,2 % (Asiaten) 10 % (Japan) 2–5 % (Europäer)
	B*15:02	SJS/TEN	10 % (Han-Chinesen, Thai) <1 % (Europäer, Afrikaner, Japaner, Koreaner, Lateinamerikaner)
Flucloxacillin	B*57:01	DILI	Sehr selten
Lapatinib	DQA1*02:01 DRB1*07:01	DILI	15–25 % (Kaukasier, Asiaten, Afrikaner, Spanier) 1 % (Japaner)

Fortsetzung Tabelle 8.7: Arzneimittelinduzierte UAW und HLA-Allel-Assoziationen [7, 9, 19]

Arzneistoff	HLA-Allel(e)	Nebenwirkung	Population
Oxcarbazepin Phenytoin/ Fosphenytoin	B*15:02	SJS/TEN	10 % (Han-Chinesen, Thai) <1 % (Europäer, Afrikaner, Japaner, Koreaner, Lateinamerikaner)
Verschiedene [64]	A1, B8, DR3, DQ2, DRw52	SCLE	10 % Nord-Europäer

SCLE: subakut kutanen Lupus erythematodes, TEN: toxisch epidermale Nekrolyse , DILI: drug induced liver injury, DRESS: drug reaction with eosinophilia und systemic symptoms, SJS: Stevens-Johnson-Syndrom

8.14 Gewebeschäden durch Extravasation

Ein Extravasat ist eine unbeabsichtigte Injektion oder Leckage von Arzneistofflösungen in das perivaskuläre oder subkutane Gewebe im Rahmen einer intravenösen Medikamentenapplikation und kann zu dermalen Gewebeschäden führen. Diese reichen von einer einfachen Entzündungsreaktion bis hin zur ausgedehnten Weichteilnekrose. Beeinflussende Faktoren sind die Lokalisation der Extravasation, die Wirkdauer und die physikochemischen Eigenschaften des einwirkenden Agens sowie der Allgemeinzustand der Patient:innen [53].

Die Paravasation von Medikamenten zur Tumorbehandlung ist ein schwerwiegendes, aber weitgehend vermeidbares iatrogenes Ereignis. Dabei unterscheiden sich die **Zytostatika** in ihrem Schädigungspotential: gewebsnekrotisierend (u. a. Anthrazykline, Cabazitaxel, Cisplatin > 0,4mg/ml, Oxaliplatin, Vinca-Alkaloide), gewebsreizend (u. a. Bortezomid, Carboplatin, Irinotecatn, Gemcitabin, 5-Fluorouracil, Topotecan) und nicht gewebeschädigend (u. a. Bevacizumab, Cyclophoshamid, Methotrexat, Pemetrexed, Trastuzumab) [67].

Fallbeispiel

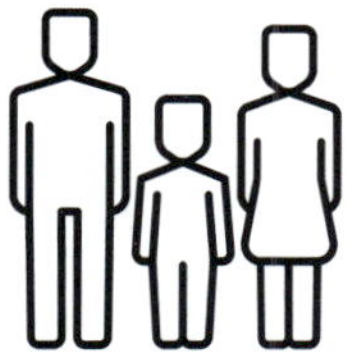

© tentacula-stock.adobe.com

Extravasation von Propofol (Mann, 48 J., rechter Arm), 4. Tag nach OP

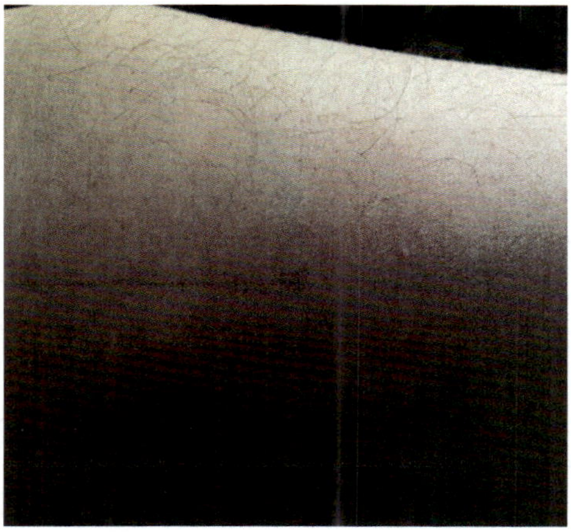

Abbildung 8.4: Extravasion Propofol ©Dirk Keiner

Alle **Lokalanästhetika** können neuronale beziehungsweise skelettmuskuläre Strukturen sogar irreversibel schädigen [65]. Eine kleine Übersicht an klinisch relevanten Substanzen enthält Tabelle 8.8. Zu den Arzneistoffen, deren Injektion (intra- und extravasal) schmerzhaft sein kann, die aber nicht potenziell gewebetoxisch sind, zählen Propofol (siehe Abb./Fallbeispiel) und Methylprednisolon sowie Prednisolon [24].

Tabelle 8.8: Substanzen mit gewebetoxischem Potenzial [24, 53, 65]

Wirkstoffgruppe	Beispiele
Zytostatika	Alkaloide z. B. Vinblastin Platinverbindungen z. B. Cisplatin Antimetaboliten z. B. Methotrexat Zytotoxische Antibiotika z. B. Doxorubicin, Mitomycin
Analgetika	Fentanyl
Antiinfektiva	Aciclovir, Ganciclovir, Gentamycin, Vancomycin
Elektrolytkonzentrate	CaCl (1 Normal), Ca-Glukonat 10 %, KCl 10 %, NaCl 10 %
Lokalanästhetika	Lidocain (>2 %), Bupivacain
Vasopressoren	Adrenalin, Dobutamin, Dopamin, Noradrenalin
Andere (i. v.)	Alkohol Diazepam Erythrozytenkonzentrate Glukoselösungen >10 % Jodhaltiges Kontrastmittel (ionisch) Lösungen zur parenteralen Ernährung (650 mosmol/l). Mannit 15 % Na-Bicarbonat 4,2/8,4 % Phenytoin

Praxistipp
Eine sorgfältige Instruktion der Patient:innen hilft Auffälligkeiten bei der intravenösen Applikation frühzeitig zu erkennen, um dann auch frühzeitiges Handeln zu ermöglichen. Alle Venenzugänge sollten der optischen Kontrolle zugänglich sein und regelmäßig kontrolliert werden [53].

8.15 Photosensitivität

Gerne wird die Arzneimittelinteraktion mit der Sonne (drug-sun) bei der Patient:innen-Aufklärung vernachlässigt und damit auch präventive Maßnahmen. Rund 400 Arzneistoffe sind als Photosensibilatoren bekannt. Auslöser können sowohl systemisch oder aber auch topisch angewendete Arzneimittel sein. Patient:innen entwickeln nach derselben Exposition von Arzneistoff und Sonnenlicht häufig nicht dieselbe klinische Reaktion. Das klinische Bild wird von vielen Individualfaktoren beeinflusst (Hautdicke, Körpertemperatur, Behaarung, Melaningehalt, pH-Wert oder Lipophilie). Topisch verabreichte Wirkstoffe schädigen eher Keratinozyten, weil sie in diesem Bereich konzentriert vorhanden sind. Oral und parenteral verabreichte Wirkstoffe schädigen eher Mastzellen oder Endothelzellen der Dermis [41].

Es werden zwei Arten der Photosensitivität (Lichtempfindlichkeit) unterschieden, die sich jedoch im Erscheinungsbild der besonnten Hautareale nicht immer abgrenzen lassen. Phototoxische Reaktionen sind wesentlich häufiger als photoallergische Reaktionen. Zahlreiche Medikamente können beide Formen auslösen.

Tabelle 8.9: Hautmerkmale von Phototoxizität und Photoallergie sowie eine Auswahl potenzieller Arzneistoffe [7, 9, 36, 38, 41]

Charakteristik/ Arzneimittel	Phototoxizität	Photoallergie
Inzidenz	hoch	gering
Sensibilisierung	–	+
Klinisches Bild	Symptome oft wie ein Sonnenbrand (Rötungen, brennende Schmerzen, Blasenbildung, Ödem)	Dermatitis (Juckreiz, unscharf begrenztes Erythem, Papulovesikel, Schuppung und Schuppenkrusten)
Reaktionszeit	Minuten bis Stunden (Maximum nach hohen Konzentrationen erst nach 2–3 Tagen)	24–72 Stunden
Auslöser	UV A/VIS (320–450 nm) >UV B (290–320 nm)	Immunologische Reaktion (T-Zell-vermittelt)
Sensibilisierung	Erstkontakt	Reexposition
Dosisabhängigkeit	+	+/–
Analgetika (NSAR)	Diclofenac, Ibuprofen, Naproxen, Piroxicam	Ketoprofen, Piroxicam
Antiallergika	Diphenhydramin, Loratadin	/
Antibiotika	Ciprofloxacin, Levofloxacin, Norfloxacin* (seltener Moxifloxacin) Ceftazidim, Cefotaxim Doxycylin, Minocyclin**, Tetracyclin Sulfonamide Rifampicin, Pyrazinamid	Norfloxacin Sulfonamide
Antiarrhythmika	Amiodaron, Dronedaron Diltiazem, Verapamil	Amiodaron
Antidepressiva	Johanniskraut	/
Antiepileptika	Carbamazepin, Lamotrigin, Phenytoin, Valproinsäure	/

Fortsetzung Tabelle 8.9: Hautmerkmale von Phototoxizität und Photoallergie sowie eine Auswahl potenzieller Arzneistoffe [7, 9, 36, 38, 41]

Charakteristik/ Arzneimittel	Phototoxizität	Photoallergie
Antihypertensiva	Hydrochlorothiazid, Chlortalidon, Furosemid, Indapamid, Xipamid	Thiazide
	Captopril, Enalapril, Ramipril, Quinapril	/
	Irbesartan, Losartan, Valsartan (seltener: Candesartan, Olmesartan, Telmisartan)	/
	Amlodipin, Nifedipin	/
Antimykotika	Ketoconazol, Itraconazol, Voriconazol	/
Antineoplastische Arzneistoffe (Guggina et al., 2017)	Erlotinib, Vandentanib, Dabrafenib, Vemurafenib Trametinib Idelalisib Cetuximab, Panitumumab Paclitaxel, nab-Paclitaxel Bicalutamid, Flutamid	Erlotinib, Vandentanib Flutamid
Biologika	TNF-α-Inhibitoren (Adalimumab, Infliximab) Eculizumab, Tocilizumab	
HAART	Efavirenz	Efavirenz
Immunsuppressiva	Azathioprin	/
PPI	Omeprazol, Pantoprazol	/
Statine	Atorvastatin, Fluvastatin, Simvastatin	/

* Kreuzreaktionen innerhalb dieser Medikamentengruppe kommen vor, weshalb nach schweren Haut- und systemischen Reaktionen auf die Gabe von weiteren Fluorchinolonen verzichtet werden sollte.

** Minocyclin mit häufigeren und schweren Nebenwirkungen als Doxycylin.

Praxistipp

Bei unverzichtbaren Medikamenten sollte, wenn möglich, die Dosis gesenkt und/oder Sonneneinstrahlung und künstliches UV-Licht vermieden und Schutzmaßnahmen umgesetzt werden (z. B. Schutzkleidung und Sonnencreme).

8.16 Hautreaktionen durch transdermale therapeutische Systeme (TTS)

Als besondere Nebenwirkung muss bei der transdermalen Applikation die Hautverträglichkeit berücksichtigt werden. Die Sensibilisierung der Haut durch Hautpflaster (TTS) ist durch Okklusion, Irritation und wiederholtes Platzieren des Arzneistoffes auf das gleiche Hautgebiet möglich. Lokale gering- bis mittelgradige Hautreaktionen an der Applikationsstelle wie Erythem und Juckreiz sind häufig (z. B. bei Buprenorphin 25 %; Clonidin 32 %; Lidocain 16 %; Nicotin 7-20 %; Oxybutynin 23 %; Rotigotin 33 %, Rivastigmin 31 %; Scopolamin 10-25 %).

Die Prävalenz lokaler Überempfindlichkeitsreaktionen (allergische Kontaktdermatitis) durch TTS ist unbekannt, da deren klinische Manifestation erst nach Monaten auftreten kann. Fallberichte verdeutlichen jedoch das seltene Risiko von Hilfsstoffen (z. B. Menthol), Klebestoffen und Arzneistoffen [68]. Bei bis zu 25 % der Clonidin-TTS-Anwender, bis zu 3 % der Nicotin-TTS-Anwender und bis zu 10 % der Scopolamin-TTS-Anwender wurde über eine allergische Kontaktdermatitis berichtet [34].

Die meist milden Hautreaktionen durch TTS sind durch erythematös-vesikuläre Läsionen charakterisiert, die in wenigen Tagen heilen, wenn die Exposition gegenüber dem Pflastern vermieden wird und gegebenenfalls eine topische Therapie mit Corticosteroiden erfolgt. Eine dermatologische Beurteilung und Testung sind notwendig.

Praxistipp
Wechselnde und rotierende Anwendungsorte auf geeigneten Hautstellen sind eine der wichtigsten vorbeugenden Maßnahmen gegen TTS-Hautreaktionen. Die Patient:innen sollten bereits bei der Abgabe des Arzneimittels darauf hingewiesen und beraten werden.

8.17 Literatur Kapitel Haut

[1] Agrawal M, Kim ES, Colombel JF: JAK Inhibitors Safety in Ulcerative Colitis: Practical Implications. Journal of Crohn's and Colitis 2020;14(Suppl.2):S755–760

[2] Atzori L et al.: Cutaneous Adverse Reactions during Anti-Tnf Alpha Treatment for Inflammatory Bowel Diseases: The Experience of the Dermatology Clinic of Cagliari (Italy). J Pharmacovigilance 2015;S2:004. doi:10.4172/2329–6887.S2–004

[3] Bas M, Kojda G, Bier H, Hoffmann TK: ACE inhibitor-induced angioedema in the head and neck region. A matter of time? HNO 2004; 52: 886–90

[4] Belum VR, Marulanda K, Ensslin C, et al.: Alopecia in patients treated with molecularly targeted anticancer therapies. Ann Oncol 2015;26(12):2496–2502

[5] BfArm. Rote-Hand-Brief. Humane Epoetine: Neue Warnung bezüglich schwerer Arzneimittelinduzierter Hautreaktionen (Severe cutaneous adverse reactions; SCARs) 29. September 2017

[6] BfArm. Rote-Hand-Brief. Hydrochlorothiazid (HCT): Risiko von nichtmelanozytärem Hautkrebs [Basalzellkarzinom (Basaliom); Plattenepithelkarzinom der Haut (Spinaliom)] 17.10.2018

[7] Bircher AJ: Das medikamentöse Hypersensitivitätssyndrom (DRESS). SWISS MEDICAL FORUM 2019;19(27–28):435–436

[8] Blechman AB, Cabell CE, Weinberger CH, et al. Aggressive skin cancers occurring in patients treated with the Janus kinase inhibitor ruxolitinib. J Drugs Dermatol 2017;16(5):508–511
[9] Brandt O, Bircher AJ: Delayed-type hypersensitivity to oral and parenteral drugs. J Dtsch Dermatol Ges 2017;15(11):1111–1132
[10] Casciaro M, Navarra M, Inferrera G et al.: PPI adverse drugs reactions: a retrospective study. Clin Mol Allergy 2019;17:1.https://doi.org/10.1186/s12948–019-0104–4
[11] Chin LD, AbuHilal M. Ocrelizumab-induced alopecia areata-A series of five patients from Ontario, Canada: A case report. SAGE Open Med Case Rep 2020;8:2050313X20919614
[12] Cho YT, Chu CY: Treatments for Severe Cutaneous Adverse Reactions. Journal of Immunology Research 2017; Article ID 1503709
[13] Curtis JR, Lee EB; Martin G et al.: Analysis of non-melanoma skin cancer across the tofacitinib rheumatoid arthritis clinical programme. Clinical and Experimental Rheumatology 2017;35:6114–622
[14] Cury-Martins J, Eris APM, Abdalla CMZ et al.: Management of dermatologic adverse events form cancer therapy: recommendations of an expert panel. An Bras Dermatol 2020;95:221–237
[15] Dai J, Belum VR, Wu S et al.: Pigmentary changes in patients treated with targeted anticancer agents: a systematic review and meta-analysis. J Am Acad Dermatol 2017;77(5):902–910
[16] Dereure O. Drug-induced skin pigmentation. Epidemiology, diagnosis and treatment. Am J Clin Dermatol 2001;2:253e62
[17] Dtsch Arztebl Int 2017; 114: 489–96. DOI: 10.3238/arztebl.2017.0489
[18] Etminan M, Sodhi M, Procyshyn RM, Guo M, Carleton BC: Risk of hair loss with different antidepressants: a comparative retrospective cohort study. Int Clin Psychopharmacol 2018;33(1):44–48
[19] Fan WL, Shiao MS, Hui RC et al.: HLA Association with Drug-Induced Adverse Reactions. J Immunol Res 2017;2017:3186328
[20] Fréling E, Baumann C, Cuny JF, Bigard MA et al.: Cumulative incidence of, risk factors for, and outcome of dermatological complications of anti-TNF therapy in inflammatory bowel disease: a 14-year experience. Am J Gastroenterol 2015;110(8):1186–96
[21] French LE, Kolios AGA, Nägeli M, Navarini AA: UAW – So reagiert die Haut. Der Allgemeinarzt 2012;34(16):44–48
[22] Gandini S, Palli D, Spadola G, Bendinelli B, Cocorocchio E, Stanganelli I, Miligi L, Masala G, Caini S. Anti-hypertensive drugs and skin cancer risk: a review of the literature and meta-analysis. Crit Rev Oncol Hematol 2018;122:1–9
[23] Giménez García RM, Carrasco Molina S: Drug-Induced Hyperpigmentation: Review and Case Series. J Am Board Fam Med 2019;32(4):628–638
[24] Goutos I, Cogswell LK, Giele H: Extravasation injuries: a review. The Journal of Hand Surgery 2014; 39E(8):808–818
[25] Greif CS, Srivastava D, Nijhawan RI: Janus Kinase Inhibitors and Non-Melanoma Skin Cancer. Curr Treat Options in Oncol 2021;22:11
[26] Guggina LM, Choi AW, Choi JN: EGFR Inhibitors and Cutaneous Complications: A Practical Approach to Management. Oncol Ther 2017;5:135–148
[27] Gutzmer R, Wollenberg A, Ugurel S, Homey B, Ganser A, Kapp A: Cutaneous side effects of new antitumor drugs: clinical features and management. Dtsch Arztebl Int 2012; 109(8):133–140
[28] Hagen JW, Pugliano-Mauro MA. Nonmelanoma Skin Cancer Risk in Patients With Inflammatory Bowel Disease Undergoing Thiopurine Therapy: A Systematic Review of the Literature. Dermatol Surg 2018;44(4):469–480
[29] Hahn J, Hoffmann TK, Bock B et al.: Angioedema—an interdisciplinary emergency. Dtsch Arztebl Int 2017; 114: 489–96. DOI: 10.3238/arztebl.2017.0489

[30] Heinzerling L, de Toni E, Schett G et al.: Checkpoint inhibitors—the diagnosis and treatment of side effects. Dtsch Arztebl Int 2019;116:119–126

[31] Hendin Travis L, Okai A, Cavalier S et al.: Real-World Observational Evaluation of Hair Thinning in Patients with Multiple Sclerosis Receiving Teriflunomide: Is It an Issue in Clinical Practice? Neurol Ther 2018;7(2):341–347

[32] Huang AH, Kaffenberger BH, Reich A et al.: Pruritus Associated with Commonly Prescribed Medications in a Tertiary Care Center. Medicines 2019;6:84

[33] Huang J, Jia Y, Sun S, Meng L: Adverse event profiles of dipeptidylpeptidase-4 inhibitors: data mining of the public version of the FDA adverse event reporting system. BMC Pharmacology and Toxicology 2020;21:68

[34] Jenerowicz D, Polańska A, Olek-Hrab K, Silny W:Skin hypersensitivity reactions to transdermal therapeutic systems – still an important clinical problem. Ginekol Pol 2012;83:46–50

[35] Kalambay J, Ghazanfar H, Martes Pena KA et al.: Pathogenesis of Drug Induced Non-Allergic Angioedema: A Review of Unusual Etiologies. Cureus 2017;9(8):e1598

[36] Lembo S et al. Photosensitivity and caner immune-targeted therapies. Photodermatol Photoimmunol Photomed 2020;36:172–178

[37] Lindhaus C, Tittelbach J, Elsner P: Cutaneous side effects of TNF-alpha inhibitors. J Dtsch Dermatol Ges 2017;15(3):281–288

[38] Lozzi F et al. Latest Evidence Regarding the Effects of Photosensitive Drugs on the Skin: Pathogenetic Mechanisms and Clinical Manifestations. Pharmaceutics 2020;12(11):1104

[39] Makani H, Messerli FH, Romero J, et al.: Meta-analysis of randomized trials of angioedema as an adverse event of renin-angiotensin system inhibitors. Am J Cardiol 2012; 110: 383–91

[40] Marques MA, Porto CLL, Milhomens ALM et al. Alopecia in anticoagulated patients. J Vasc Bras 2020;19:e20190018

[41] Menzel H: Über Phototoxizität. Klinik – Testmethoden – Richtlinien. Dissertation Marburg, 2014

[42] Merk HF, Zouboulis CC: Kutane Nebenwirkungen zielgerichteter Therapien. Hautarzt 2018;69:266–267

[43] Michaelis TC, Sontheimer RD, Lowe GC. An update in drug-induced subacute cutaneous lupus erythematosus. Dermatol Online J 2017;23(3):13030/qt55x42822. PMID: 28329511

[44] Nash P, Kerschbaumer A, Dorner T et al.: Points to consider for the treatment of immune-mediated inflammatory diseases with Janus kinase inhibitors: a consensus statement Ann Rheum Dis 2021;80:71–87

[45] Pasadyn SR, Knabel D, Fernandez AP et al.: Cutaneous adverse effects of biologic medications. Cleveland Clinic Journal of Medicine 2020,87(5):288–299

[46] Paulmann M, Mockenhaupt M: Severe drug-induced skin reactions: clinical features, diagnosis, etiology, and therapy. J Dtsch Dermatol Ges 2015;13(7):625–45

[47] Phillips GS, Freret ME, Friedman DN et al. Assessment and Treatment Outcomes of Persistent Radiation-Induced Alopecia in Patients With Cancer. ***JAMA Dermatol*** 2020;156(9):963–972

[48] Phillips TG, Slomiany WP, Allison R: Hair Loss: Common Causes and Treatment. Am Fam Physician 2017;96(6):371–378

[49] Raaschou P, Simard JF, Hagelberg CA et al.: Rheumatoid arthritis, anti-tumour necrosis factor treatment, and risk of squamous cell and basal cell skin cancer: cohort study based on nationwide prospectively recorded data from Sweden. BMJ 2016;352:i262

[50] Ridyard CH, Dawoud DMM, Tuersley LV, Hughes DA: A Systematic Review of Patients' Perspectives on the Subcutaneous Route of Medication Administration. Patient 2016;9:281–292

[51] Sachs B, Meier T, Nöthen MM, Stieber C, Stingl J: Arzneimittelassoziierte Angioödeme. Bradykinin im Fokus. Hautarzt 2018;69:298–305

[52] Sachs B, Merk HF: Akute Überempfindlichkeitsreaktionen auf monoklonale Antikörper zur zielgerichteten Therapie. Hausarzt 2018;69:268–277

[53] Schummer W, Schummer C, Müller A, Karzai W: Extravasation – eine seltene Komplikation zentralvenöser Katheter? Anaesthesist 2003;52(8):711–717

[54] Siljic M, Salemovic D, Cirkovic et al.: High Frequency of Human Leukocyte Antigen-B * 57:01 Allele Carriers among HIV-Infected Patients in Serbia. Intervirology 2017;60:43–47

[55] Sosa A, Lopez Cadena E, Simon Olive C, Karachaliou N, Rosell R: Clinical assessment of immune-related adverse events. Ther Adv Med Oncol 2018;10:1758835918764628

[56] Ständer S, Zeidler C, Augustin M et al.: S2k-Leitlinie zur Diagnostik und Therapie des chronischen Pruritus. AWMF-Register-Nr. 013/048, 05/2016.

[57] Staubach P, Mann C: Die neue internationale Leitlinie zur Urtikaria. internistische praxis 2020;62(4):226–234

[58] Suh HY, Bae J, Kim HL, et al.: A Case of Acute Generalized Exanthematous Pustulosis after Injection of an Erythropoiesis-Stimulating Agent. Ann Dermatol 2018;30(1):100–101

[59] Szepietowski JC, Reich A, Legat F: Cutaneous Drug Reactions and Drug-Induced Pruritus. In: Misery L., Ständer S. (eds) Pruritus. Springer, Cham, 2016; https://doi.org/10.1007/978–3-319–33142-3_23

[60] Tatu AL, Elisei AM, Chioncel V, Miulescu M, Nwabudike LC: Immunologic adverse reactions of β-blockers and the skin. Exp Ther Med 2019;18(2):955–959

[61] Tchernev G, Temelkova I: Drug-Induced Melanoma: Irbesartan Induced Cutaneous Melanoma! First Description in the World Literature! Maced J Med Sci 2019;7(1):114–116

[62] Wang A, Stefanick ml, Kapphahn K, Hedlin H, Desai M, Manson JA, Strickler H, Martin L, Wactawski-Wende J, Simon M, Tang JY. Relation of statin use with non-melanoma skin cancer: prospective results from the Women's Health Initiative. Br J Cancer 2016;114(3):314–20

[63] Watras MM, Patel JP, Arya R: Traditional Anticoagulants and Hair Loss: A Role for Direct Oral Anticoagulants? A Review of the Literature. Drugs Real World Outcomes 2016 Mar; 3(1): 1–6

[64] Worm M et al.-: S2k-Leitlinie „Diagnostik und Therapie des kutanen Lupus erythematodes" (AWMF-Registernummer 013–060), 2020

[65] Zink W, Graf BM: Lokalanästhetikatoxizität – Relevanz empfohlener Maximaldosen? Anästh Intensivmed 2007;48:182–205

[66] Watras MM, Patel JP, Arya R. Traditional Anticoagulants and Hair Loss: A Role for Direct Oral Anticoagulants? A Review of the Literature. Drugs – Real World Outcomes 2016;3:1–6.

[67] Leitlinienprogramm Onkologie (Deutsche Krebsgesellschaft, Deutsche Krebshilfe, AWMF): Supportive Therapie bei onkologischen PatientInnen – Langversion 1.3, 2020, AWMF Registernummer: 032/054OL, https://www.leitlinienprogrammonkologie.de/leitlinien/supportive-therapie/ (Zugriff am 30.01.2023)

[68] Romita P, Foti C, Calogiuri G, Cantore S et al. Contact dermatitis due to transdermal therapeutic systems: a clinical update. Acta Biomed 2018;90(1):5–10.

9 Nebenwirkungen am Knochen

Arzneimittelinduzierte Knochenerkrankungen (Osteopenie, Osteoporose, Osteomalazie, Osteonekrose) sind entweder darauf zurückzuführen, dass das Arzneimittel direkt die Mikroarchitektur (osteoblastische oder osteoklastische Aktivität) beeinflusst, indirekt den Vitamin-D_3-Stoffwechsel beeinträchtigt durch herabgesetzte Vitamin D/Calciumaufnahme bzw. übermäßigen Calciumverlust, oder den Hormonstatus in einer Weise beeinflusst, dass der Knochenabbau begünstigt wird (Hypogonadismus, Hyperthyreose, Insulinmangel, erhöhte systemische Entzündung und oxidativer Stress). Die arzneimittelinduzierte Osteoporose ist ein erhebliches Gesundheitsproblem, und vielen Ärzt:innen ist nicht bewusst, dass viele häufig verschriebene Medikamente zu erheblichem Knochenverlust und Knochenbrüchen beitragen [23].

Mehrere Studien legen nahe, dass ältere Erwachsene im Vergleich zu jüngeren eine höhere Rate an UAW aufweisen können und dass zunehmendes Alter das Risiko für UAW erhöhen kann. Das gilt gerade für den Knochen, da neben der biologischen/physiologischen Knochendichte-Abnahme zahlreiche Faktoren zum Tragen kommen. Dennoch wird zunehmend klar, dass der Blick auch auf die Kindheit und Jugend gerichtet werden muss. So steigt die Inzidenz von Osteoporose im Kindesalter unter anderem aufgrund der erhöhten Überlebensrate bei chronischen Krankheiten (z. B. endokrinologische, gastrointestinale oder neuromuskuläre Erkrankungen) und des vermehrten Einsatzes von Arzneimitteln (z. B. Corticoide bei Asthma), die Knochen schädigen können [6].

Auch wenn nach Schätzungen die individuelle Genetik mit 70 % den größten Einfluss auf die Entwicklung einer Osteoporose hat, lohnt trotzdem der Blick auf die lange Liste an „knochentoxischen" Arzneistoffen. Oft gibt es mehrere Angriffspunkte im komplexen Knochenstoffwechsel (bone turnover, siehe Tabelle 9.1) mit unterschiedlichem Frakturrisiko und unterschiedlicher Latenzzeit für einen Knochenmineraldichteverlust. Negative Effekte sind meist erst bei längerer Arzneimitteleinnahme (mehr als 6 Monate) zu erwarten [20]. Die aktuelle DVO S3-Leitlinie (Stand 2017) nennt zahlreiche Risikofaktoren und natürlich auch das Frakturrisiko erhöhende Arzneimittelgruppen. Im FRAX-Tool zur Risikoberechnung der 10-Jahres-Wahrscheinlichkeit einer Fraktur sind dagegen nur wenige Arzneistoffrisiken enthalten [13].

Auch die Schwere der Grunderkrankung (z. B. Asthma/COPD, Depression, Diabetes mellitus, Knochenmetastasen, Lebererkrankungen, Morbus Parkinson, Posttransplantations-Osteoporose, Rheumatoide Arthritis, Schilddrüsenüberfunktion, Myopathien wie Duchenne Muskeldystrophie oder Morbus Pompe) kann zu unerwünschten klinisch bedeutsamen skelettbezogenen Ereignissen führen.

Tabelle 9.1: Arzneistoffe und Mechanismen des arzneimittelinduzierten Knochenverlusts sowie deren Berücksichtigung in der S3-Leitlinie und im FRAX-Kalkulator

Arzneimittelgruppe	ungefähre Latenzzeit [3]	DVO LL (2017)	Faktor im FRAX-Tool
Glucocorticoide	3 Monate–2 Jahre (dosisabhängig)	X (oral/inhalativ)	X
Antikonvulsiva	2 Jahre	X (Epilepsie)	
Unfraktioniertes Heparin	6 Monate (dosisabhängig)		
Dopaminerge Pharmaka	k.A.	X	
Schilddrüsenhormone	2–5 Jahre	X	
Androgen-Entzugstherapie	6 Monate	X	als sekundäre Osteoporose berücksichtigt (Hypogonadismus, frühe Menopause)
Aromatasehemmer	2–5 Jahre	X	
Glitazone	k.A.	X	
Protonenpumpen-Inhibitoren	1–5 Jahre	X (chronischer Gebrauch)	
Antidepressiva	SSRI: 6 Wochen–mehrere Jahre	X (v. a. SSRI)	
Niedermolekulares Heparin	unklar		
Orale Antikoagulantien	unklar (evtl. mehrere Jahre)		
Schleifendiuretika	unklar (evtl. mehrere Jahre)	X	
ovarielle Suppression (Kontrazeptiva)	unklar (evtl. mehrere Jahre)	X	
Calcineurin-Inhibitoren	unklar (evtl. mehrere Jahre)		
Antiretrovirale Therapie	48 Wochen		
SGLT-2-Hemmer	k.A.		

Anmerkung: PTH – Parathormon, SSRI – Selektive Serotonin Reuptake Inhibitoren
↑ erhöht, ↓ verringert, ←→ unverändert

Effekt auf Knochenremodeling		Effekt auf Calcium-Metabolismus		Frakturrisiko
Knochen-resorption	Knochen-formation	Vitamin-D-Spiegel oder -Aktivität	PTH-Sekretion	
↑	↓	↓	←→	
↑	↑	↓	↑	
↑	↓	nicht ermittelt	nicht ermittelt	
↑	↑	nicht ermittelt	nicht ermittelt	
↑	↑	←→	←→	
↑	↑	←→	←→	
↑	↑	nicht ermittelt	↓	
←→	↓	←→	←→	
↑	↑	↓	↑	
nicht ermittelt	↓	nicht ermittelt	nicht ermittelt	
↑	↓	nicht ermittelt	nicht ermittelt	
nicht ermittelt	↓	nicht ermittelt	nicht ermittelt	
↑	↑	↓	↑	
↑	↑	↓	nicht ermittelt	
↑	↑	↓	↑	
↑	↓	↓	↑	
←→	↓	↓	↑	

Praxistipps:
- Frühzeitige Aufklärung zu Risiken und Präventionsmöglichkeiten (z. B. Osteoporose-Prävention bei Glucocorticoid-Therapie)
- Risiko identifizieren (z. B. FRAX-Kalkulator) und engmaschig überwachen
- Knochenmineraldichte in Intervallen kontrollieren
- Langzeitanwendungen sowie Kombinationen der nachfolgend beschriebenen Arzneimittel kritisch prüfen
- Polypharmazie minimieren (Polypharmazie ist mit einem erhöhten Sturzrisiko verbunden: OR 2,25) [27]
- Arzneimittelalternativen prüfen (z. B. PPI → H_2-Blocker), Dosierungen minimieren (z. B. geringstmögliche Glucocorticoid-Dosierung)
- Männer stärker in das Medikationsmanagement einbeziehen (Gendereffekt) [13]

9.1 Arzneimittel mit knochenkatabolen Grundeffekten

Im Unterschied zur altersbedingten Osteoporose als dynamischer kaum reversibler Knochendichteverlust, ist bei einer arzneimittelinduzierten Osteoporose durch Weglassen des entsprechenden Arzneimittels eine Restaurierung des Knochenstoffwechsels möglich. Das gilt vor allem bei jüngeren Patient:innen.

9.1.1 Antazida/Säureblocker

In zahlreichen epidemiologischen Studien wurde ein Zusammenhang zwischen der Behandlung mit **Protonen-Pumpen-Inhibitoren (PPI)** und dem Risiko von Frakturen, insbesondere für Hüftfrakturen, berichtet. Obwohl die meisten dieser Studien ein höheres Risiko für Frakturen bei Patient:innen mit hochdosierter und langfristiger Anwendung von PPI berichten, bleiben die Assoziationen und Mechanismen umstritten. Über eine verringerte intestinale Calciumaufnahme (Calcium wird verstärkt an Fette gebunden) und einen direkten Einfluss der PPI auf den Knochenstoffwechsel (osteoklastäre H^+/K^+-ATPase verringert) kann die Knochenstabilität sinken. Auch eine Hypomagnesiämie unter PPI ist zu beachten, wird der Knochenstoffwechsel durch Magnesium direkt (Osteoblasten-Aktivität) und indirekt (PTH, Vitamin D_3) beeinflusst [4].

Als prädiktive Faktoren für eine niedrige Knochenmineraldichte finden sich in einer kleinen prospektiven Studie neben einer hohen PPI-Verwendungsdauer (> 30 Monate) unter anderem das Alter (≥ 50 Jahre) und die tägliche Calciumaufnahme (≤ 550 mg) [26].

Auch wenn die meisten Daten Omeprazol/Esomeprazol betreffen, ist ein Klasseneffekt wahrscheinlich. In einer Metaanalyse war das Hüftfrakturrisiko jedoch nur bei Rabeprazol und Omeprazol erhöht [24].

Nach Absetzen des PPI dauert es bis zur Risikonormalisierung etwa zwei Jahre. Die Hemmung der Protonenpumpe verringert offenbar auch die schützende Wirkung der Bisphosphonate vor Knochenbrüchen. Bei PPI-Therapie oder anderweitig antacidem Magen wird Risedronat 35 mg p. o. einmal pro Woche empfohlen, da es besser als Alendronat resorbiert wird [3].

H_2-Rezeptorantagonisten hemmen die Magensäureproduktion weniger stark als PPI (70 % vs. 98 %), damit ist der negative Effekt auf den Knochen geringer. Das Frakturrisiko ist verringert, die klinische Bedeutung ist begrenzt. In einer Metanalyse war der Langzeitgebrauch nicht signifikant mit dem (Hüft-)Frakturrisiko assoziiert [24].

Praxistipp
Die Verschreibung von PPI sollte mit Bedacht erfolgen, vor allem bei Risikopatient:innen (ältere Patient:innen sowie Langzeit-PPI-Anwender:innen). Eine aufmerksame Überwachung der Therapie ist notwendig. Auch eine zusätzliche Empfehlung der Einnahme von Calcium, Vitamin D und Magnesium kann in diesem Zusammenhang sinnvoll sein.

9.1.2 Antibiotika

Experimentelle Untersuchungen bei Tieren haben gezeigt, dass durch eine antibiotische Veränderung des Darmmikrobioms die Knochenmasse sowie knochenmechanische Eigenschaften beeinflusst werden. Die normalen Osteoimmunprozesse werden geschlechtsabhängig kritisch verändert. Breitbandantibiotika führten zur Unterdrückung der trabekulären Knochenparameter [10]. Mikrobielle Veränderungen im Darm haben auch einen Effekt auf das Calciumgleichgewicht und Entzündungen. Für die Bewertung der Wirksamkeit einer probiotischen Behandlung am Knochen gibt es bisher wenige große Studien, die einen stabilisierenden Effekt auf den Knochen aufzeigen.

Dicloxacillin und Flucloxacillin scheinen mit einem erhöhten Frakturrisiko verbunden zu sein. Die Ursache für diesen Anstieg muss geklärt werden, kann aber mit ihrem Einsatz gegen Knocheninfektionen zusammenhängen, der Anstieg ist also eher auf die Grunderkrankung als auf den Arzneistoff zurückzuführen. Andere Antibiotika, insbesondere die Fluorchinolone, wurden nicht systematisch mit einem erhöhten Frakturrisiko in Verbindung gebracht [30].

9.1.3 Antidepressiva

Neben der Grunderkrankung (depressive Patient:innen sind oft mangelernährt und bewegen sich wenig, zudem ist die Cortisolausschüttung erhöht) verstärken auch Antidepressiva das Risiko, an einer Osteoporose zu erkranken.

Der Neurotransmitter Serotonin findet sich auch in Osteoklasten, Osteoblasten und Osteozyten. Eine Beeinflussung des Serotonin-Transporter-Systems scheint das Frakturrisiko zu erhöhen. Der tägliche SSRI-Gebrauch (Citalopram, Fluoxetin, Sertralin) **verdoppelt** im Vergleich zum Nicht-Gebrauch das Frakturrisiko. Der Knochendichteverlust in Lendenwirbel und Femur entspricht etwa dem unter mehrjähriger Corticoidtherapie. Auch unter trizyklischen Antidepressiva (nichtselektive Monoamin-Rückaufnahme-Inhibitoren = NSMRI) wie Amitriptylin und Clomipramin steigt das Frakturrisiko. Eine Evidenz für einen dosisabhängigen Effekt fehlt bisher. Beim Einsatz von Lithium scheint trotz des Risikos für Hyperparathyreoidismus in mehreren Untersuchungen die Knochenmasse erhalten oder verbessert zu werden. Unter Psychopharmaka ist allgemein das Sturz- und Frakturrisiko erhöht.

9.1.4 Antiepileptika

Sowohl das Krankheitsbild Epilepsie (ca. 35 % der Frakturen) selbst als auch die knochenabbauende Wirkung von Antiepileptika tragen unabhängig zum zwei- bis sechsmal höheren Frakturrisiko bei. Es treten vorwiegend Wirbelkörper- und Schenkelhalsfrakturen auf.

Das Frakturrisiko besonders bei Frauen steigt mit der Einnahmedauer (mehr als 12 Jahre; OR: 4,15) und der kumulativen Dosis an Antiepileptika an. Aber auch Kinder sind betroffen – hier liegt die Frakturhäufigkeit zwei- bis dreimal höher.
Mehrere Angriffspunkte werden diskutiert:

- Erhöhung des Homocystein-Spiegels
- direkter Einfluss via Osteoblasten/Osteoklasten
- Cytochrom-P450-Enzym-Induktion (v. a. Carbamazepin)

Der Blutspiegel der Aminosäure Homocystein wird durch B-Vitamine als enzymatische Cofaktoren gesenkt (B_6: Pyridoxin, B_9: Folsäure; B_{12}: Cyanocobalamin). Ein geringe Vitamin-B_{12}-Konzentration (<200 pmol/l) und erhöhte Homocystein-Konzentration (>15 µmol/l) erhöhen das relative Risiko für Frakturen (Männer: 3,8-fach höheres Risiko; Frauen: 2,8-fach höheres Risiko). Vitamin B_{12} hat einen Effekt (DNA-Synthese) auf die Osteoblasten-Aktivität. Die Knochenmineraldichte war bei Werten unter 148 pmol/l signifikant geringer als über diesem Cut-off-Wert.

Der **Vitamin-B_{12}-Blutspiegel** wird von zahlreichen Arzneimitteln negativ beeinflusst. Dazu zählen unter anderem Antibiotika, Colchicin, Kunstharze (Colestipol, Cholestyramin), H_2-Blocker, L-Dopa plus COMT-Hemmer, Metformin, Methotrexat, orale Kontrazeptiva und PPI. Eine routinemäßige Supplementierung ist bei den meisten Arzneimitteln jedoch nicht notwendig. Der Körper hat große Vitamin-B_{12}-Speicher, so dass eine Unterversorgung klinisch meist erst nach Jahren evident wird. Bei längerfristiger Einnahme von Metformin und H2-Blockern/PPI (>4 Jahre) wird eine Routinebestimmung des Vitamin-B_{12}-Status empfohlen.

Eine **Enzyminduktion** führt zu einem stärken Metabolismus von Vitamin D (CYP24A1) und Sexualhormonen (Hypogonadismus).

9.1.5 Antikoagulanzien

Die therapeutische Beeinflussung der plasmatischen Gerinnung auf oralem (OAK) wie parenteralem Weg (unfraktioniertes Heparin, niedermolekulares Heparin = LMWH) kann den Knochenstoffwechsel beeinflussen. Das Nebenwirkungspotenzial ist differenziert zu betrachten (siehe nachfolgende Abbildung und Tabelle).

Tabelle 9.2: Nebenwirkungspotenzial von Antikoagulanzien

AM-Gruppe	Effekt auf...		
	Knochenstoffwechsel	Knochendichte	Frakturen
Heparin	hoch	hoch	hoch
LMWHs	gering	unsicher	unsicher
Vitamin-K-Antagonisten	hoch	gering	mittel
DOAKs	kein	k.A.	gering

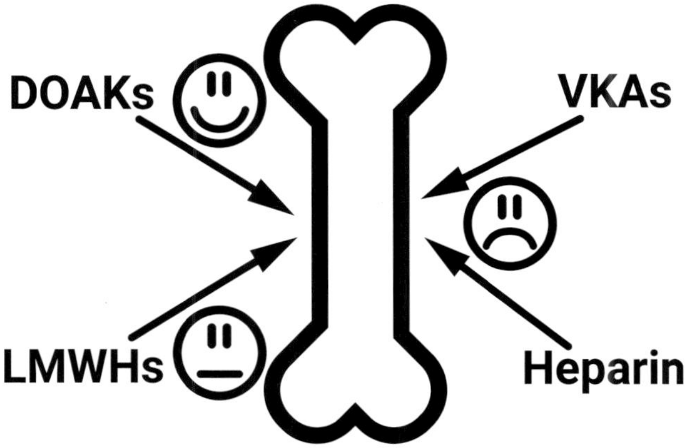

Abbildung 9.1: Nebenwirkung von Antikoagulanzien am Knochen nach [35]
LMWHs= Low-molecular-weight-heparines, VKAs= Vitamin-K-Antagonists, DOAKs= direkte orale Antikoagulazien

Vitamin-K-Antagonisten und direkte orale Antikoagulanzien (DOAKs)

Es wird angenommen, dass bis zu 50 % des täglichen Vitamin-K-Bedarfs durch die bakterielle Darmflora bereitgestellt wird. Eine direkte Hemmung des Knochenvitamins durch Cumarine verhindert über die Blockade der γ-Carboxylierung die Bildung des Knochenmatrixproteins Osteocalcin und damit auch die Knochenformation. Das Auftreten von Osteoporose bei Patient:innen mit Vitamin-K-Antagonisten wird unterschätzt.

Bei Patient:innen mit Vorhofflimmern war das Frakturrisiko für alle klinischen Frakturen insgesamt unter DOAKs signifikant geringer als im Vergleich zu Warfarin [HR: 0.93 (0.88–0.98)], nicht jedoch für Hüftfrakturen. Ein Head-to-Head-Vergleich ergab keine DOAK-Unterschiede. Die ermittelte Assoziation war ausgeprägter bei Patient:innen mit Vorhofflimmern, bei denen eine Osteoporose-Diagnose gestellt wurde.

Die Effekte auf das Frakturrisiko (vertebral, non-vertebral) sowie der Einnahmedauer sind bisher uneinheitlich. In einer kleinen Vergleichsstudie war der Knochendichteverlust am Femur nach ein und zwei Jahren Follow-up bei Einnahme von OAK (Acenocoumarol; 1,8 % und 2,6 %) geringer als nach Gabe von niedermolekularen Heparinen (Enoxaparin; 3,1 % und 4,8 %). Fondaparinux reduziert die Knochenmineraldichte in vitro nicht. Rivaroxaban zeigt in vitro einen negativen Effekt auf den Knochen durch Reduktion der Osteoblasten-Funktion und damit des Osteocalcins und BMP-2. Eine direkte Thrombin-Inhibition scheint auch wiederum in vitro einen schützenden Effekt auf den Knochenmetabolismus aufzuweisen.

Heparine

Unfraktioniertes Heparin bindet an Membranproteine der Osteoblasten (hemmt damit die Knochenneubildung) und blockiert die Bindung von Osteoprotegerin an den RANK-Ligand (steigert die osteoklastäre Knochenresorption). Diese „Heparin-Osteoporose" ist bei dem heutigen Therapiestandard mit niedermolekularem Heparin (LMWH) ebenfalls möglich, aber als Nebenwirkung wesentlich geringer ausgeprägt und bisher nicht umfassend kontrolliert untersucht (meist Fallberichte). Die Affinität von LMWH zu Knochenzellen ist geringer. Noch ist unklar, ob eine Heparin-induzierte Osteoporose nach Absetzen der Heparin-Therapie reversibel ist. Neben einem dosisabhängigen Effekt (>10.000 IE/d) sind auch die Anwendungsdauer (>2 Monate) sowie die Begleitmedikation (Prednisolon-Äquivalent) entscheidend. Die Langzeitgabe von unfraktioniertem Heparin geht mit einer Frakturinzidenz von 2,2 bis 5 % einher und die Knochendichte verringert sich signifikant um bis zu 30 %. Fälle von LMWH-assoziierten Frakturen bei Neugeborenen sind beschrieben, was die Bedenken hinsichtlich des längerfristigen Einsatzes in Bezug auf die Knochengesundheit erhöht [19].

9.1.6 Antiretrovirale Therapie (ART)

Bei HIV-Patient:innen sind aufgrund verringerter Knochenmineraldichte (bone mineral density= BMD) ossäre Komplikationen sehr häufig: Osteopenie 36 %, Osteoporose 15 % und damit etwa dreifach erhöhte Prävalenz, Osteonekrose 4 % und Osteomyelitis <1 %. Sowohl die HIV-Erkrankung als auch die ART beeinflussen den Knochen-Turnover. Das Frakturrisiko ist um 30 bis 70 % erhöht. Vor allem in den ersten beiden Therapiejahren verringert sich die BMD um 2 bis 6 % [36]. Die Medikamente beeinflussen den Knochen direkt über einen erhöhten Knochen-Turnover. HIV-positive postmenopausale Frauen haben unter anderem eine erhöhte TNF-α-Konzentration. Hinweise liegen für Protease-Hemmer (Lopinavir, Atazanavir und Indinavir) und NRTI (Tenovofir) vor. Das gering erhöhte Frakturrisiko ist bei Betrachtung aller Risikofaktoren (multivariate Analyse) dann jedoch nicht mehr signifikant.

9.1.7 Antipsychotika (Neuroleptika)

Neben der hohen Prävalenz von Nikotin- und Alkoholabusus bei Schizophrenie verzeichnen die Atypika in ihrem Nebenwirkungsprofil einen negativen Effekt auf die Knochendichte. Problematisch ist wahrscheinlich vor allem die Dauerbehandlung mit solchen Antipsychotika, die zu einer ausgeprägten Hyperprolaktinämie (Prolaktin-Erhöhung unter Psychopharmaka-Therapie) führen (z. B. Benzamide, Risperidon). Diese führt sekundär zu einer Reduktion der Sekretion der Gonadotropine FSH und LH, wodurch die Knochenneubildung vermindert stimuliert wird.

Hyperprolaktinämischer Hypogonadismus kann bei beiden Geschlechtern zu einer verminderten Knochendichte führen.

9.1.8 Dopaminerge Mittel

Der Effekt dopaminerger Pharmaka auf das Frakturrisiko ist bisher kaum untersucht. Die Anwendung von L-Dopa kann eine Hyperhomocystämie induzieren. Auch kann eine verbesserte Mobilisation bei Parkinson-Patient:innen bei nicht kompletter Normalisierung der Bewegungsstörungen zu einer erhöhten Fall- und Frakturrate führen. Der kausale Zusammenhang zum Frakturrisiko lässt sich bisher nicht völlig zeigen. L-Dopa als Monotherapie sowie in Kombination mit Dopamin-Agonisten gehen mit einem höheren Frakturrisiko an Hüfte und Femur einher (OR: 1,71; OR: 1,98). Auch der häufige zeitgleiche Gebrauch von Antidepressiva bei Parkinson-Patient:innen erhöht das Hüft- und Femur-Frakturrisiko (OR 3,51).

9.1.9 Erythrozytenkonzentrate

Bereits bei der Gabe von 10 bis 15 Einheiten Erythrozyten-Konzentrat tritt eine relevante Eisenüberladung auf (Transfusionssiderose und vermehrte Eisenresorption), die das Osteoporoserisiko erhöht. Als Ursachen für eine Osteoporose bei Hämochromatose finden sich die **Eisenüberladung** selbst, abhängig von deren Schweregrad, sowie Störungen der Leber (Leberzirrhose) und Gonaden (Hypogonadismus). Bei Patient:innen mit hereditärer Hämochromatose sind Osteoporose (25 %) und Osteopenie (41 %) sehr häufig.

9.1.10 Orale Antidiabetika

In den letzten Jahren wurde allgemein akzeptiert, dass Diabetes (sowohl Typ-1 als auch Typ-2) einen wichtigen Einfluss auf den Knochenstoffwechsel hat, wobei Fragilitätsfrakturen eine oft „vernachlässigte" Komplikation von Diabetes darstellen bzw. dass Medikamente, die zur Behandlung von T2D verwendet werden, dieses Risiko beeinflussen können. Verfügbare Daten lassen eine Einordnung der Antidiabetika in Bezug auf die „Knochentoxizität zu.

Unter **Glitazonen** sinkt die Knochendichte in der Lumbalwirbelsäule und in der Hüfte insbesondere bei Frauen. In vitro führt die Aktivierung des PPAR-γ-Transkriptionsfaktors zu einem Shift der Zelldifferenzierung von mesenchymalen Stammzellen zu Adipozyten (anstelle von Osteoblasten). Das verschiebt das Knochen-Remodelling in Richtung Knochenabbau. Für Pioglitazon liegen Frakturdaten aus Analysen von Nebenwirkungsmeldungen aus randomisierten, kontrollierten, doppelblinden klinischen Studien (Zeitraum: bis zu 3,5 Jahre) vor. Frauen hatten eine höhere Frakturrate (2,6 %) als jene unter Vergleichsmedikation (1,7 %). Bei Männern wurde unter Therapie mit Pioglitazon keine erhöhte Frakturrate ermittelt. In der über einen Zeitraum von 3,5 Jahren laufenden PROactive Studie, traten Frakturen bei 44/870 (5,1 %) der mit Pioglitazon behandelten Patientinnen auf, verglichen mit 23/905 (2,5 %) bei Patientinnen, die mit einer Vergleichsmedikation behandelt wurden. In der ADOPT-Studie traten unter Rosiglitazon 1,2 Frakturen pro 100 Patient:innen-Jahre zusätzlich auf.

Das erhöhte Schadenspotenzial (→ „Kap. 3 unerwünschte AM-Wirkungen am Herz") führte zum 01.04.2011 zum Verordnungsausschluss für Glitazone in der GKV.

Es gibt wahrscheinlich mehrere Mechanismen für die Wirkung von **SGLT-2-Inhibitoren** auf den Knochenstoffwechsel, einschließlich der gestörten Calcium- und Phosphathomöostase aufgrund der Hemmung des Natrium-Glucose-Co-Transporters. Dies trägt zu einem erhöhten Parath-Hormon(PTH)-Spiegel und einem verringerten Vitamin-D-Spiegel (1,25-Dihydroxy-Vitamin-D_3) bei, was den Knochenstoffwechsel beeinflusst. SGLT-2-Inhibitoren können jedoch wiederum auch indirekt den Knochenumsatz durch Gewichtsverlust erhöhen und die Beeinträchtigung des Knochenstoffwechsels bei Diabetes verbessern, indem sie den Blutzuckerspiegel senken. Es bestehen Bedenken, dass SGLT-2-Inhibitoren den Knochen schädigen könnten. Obwohl sich Calciumwerte im Serum und Urin in den Zulassungsstudien nicht relevant veränderten, stiegen Phosphat und Parathormon im Serum in einigen Studien im Mittel ebenso leicht an wie Knochenresorptionsmarker. Bei gepoolter Analyse der Zulassungsstudien wurde keine Zunahme von Knochenbrüchen unter Dapagliflozin beobachtet. In einer Studie war bei Patient:innen mit mäßiger Niereninsuffizienz die Frakturrate unter Dapagliflozin jedoch erhöht (4,8 % und 9,4 % unter täglich 5 mg bzw. 10 mg vs. 0 % unter Placebo) [2].

Insulin und Sulfonylharnstoffe scheinen hinsichtlich ihrer Wirkung unbedenklich auf den Knochenstoffwechsel zu sein. Durch die Erhöhung des Risikos einer Hypoglykämie und traumatischer Stürze können sie das Frakturrisiko, insbesondere bei älteren Menschen, dennoch verstärken [41].

Eine Einordnung der Arzneistoffgruppen enthält Tabelle 9.3.

Praxistipp
Die Erzielung einer optimalen glykämischen Kontrolle bei Minimierung des Risikos einer Hypoglykämie und Vermeidung von Medikamenten mit nachgewiesener negativer Wirkung auf den Knochenstoffwechsel, kombiniert mit Osteoporose-Behandlung, bilden die Eckpfeiler zur Verhinderung von Frakturen bei Typ-2-Diabetes.

Tabelle 9.3: Auswirkungen der antihyperglykämischen Therapie auf die Knochen [18, 41]

Antidiabetogene Medikation	Knochenmineraldichte	Frakturrisiko
Metformin	↔/↑	↓/↔
Sulfonylharnstoffe	↔	↔/↑
Glitazone (Pioglitazon)	↓↓/↔	↑↑/↔
Insulin	↔	↑
Inkretin-Mimetika		
DPP-4-Inhibitoren	↔	↓/↔
GLP-1-Analoga	↑/↔	↔
SGLT-2-Inhibitoren	↔	↔
Canagliflozin	↔	↑ (?)

9.1.11 Glucocorticoide (inhalativ)

Viele kennen den Begriff der Steroid-Osteoporose, deren Entstehung u. a. auf neuroendokrinologische und muskuloskelettale Mechanismen zurückgeführt wird. Glucocorticoide hemmen die Bildung des protektiven Faktors Osteoprotegerin (OPG) und Osteocalcin-Transkription in Osteoblasten bereits nach Kurzzeittherapien (Tage/Wochen) und wirken hemmend auf den Vitamin-D-Stoffwechsel (Bildung von Calcitriol). Durch Induktion von RANKL in Osteoblasten stimulieren sie die Knochenresorption. Neben diesem negativen Einfluss auf die Knochenqualität wird auch die Muskelkraft und Gehfähigkeit beeinträchtigt (siehe Abbildung 9.2). Die Sturzneigung erhöht sich.

Unter einer systemischen Behandlung über mehrere Jahre erleiden ungefähr 30 bis 50 % der Patient:innen eine manifeste Osteoporose. Der trabekuläre Knochen ist besonders betroffen. Frakturen treten daher bevorzugt im Bereich der Wirbelkörper, der Rippen und der Oberschenkel auf. Der rasche Knochenverlust ist in den ersten 6 bis 12 Monaten besonders hoch. Im ersten Jahr können große Knochendichteverluste von >20 % auftreten. Frakturen ereignen sich bei Prednis(ol)on-Dosen von täglich über 7,5 mg bei 10 bis 20 % der Patient:innen, bei längerem Gebrauch bis zu 50 %.

Im Jahr 2003 wurden die Fach- und Gebrauchsinformationen von inhalativen/nasalen Glucocorticoiden (inhalative Corticosteroids = ICS) bei der Dosierung (niedrigste effektive Dosis) und den Warnhinweisen (systemische NW bei hohen Dosen über lange Zeiträume wie adrenale Suppression, Wachstumsverzögerung, Verminderung Knochendichte, Katarakt, Glaukom; seltener als bei oraler Gabe) angepasst.

Bei inhalativen Therapien chronischer Atemwegserkrankungen nimmt die Knochendichte mit der Einnahmezeit (>3 Jahre) und der Dosishöhe ab (siehe Tabelle 9.4) [25]. Bei Budesonid als Leitsubstanz wird in der Fachinformation eine verringerte Knochendichte/Osteoporose als gelegentliche Nebenwirkung eingestuft. Das gilt auch für eine Wachstumsretardierung von Kindern bei langandauernder Anwendung. Inhalative Corticoide haben jedoch auf die Wachstumsverzögerung und Knochenmineralisationsstörungen nur einen untergeordneten Einfluss.

Als weitere (Risiko)-Faktoren für das häufige Vorkommen einer Osteoporose bei COPD- und Asthma-Patient:innen finden sich mangelnde körperliche Bewegung, Vitamin-D-Mangel und systemische Inflammation.

Praxistipp
„ICS nicht gleich ICS", Die Wirkstoffauswahl ist bei höheren Dosen und vulnerablen Patient:innen (Kinder, Ältere) besonders wichtig.

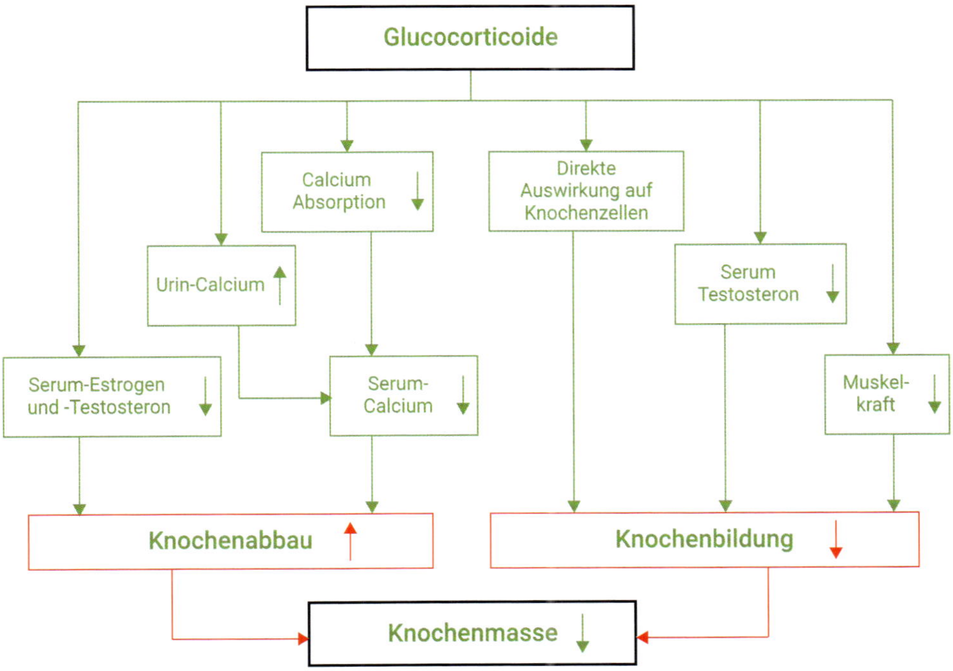

Abbildung 9.2: Einfluss der Glucocorticoide auf die Knochenqualität und das Frakturrisiko

Tabelle 9.4: „Knochenschonende" inhalative GC-Dosen

Wirkstoff	Dosisbereiche (µg/d)
Beclometason	<800–1200
Budesonid	<800–1000
Fluticasonpropionat	<750
Flunisolid	<1000
Triamcinolon	<1000

9.1.12 Laxanzien

Abführmittel führen zu Flüssigkeits- und Elektrolytverlusten und hemmen die Aufnahme von knochenaktiven Vitaminen (A, E, D und K) sowie von Calcium. Dies kann unter anderem zu Schwindel und Schwäche führen. In einer Studie mit Altenheimbewohner:innen ging die Anwendung mit einer Frakturerhöhung einher (OR: 1,5). Eine Langzeitanwendung gerade auch in der Selbstmedikation mit Blick auf Elektrolytveränderungen ist zu vermeiden.

9.1.13 NSAR

Aus tierexperimentellen Versuchen ist eine gestörte Frakturheilung bekannt. Prostaglandine sind essenziell für den normalen Knochenmetabolismus und damit auch für die Heilung bei Frakturen. Die klinische Bedeutung ist weiterhin unklar. Bei Bechterew-Patient:innen sank unter NSAR das Risiko für Wirbelkörperfrakturen (OR: 0,65; 95 % CI 0,50-0,84) – der Mechanismus ist unklar. Die gleichzeitige dauerhafte Anwendung mit PPI ist kritisch zu hinterfragen (→ „Antazida/Säureblocker").

9.1.14 Schilddrüsenhormone

Der nachteilige Effekt ist mehr auf den kortikalen als auf den trabekulären Knochen gerichtet.

Thyroxin wird von über 10 % aller postmenopausalen Frauen täglich eingenommen. In physiologischen Thyroxin-Dosen ist kein negativer Effekt auf die Knochen zu erwarten.

Ein gesteigerter Knochenumsatz (Anstieg von freiem Calcium und PTH-Abfall) ist bei einer suppressiven Thyroxin-Therapie beim Schilddrüsenkarzinom zu erwarten. In der Literatur sind die Auswirkungen auf den Knochen erst ab einer Einnahmezeit von >10 Jahren erkennbar. Besonders postmenopausale Frauen sollten überwacht werden.

9.1.15 Vitamin A

Vitamin A antagonisiert schon in geringen Mengen (15 mg Retinylpalmitat) die durch Vitamin D unterstützte schnelle Calcium-Resorption. Hohe Dosen von Vitamin A verringern die Knochenmineraldichte und erhöhen das Frakturrisiko. Eine 10 %-ige Abnahme femoraler Knochendichte bei >1500 µg Retinol täglich führte zu einer Verdopplung des Hüftfrakturrisikos im Vergleich zu <500 µg bei postmenopausalen Frauen.

In der Women's Health Initiative Observational Study zeigten nur Frauen mit einer niedrigen Vitamin-D-Aufnahme (≤11 µg/Tag) und hoher Vitamin-A-Aufnahme (2500 µg/Tag) eine geringe Zunahme des Frakturrisikos (multivariate HR 1.15).

Für Erwachsene sind Vitamin-A-Dosen von 10.000 IE pro Tag (3000 µg) und Vitamin-D-Dosen von mehr als 2000 IE pro Tag (50 µg) tolerabel.

9.1.16 Antiöstrogene und Aromatasehemmer

In Abhängigkeit des Einsatzzeitpunktes (prä- oder postmenopausal) und der Arzneistoffe bei der Brustkrebsbehandlung ergeben sich unterschiedliche Risiken für den Knochenstoffwechsel (→ „Onkologika").

Muskuloskelettale Beschwerden wurden bei circa einem Drittel der mit Aromatasehemmern therapierten Patientinnen beobachtet und treten wiederum im Vergleich zu Tamoxifen häufiger auf. Knochen- und Gelenkschmerzen führen bei bis 20 bis 30 % der Patientinnen zu einem Therapieabbruch. Arthralgien – am häufigsten der Knie-, Hand und Schultergelenke – manifestieren sich meistens während der ersten Behandlungsmonate (2–6 Monate) und sind oft mit Morgensteifigkeit verbunden.

ER-Antagonisten

Für Fulvestrant liegen keine Daten zur Langzeitwirkung auf die Knochen vor. Gepoolte Daten zeigen ein geringes Osteoporose- (250 mg: 0 %, 500 mg: 0,7 %) sowie Frakturrisiko (250 mg: 1,6 %, 500 mg: 2,0 %).

9.1.17 Onkologika

Bei der therapeutischen Vielfalt verfügbarer Zytostatika sind nicht alle Arzneistoffe auf eine knochenschädigende Wirkung untersucht. Zudem bestimmen zahlreiche andere Faktoren das skelettale Risiko (Osteoporose, Frakturen) wie Bewegungsmangel, Ernährungsstatus, Life-Style (Alkoholkonsum, Rauchen), geringes Körpergewicht, Vitamin-D_3-Mangel, höheres Alter, Metastasierung, Therapiedauer und -intervalle sowie das Sturzrisiko. Der Knochenverlust durch Krebstherapie ist schneller und schwerwiegender als der altersbedingte physiologische Verlust. Die Knochenverlustraten sind bis zu siebenmal höher, wenn sie bei einer Krebstherapie auftreten [28].

Ein gesunder Knochenverlust nach der Menopause beträgt etwa ein bis zwei Prozent pro Jahr [31]. **Tamoxifen** hat unterschiedliche Auswirkungen auf den Knochen je nach Menopausen-Status. Tamoxifen erhöht die Knochendichte (ca. 1 bis 2 % pro Jahr) bei Frauen nach der Menopause, während Frauen vor der Menopause Knochendichte verlieren (ca. 1 bis 2 % pro Jahr). Bei Frauen nach der Menopause führen **Aromatase-Inhibitoren** (AI) zu einem Verlust von zwei bis drei Prozent pro Jahr. In der prämenopausalen Situation liegt der jährliche Knochenverlust mit GnRH-Agonisten bei 7,7 %; in Kombination mit AI bei etwa 11 %. Trotz dieser signifikanten Knochenverluste bei Frauen vor der Menopause (mit oder ohne Risikofaktoren oder sekundärer Osteoporose), benötigen sie oft keine Osteoporose-Behandlung, da sie näher am Alter ihrer maximalen Knochenmasse sind [29].

Prostatakarzinom-Patient:innen haben unter der **Androgen-Deprivationstherapie** (ADT) durch einen raschen und klinisch relevanten Knochenmasseverlust bekannterweise ein erhöhtes Osteoporoserisiko, welches auch mit der Therapiedauer steigt. Damit ist das Sturz- sowie Frakturrisiko im Vergleich zu Placebo von besonderem Interesse (Enzalutamid: 11 % vs. 4 %; Apalutamid: 11,7 % vs. 6,5 %). Bei über 80 % der Patienten mit metastasiertem Prostatakarzinom liegen Knochenmetastasen (osteoblastisch) vor mit einem erhöhten Auftreten symptomatischer und auch skelettaler Ereignisse (Schmerzen, Hyperkalzämie, pathologische Frakturen, Rückenmarkskompression bei Wirbelkörperfrakturen). Die Strukturunterschiede der Androgen-Rezeptor-Antagonisten der 2. Generation führen unter anderem zu unterschiedlichen Hirn-Blut-Konzentrationen (Darolutamid 8 %, Apalutamid 85 %, Enzalutamid 81 %), was mit den Nebenwirkungen wie Fatigue, Frakturen, Stürze, Krampfanfälle und Gewichtsverlust assoziiert sein kann [9].

Synthetische Analoga des Neurohormons **Gonadotropin-Releasing-Hormon** (GnRH) verursachen altersabhängig einen Knochendichteverlust von durchschnittlich 1 % pro Monat. In den trabekulären Lendenwirbelkörpern können es 10 % nach sechs Monaten sein. Im ersten Jahr nach einer Testosterondeprivation kommt es zu einem Knochendichteverlust von 5 %. Das Frakturrisiko (RR 1,17) und das Osteoporoserisiko (RR 1,30) sind nach einer Metaanalyse bei Prostatakarzinom unter Androgen-Entzugstherapie signifikant erhöht. In einer Studie mit 218 Patienten lag die therapiebedingte Frakturrate bei 6 %. Unter der Kombination mit Bicalutamid traten im Vergleich zu Flutamid weniger pathologische Frakturen (4 % vs. 8 %) und Knochenschmerzen (9 % vs. 11 %) auf. Bicalutamid erhöht die Knochenmineraldichte.

Eine Knochengewebetoxizität besitzen unter anderem Methotrexat, Doxorubicin, 5-Fluorouracil, Cyclophosphamid, Ifosphamid und Taxane. Cyclophosphamid und Taxane aktivieren den Pregnan-X-Rezeptor und führen so zu einem Vitamin-D-Mangel. Auch Supportiv-Therapien (z. B. Erythropoetin und Steroide) sind mit der Entstehung von Kiefernekrosen assoziiert (→ „Bisphosphonate“). Beachten muss man auch die vielfältigen Organtoxizitäten der Signalhemmer („Nibs“), die sich auch am Skelett manifestieren.

Praxistipp
Bei onkologischen Patient:innen ist der Vitamin-D-Status regelmäßig einmal jährlich zu überwachen und individualisierte Vitamin-D-Dosierungen von 2000 bis 4000 IE täglich zu erwägen.

Bei 10 bis 15 % der Patient:innen mit Taxan-Therapie (Paclitaxel, Docetaxel und Cabazitaxel) treten Arthralgien auf, Myalgien sind bei Patient:innen mit Paclitaxel wesentlich häufiger (>60 %) als bei Docetaxel (<30 %) und Cabazitaxel (<4 %).

Die Gruppe der **Tyrosinkinase-Inhibitoren** (TKI) verfügt über eine breite Organtoxizität. Manche Nebenwirkungen können sich über die Grunderkrankung oder einen Kombinationspartner erklären. Unterschiedliche Effekte am Knochen resultieren aus den unterschiedlichen Angriffspunkten der TKI. Imatinib hemmt den Knochenaufbau und führt über eine vermehrte Parathormon-Ausschüttung zur Hypophosphatämie. TKI der zweiten Generation (Dasatinib, Nilotinib) hemmen die Osteoklasten-Differenzierung und zeigen eine Zunahme des trabekulären Knochenvolumens.

9.1.18 Antihypertensiva

In Studien zeigte sich bei Betablockern, ACE-Hemmern, Calcium-Kanalblockern und Thiazid-Diuretika ein deutlich vermindertes Frakturrisiko.

Durch die Hemmung der sympatho-nervalen Versorgung der **Betablocker** steigt die Osteoblasten-Aktivität und damit die Knochenformation. Das Frakturrisiko ist um 30 bis 50 % verringert. Selektive β-1-Rezeptorenblocker waren tendenziell wirkungsvoller. **Thiazide** allein (OR: 0,80; 95 % KI 0,74–0,86) und in Kombination mit Betablockern (OR: 0,71; 95 % KI 0,64–0,79) senken das Frakturrisiko. Vermutlich tritt der Effekt erst bei längerer Einnahme (>1 Jahr) ein. Die osteoprotektive Wirkung der Thiazide erklärt sich unter anderem durch die verringerte Calciumausscheidung. Auch unter **ACE-Hemmern** sank das Frakturrisiko (RR 0.81, 95 % CI 0.73–0.89). Für **Antagonisten am AT-1-Rezeptor** gibt es erste Belege für eine Risikoreduktion.

Diuretika

Thiazid-Diuretika erhöhen die Knochenmineraldichte über verschiedene Mechanismen. Dazu zählen die verringerte Calciumausscheidung (positive Calciumbilanz), eine direkte osteoanabole Wirkung (Differenzierung der Osteoblasten stimuliert) sowie eine Hemmung der osteoklastischen Knochenresorption durch Hemmung der Carboanhydrase. Das Risiko für Hüftfrakturen ist in einer Metaanalyse epidemiologischer Studien um circa 24 % geringer [33]. Das Risiko für vertebrale Frakturen war in einer Kohortenstudie bei älteren Frauen jedoch um 47 % erhöht [22].

Die Serumnatriumspiegel nach Start einer Thiazidtherapie können schnell sinken, was ein Monitoring insbesondere bei Hochrisiko-Patient:innen (ältere Patient:innen, geringer BMI) notwendig macht. Es ist derzeit nicht klar, ob die mit Hyponatriämie verbundenen Nebenwirkungen die vorteilhaften Wirkungen einer Thiazidtherapie ausgleichen. Die Hyponatriämie (<135 mmol/l) stellt einen unabhängigen Risikofaktor für Frakturen dar.

Schleifendiuretika lösen eine nicht zu vernachlässigende Hypercalciurie aus, wodurch der Knochen gebrechlicher und brüchiger wird und daher für pathologische Manifestationen prädisponiert. Das Risiko für Hüftfrakturen steigt um circa 15 % [32]. Daten für ein erhöhtes Sturzrisiko durch orthostatische Hypotonie sind bisher uneinheitlich.

Der Einfluss von Torasemid auf die Calciurie im Vergleich zu anderen Schleifendiuretika ist geringer.

Magnesium ist wichtig für die Knochengesundheit, sodass häufig durch Schleifen- und Thiaziddiuretika verringerte Magnesiumspiegel ebenfalls beachtet werden müssen. Eine *Hypomagnesiämie* führt unweigerlich zu einer reduzierten Knochenmasse, der Knochen wird spröde und das Frakturrisiko steigt – auch bei Kindern [37]. Eine *Hyponatriämie* scheint ebenfalls mit einem erhöhten Frakturrisiko assoziiert und zwar als Folge einer Gangunsicherheit. Auch wird die Entwicklung einer Osteoporose begünstigt [38].

9.2 Arzneimittel mit knochenanabolen Grundeffekten

9.2.1 Bisphosphonate

Die Co-Medikation mit PPI (18,1–20,1 %) oder H_2-Blockern (5,5–7,5 %) ist häufig. Der gleichzeitige Einsatz von PPI verringerte abhängig von Dosis und Patient:innenalter die Risikosenkung des Bisphosphonates. H_2-Blocker haben keinen signifikanten Einfluss.

Unter der Bisphosphonat (BP)-Therapie treten selten **atypische Femurfrakturen** (Lokalisation distal der Trochantere) auf, meist bei einer längeren oralen Einnahme (>3 bis 5 Jahre). Die Wahrscheinlichkeit dafür war bei Krebspatienten höher, die Alendronat länger als 3 Jahre einnahmen, im Vergleich zu denen, die Alendronat weniger als 3 Jahre erhalten hatten (OR: 6,3 95 % KI: 1,5–26,7)[39]

Die Bisphosphonat-Einnahme erhöht das Risiko für atypische Frakturen versus typischer osteoporotischer Frakturen um 37 %. Zu den frühen traumafreien Anzeichen zählen Schmerzen, Schwäche oder Beschwerden in Oberschenkel, Hüfte und Leiste. Es wird angenommen, dass durch die Osteoklasten-Apoptose und die damit verbundene Hemmung des Knochenstoffwechsels es indirekt zu einer Knochenalterung und einer verzögerten Vorbeugung oder Reparatur natürlich vorkommender Ermüdungsbrüche (Stressfrakturen) kommt. Nach 5 Jahren oraler BP oder 3 Jahren intravenöser BP sollte eine Neubewertung des Frakturrisikos in Betracht gezogen werden. Bei Frauen mit hohem Risiko, z. B. ältere Frauen, Frauen mit niedrigem Hüft-T-Score oder hohem Frakturrisiko-Score oder Frauen mit früheren größeren osteoporotischen Frakturen, sollte eine Fortsetzung der Behandlung für bis zu 10 Jahre (oral) oder 6 Jahre (intravenös) mit regelmäßiger Bewertung in Betracht gezogen werden [40].

Die Inzidenz für **Bisphosphonat-induzierte Osteonekrosen des Kiefers (BRONJ)** variiert stark und ist bei oraler Osteoporose-Therapie (0,1 pro 1000 Patient:innen-Jahre) niedriger als bei der i. v.-Gabe bei Krebspatient:innen (10 pro 1000 Patient:innen-Jahre). In prospektiven Studien finden sich beim Multiplem Myelom und Prostatakarzinom Inzidenzen zwischen 17 und 19 %. Das BRONJ-Risiko steigt mit der Behandlungsdauer. Zu diesem Thema gibt es eine eigene S3-Leitlinie.

Kiefernekrosen

Bei der Bisphosphonat-induzierten Osteonekrose des Kiefers (BRONJ) liegt der Kieferknochen in der Mundhöhle frei, er ist seit mindestens acht Wochen nicht verheilt. Das Ereignis steht in einem zeitlichen Zusammenhang mit einer Bisphosphonat-Medikation und nicht mit einer vorangegangenen Strahlentherapie im Kiefer- und Gesichtsbereich. Im Medikationsmanagement kommt der UAW-Detektion und wiederum der Vitamin-D-Substitution eine wichtige Rolle zu.

Gelenkschmerzen und Knochenschmerzen bei intravenös verabreichten Aminobisphosphonaten (Postinfusions-Symptome durch IL-6 und TNF-α) zählen zu den häufigen Nebenwirkungen, die typischerweise nach der ersten Verabreichung auftreten (bei Zoledronsäure meist in den ersten drei Tagen) und sich rasch (<3 Tage) zurückbilden. Bei wiederholten Applikationen ist die Häufigkeit geringer.

9.2.2 RANKL-Antikörper

Denosumab wird bei Tumor- und Osteoporose-Patient:innen eingesetzt und führt ebenfalls zu Kiefernekrosen (2-2,5 %). Die genaue Ursache ist noch unklar. Ein Grund könnte der reduzierte Knochenumbau sein.

In der FREEDOM-Studie fanden sich unter den unerwünschten Ereignissen signifikant weniger Stürze als im Placebo-Arm (4,5 % vs. 5,7 %).

9.2.3 Statine

Über eine Hemmung der Hydroxy-3-methyl-glutaryl-Coenzym-A(HMG-CoA3)-Reduktase im Mevalonsäure-Pathway werden verschiedene pleiotrope Effekte erzielt. Die genaue Wirkung auf den Knochen ist noch unklar, jedoch spielt die Erhöhung von BMP-2 (bone morphogenetic protein) und des multiplen Botenstoffes Stickstoffmonoxid (NO-cGMP-PKG-Signalweg) eine wichtige Rolle. Bisherige Studiendaten zum Frakturschutz sind in Abhängigkeit vom Studientyp sehr unterschiedlich und die klinische Relevanz noch nicht belegt.

9.3 Literatur Kapitel Knochen

[1] Bartl R: Medikamenten-induzierte Osteoporose. Pharmakon 2019;7(4):264–271

[2] Bojunga J, Schölmerich J. SGLT2-Inhibitoren. Eine neue Substanzklasse zur Behandlung des Typ-2-Diabetes. Arzneimitteltherapie 2015;33:137–45

[3] Braun LT, Pfahler V, Stumpf U et al. Knochengesundheit bei TumorPatient:innen. Onkologe 2019;25:1121–1134

[4] Briganti SI et al.: Proton Pump Inhibitors and Fractures in Adults: A Critical Appraisal and Review of the Literature. International Journal of EndocrinologyVolume 2021, Article ID 8902367

[5] Finkenstedt G: Medikamenteninduzierte Osteoporose jenseits der Glucocorticoide. J Miner Stoffwechs 2008;15(1):38–43.

[6] Galindo-Zavala, R., Bou-Torrent, R., Magallares-López, B. *et al.* Expert panel consensus recommendations for diagnosis and treatment of secondary osteoporosis in children. Pediatr Rheumatol 2020; 18:20

[7] Gröber U, Holick MF, Kisters K: Vitamin D3 und Arzneimittel. MMP 2011;(34)10: 377–387

[8] Hadji P, Klein S, Gothe H, Häussler B, et al. The epidemiology of osteoporosis—Bone Evaluation Study (BEST): an analysis of routine health insurance data. Dtsch Arztebl Int 2013; 110(4): 52–7.

[9] Hammerer P, Miller K: Neue Androgenrezeptor-Antagonisten beim Prostatakarzinom: nicht nur länger, sondern auch gut leben. CME Verlag, 2020

[10] Hathaway-Schrader JD, Steinkamp HM, Chavez MB et al.: Antibiotic Perturbation of Gut Microbiota Dysregulates Osteoimmune Cross Talk in Postpubertal Skeletal Development. Am J Pathol 2019;189(2):370–390

[11] https://www.cme-kurs.de/cdn2/pdf/Handout_Androgenrezeptor-Antagonisten_beim_PCA.pdf

[12] Kanis JA et al.: SCOPE: a scorecard for osteoporosis in Europe. Arch Osteoporos 2013;8(1–2):144

[13] Keiner D: Genderaspekte bei Osteoporose – Herausforderungen im Managementalltag. Pharmakon 2020;8(2):113–120

[14] Keiner D: Nicht auf die Fraktur warten. Das Osteoporoserisiko rechtzeitig erkennen. Dtsch Apo Ztg 2019;159(45):4290–4296
[15] Lutsey PL, Norby FL, Ensurd KE, MacLehose RF: Association of Anticoagulant Therapy With Risk of Fracture Among Patients With Atrial Fibrillation. JAMA Intern Med 2020;180(2):245–253
[16] Mazziotti G, Canalis E, Giustina A: Drug-induced Osteoporosis: Mechanisms and Clinical Implications. The American Journal of Medicin 2010;123(10):877–88
[17] Meier C, Kraenzlin ME: Epilepsie, Antiepileptika und Osteoporose. Epileptologie 2011; 28: 42–50
[18] Muschitz C et al.: Diagnose und Management der Osteoporose bei Diabetes mellitus (Update 2019). Wien Klin Wochenschr 2019;131 [Suppl 1]:S174–S185
[19] Newall F, Branchford B, Male C. Anticoagulant prophylaxis and therapy in children: current challenges and emerging issues. J Thromb Haemost 2018; 16: 196–208.
[20] Nguyen KD, Bagheri B, Haleh Bagheri H: Drug-induced bone loss: a major safety concern in Europe, Expert Opinion on Drug Safety 2018;17(10):1005–1014
[21] O'Connell MB, Borgelt LM, Bowles SK, Vondracek SF: Drug-induced Osteoporosis in the Older Adult. Aging health 2010;6(4):501–518.
[22] Paik JM, Rosen HN, Gordon CM, Curhan GC. Diuretic Use and Risk of Vertebral Fracture in Women. Am J Med 2016;129(12):1299–1306
[23] Panday K, Gona A, Humphrey MB: Medication-induced osteoporosis: screening and treatment strategies. Ther Adv Musculoskelet Dis 2014;6(5):185–202
[24] Poly TN, Islam MM, Yang HC et al.: Proton pump inhibitors and risk of hip fracture: a meta-analysis of observational studies. Osteoporos Int 2019;30(1):103–114
[25] Price D et al.: Osteoporosis onset in patients prescribed ICS for COPD: matched cohort study. European Respiratory Journal 2018, 52 (suppl 62) PA3621; DOI: 10.1183/13993003.congress-2018.PA3621
[26] Romdhane H, Ayadi S, Elleuch N, Abdelghani K. Effect of long-term proton pump inhibitors on bone mineral density. Tunis Med 2018;96(3):193–197
[27] Scholz WU, Brune S: Vor Stürzen schützen. Dtsch Apo Ztg 2016;156(27):2610–2617
[28] Shapiro CL et al.: Management of Osteoporosis in Survivors of Adult Cancers With Nonmetastatic Disease: ASCOClinical Practice Guideline. J Clin Oncol 2019;37:2916–2946
[29] Shapiro CL: Osteoporosis: A Long-Term and Late-Effect of Breast Cancer Treatments. Cancers 2020; 12, 3094
[30] Vestergaard P, Rejnmark L, Mosekilde L: Proton pump inhibitors, histamine H2 receptor antagonists, and other antacid medications and the risk of fracture. Calcif Tissue Int 2006;79(2):76–83
[31] Woschnagg H: Arzneimitteltherapie: Relevante Interaktionen und (negative) Effekte auf den Knochen. J Miner Stoffwechs 2003;10(3):16–19
[32] Xiao F, Qu X, Zhai Z et al. Association between loop diuretic use and fracture risk. Osteoporos Int (2015) 26:775–784
[33] Yang LJ, Wu PH, Huang TH et al.: Thiazide-associated hyponatremia attenuates the fracture-protective effect of thiazide: A population-based study. PLoS One 2018;13(12):e0208712
[34] Vestergaard P: Fracture Risk Associated with Use of Antibiotics. Curr Drug Saf 2018;13(1):26–31
[35] Signorelli SS, Scuto S, Marino E et al. Anticoagulants and Osteoporosis. Int J Mol Sci 2019, 20, 5275
[36] Duvivier C, Kolta S, Assoumou L et al. Greater decrease in bone mineral density with protease inhibitor regimens compared with nonnucleoside reverse transcriptase inhibitor regimens in HIV-1 infected naive patients. AIDS 2009;23(7):817–824
[37] Sommer, N.G., Weinberg, AM. Die Rolle von Magnesium bei Knochenbrüchen in übergewichtigen Kindern und Jugendlichen. J Miner Stoffwechs Muskuloskelet Erkran 2021;28:39–46

[38] Stiefelhagen P. Hyponatriämie: Diagnostik und Therapie sind komplex. InFo Neurologie 2018;20: 50

[39] Edwards BJ, Sun M, West DP, Guindani M et al. Incidence of atypical femur fractures in cancer patients: the MD Anderson Cancer Center experience. Journal of Bone and Mineral Research 2016; 31:1569–1576

[40] Adler RA, El-Hajj Fuleihan G, Bauer DC et al. Managing Osteoporosis in Patients on Long-Term Bisphosphonate Treatment: Report of a Task Force of the American Society for Bone and Mineral Research. J Bone Miner Res 2016;31(1):16–35

[41] Guja C, Guja L, Miulescu RD. Effect of type 2 diabetes medications on fracture risk. Ann Transl Med. 2019 Oct;7(20):580.

10 Nebenwirkungen am Auge

Das Sehen gilt als bedeutsamster Sinn. 70 % aller für den Menschen wichtigen Informationen werden durch das Sehsystem (Auge, Sehnerv, Sehzentrum) aufgenommen.

Das Auge ist nach der Leber die zweithäufigste Stelle, an der sich eine Arzneimitteltoxizität manifestiert [27]. Arzneimittelbedingte Nebenwirkungen am Auge werden als unvermeidbar eingestuft. Daher richtet sich der Schwerpunkt auf die Langzeitanwendung von Arzneimitteln in hoher Dosierung. Einige schwerwiegende Nebenwirkungen wie Sehstörungen erweisen sich als irreversibel. Gerade bei Patient:innen mit Augensymptomen ohne offensichtliche Ursache ist die systemische Arzneimittelanwendung zu erfragen und zu überprüfen (Dosierung, Therapiedauer). Die Mechanismen und Faktoren für eine Augennebenwirkung sind multifaktoriell

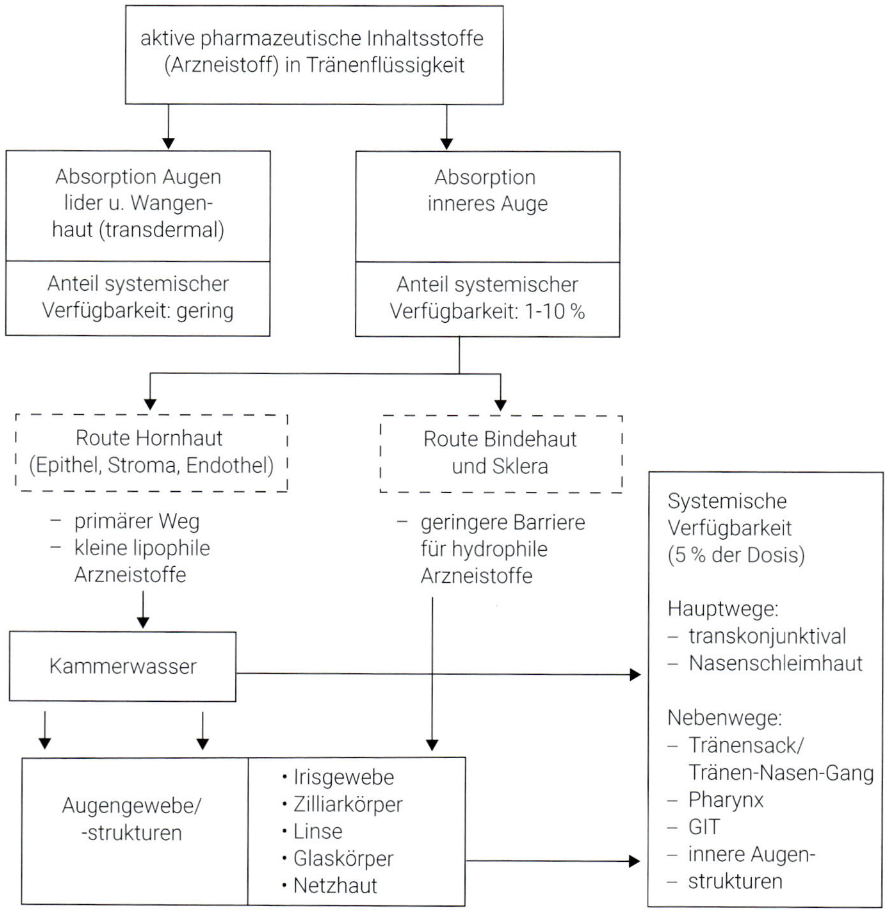

Abbildung 10.1: Der Weg zu systemischen Nebenwirkungen – Überblick über die Augenabsorptionswege von Augenmedikamenten nach [9]

[1, 14]. Unter den **arzneimittelbedingten Faktoren** sind es vor allem die Arzneistoffeigenschaften (Größe, Hydrophilie und Lipophile, Konzentration) (siehe Abbildung 10.1) und bei den **augenbedingten Faktoren** vor allem die komplexen Strukturen, die eine Aufnahme des Arzneistoffes bei lokaler Applikation ermöglichen.

Alle Augenstrukturen können betroffen sein (siehe Abbildung 10.2): die Augenlider, das periorbitale Gewebe, der Tränenapparat, die Bindehaut, die Hornhaut, die Linse, die Iris, der Ziliarkörper, der Augeninnendruck, die Netzhaut, der Sehnerv und die Augenbewegung.

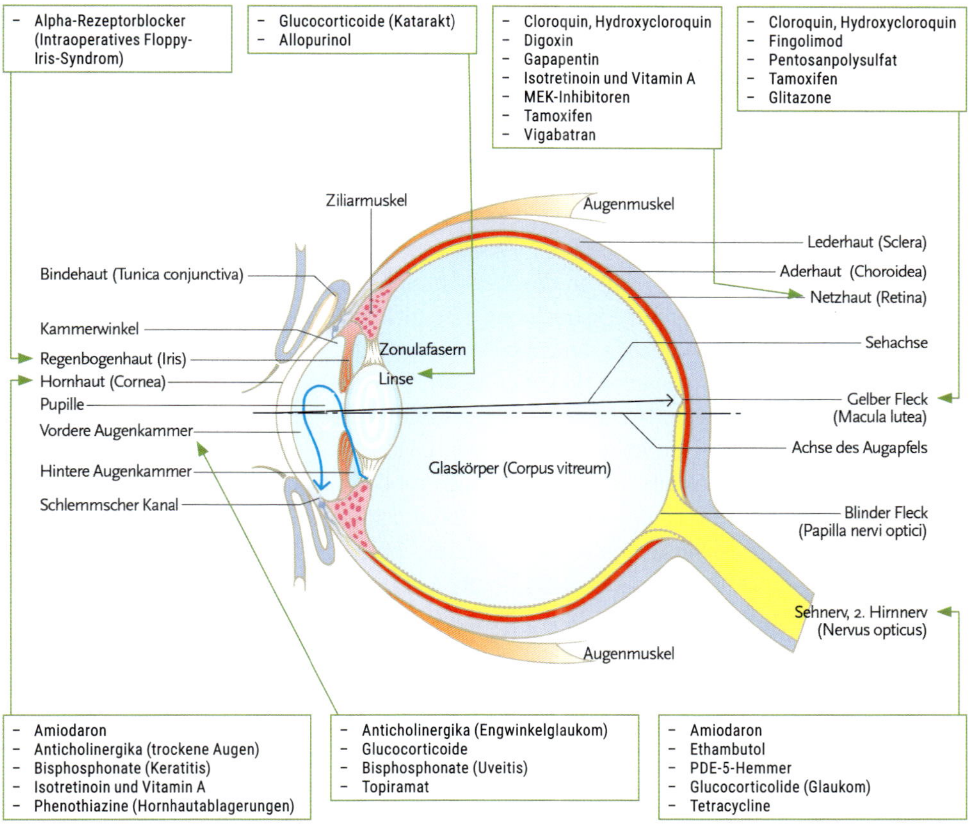

Abbildung 10.2: Augenstrukturen und Nebenwirkungsbeispiele nach [37]

Das Auge kombiniert das neuronale Netzwerkssystem auf komplexe Weise mit Blutgefäßen, Muskeln und Haut. Die Anfälligkeit für arzneimittelbedingte Nebenwirkungen ist unter anderem bedingt durch die ausgeprägte Gefäßversorgung und die unterschiedlichen Gewebedurchlässigkeiten (z. B. Sklera>Kornea). Die Blut-Wasser-Schranke und Blut-Netzhaut-Schranke sind die Diffusionsbarrieren für das vordere und hintere Augensegment für die Arzneistoffaufnahme und -freigabe. Bei Entzündungszuständen sind diese Schranken durchlässiger. Der Arzneistoff erreicht das Auge über den systemischen Kreislauf sowie über die dünnen Wandstrukturen der Aderhaut und der Netzhaut.

Es sollte nicht vergessen werden, dass das Auge Teil des autonomen Nervensystems ist und zerebrale Nebenwirkungen von Arzneimitteln die Sehbahnen und den visuellen Kortex beeinflussen können.

Das Auftreten von unerwünschten okularen Wirkungen kann sowohl durch lokal verabreichte Arzneistoffe (ein Wirkstoff oder in Kombination mit mehreren Wirkstoffen) als auch durch systemische Wirkstoffgaben verursacht werden. Bei mehr als 70 Wirkstoffklassen sind Nebenwirkungen dokumentiert, zum Teil bisher nur als Fallberichte oder aus retrospektiven Registerstudien.

Arzneimittelbedingte Nebenwirkungen am Auge sollte man möglichst frühzeitig in Betracht ziehen oder ausschließen. Lokale Nebenwirkungen nach lokaler Applikation von Ophthalmika werden meist schnell und problemlos erkannt.

Manche Nebenwirkungen treten häufig auf (z. B. Bindehautentzündung/Konjunktivitis), andere werden selten beobachtet (z. B. Sehnerventzündung/Optikusneuritis). Einige Nebenwirkungen sind schwerwiegend und können mit einem Zell- und Funktionsverlust (Erblindung) einhergehen. Dann muss schnell gehandelt werden (augenärztlicher Notfall).

Kinder sind einem viel höheren Risiko für systemische Nebenwirkungen bei Augentropfen ausgesetzt, da die Dosierung nicht an das Gewicht angepasst ist und auch bei der physiologischen Entwicklung Unterschiede bestehen. Das trifft insbesondere auf Säuglinge zu. Die Größe des Auges eines Neugeborenen entspricht ungefähr zwei Drittel seiner Erwachsenengröße, die es erst im Alter von etwa drei oder vier Jahren erreicht. Säuglinge sind besonders dadurch anfällig, weil sie einen Arzneistoff (CYP-Defizite) nicht effizient metabolisieren können [3] und/oder die Blut-Hirn-Schranke nicht ausgereift ist.

Die Gefahren bei der Anwendung von Augentropfen zeigen insgesamt, dass eine sorgfältige Information und Aufklärung der Patient:innen erforderlich ist.

Die meisten okulären Risiken gehen von systemischen Arzneistoffapplikationen aus. Das zeigt ein Review zu Sicherheitsmeldungen (Safety Alert) von vier Zulassungsbehörden (EMA, FDA, Canada, Australien) zwischen 2005 und 2014. Die Evidenz der 38 Alerts lag auf Spontanberichten (66 %) und PSURs (Periodic Safety Update Reports) (10 %). Änderungen in der Produktinformation erfolgten meistens bei „Warnhinweisen und Vorsichtsmaßnahmen“ (87 %) sowie bei „Nebenwirkungen“ (68 %). Alerts betrafen unter anderem folgende Arzneistoffgruppen: Antidiabetika (Rosiglitazon, Pioglitazon), Antibiotika (Fluorochinolone, Telithromycin), Immunsuppressiva (Adalimumab, Golimumab, Fingolimod), Onkologika (Capecitabin, Docetaxel, Ponatinib), Ophthalmika (Aflibercept, Dexamethason, Pegaptanib), Psychopharmaka (Antidepressiva, Aripiprazol, Risperidon, Paliperidon) und Urologika (Sildenafil, Tadalafil, Vardenafil, Tamsulosin) [25].

Der vermehrte ambulante Einsatz von Antidepressiva auch nach der Corona-Pandemie kann dazu führen, dass sich mehr Patienten mit okulärer Erkrankung beim Arzt vorstellen [40].

Praxistipps:
- Bei jedem „roten“ Auge, Augenschmerz und jeder Sehstörung sollte eine fachärztliche Abklärung erfolgen.
- Patient:innen gezielt nach Veränderungen des Sehens (Ferne, Nähe, Farben) – auch an nur einem Auge – befragen.

- Patient:innen mit eingeschränkter Fähigkeit zur Mitarbeit (Demenzkranke, Intensivpatient:innen) engmaschig augenärztlich kontrollieren.
- „Verdächtige" Arzneimittel frühzeitig identifizieren (valide Arzneimittelanamnese) und Arzneimitteleinnahme beenden.
- Systemische Nebenwirkungen von Augentropfen lassen sich durch Kompression der Tränenpünktchen erheblich reduzieren (siehe Fallbeispiel). Je mehr von einer ins Auge getropften Substanz resorbiert werden kann, umso wahrscheinlicher treten systemische Effekte auf.

Fallbeispiel

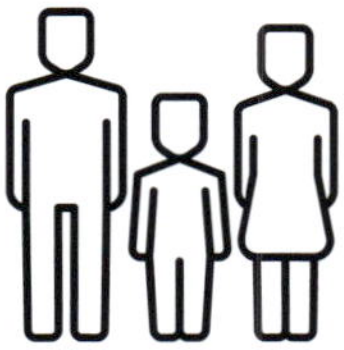

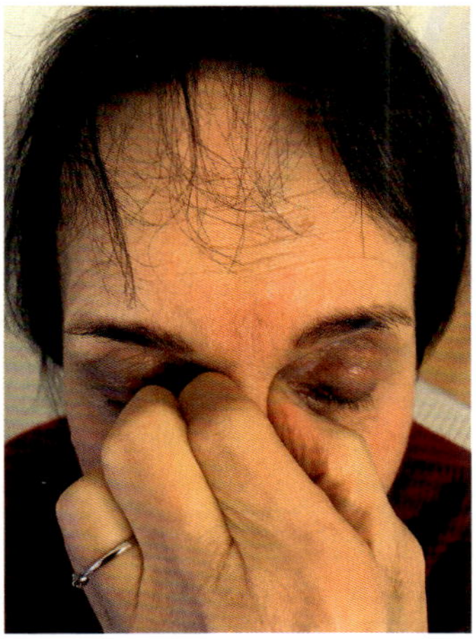

Abbildung 10.3: Nasolakrimale Okklusion © Dirk Keiner

Nasolakrimale Okklusion. Frau, 79 Jahre, Glaukomtherapie mit Dorzolamid, Timolol und Latanoprost; Augeninnendruck 15 mm Hg links, 17 mm Hg rechts; klagt über niedrigen Blutdruck (90/60 mmHg)
→ Unmittelbar nach dem Eintropfen des Medikamentes für drei Minuten im nasalen Augenwinkel mit Daumen und Zeigefinger auf die Tränenwege drücken und gleichzeitig das Lid schließen. So wird einerseits der Abfluss erschwert und andererseits wegen der fehlenden Lidschläge weniger Flüssigkeit in die Tränenwege befördert, und somit mögliche systemische UAW wie Einfluss auf den Blutdruck verhindert.

Ophthalmologische Spätfolgen durch arzneimittelinduzierte schwere Hautschäden haben circa 60 % der betroffenen Patient:innen (siehe auch → Kap. 8 „Haut"). Als Beispiele sind das Stevens-Johnson-Syndrom oder die toxisch epidermale Nekrolyse zu nennen, u. a. verursacht durch Antiepileptika wie Phenytoin, Carbamazepin, Pregabalin, Antibiotika wie Cotrimoxazol, Analgetika/Coxibe oder Allopurinol. Am häufigsten ist Augentrockenheit als leichte Langzeitkomplikation. Zu den schweren Spätschäden zählen konjunktivale Erosionen, korneale Läsionen und Visusverlust.

Die Nebenwirkungen werden im Folgenden in zwei Unterkapitel unterteilt: nach häufigen Augenbeschwerden und nach Wirkstoffklassen.

10.1 Häufige Augenbeschwerden

10.1.1 Sehstörungen

Unerwünschte Effekte äußern sich meist in Form von Sehstörungen. Dies kann durch verschiedenste Veränderungen am Auge hervorgerufen werden (siehe Tabelle 10.1). Ist in klinischen Studien nur die Sehstörung ohne weitere Verifizierung erfasst, dürfte dieses Symptom nicht selten auf Störungen des Tränenfilms zurückzuführen sein.

Tabelle 10.1: Arzneimittelbedingte Sehstörungen

Art der Störung	Verursachende Arzneimittel
Linsentrübungen (Katarakt)	Allopurinol, Amiodaron, Anastrozol, Angiogenese-Hemmer, Chloroquin, Corticosteroide (Dexamethason, Hydrocortison, Methylprednison, Prednison), Denosumab, Phenothiazine, Sirolimus, Tamoxifen
Makulaödem*	Latanoprost, Bisphosphonate, Fingolimod, Imatinib, Interferon α, Tamoxifen, Vemurafenib, Zidovudin
Netzhautödem	Chloramphenicol, Ergotamin, Griseofulvin, Indomethacin, Iodoquinol
Netzhautveränderungen und Makulopathien	Adrenalin, Antiepileptika, Chloroquin, orale Kontrazeptiva, Desferoxamin, Dapsone, Digoxin, Fluphenazin, Indomethacin, Nikotin, Phenothiazine, Zytostatika
Schädigung des Sehnervs	Chloramphenicol, Ethambutol, Isoniazid, Lithium, Methotrexat, Omeprazol, PDE-5-Hemmer, Streptomycin, Vinca-Alkaloide
Augeninnendruckerhöhung (Glaukom) (1) Offenwinkelglaukom (2) Winkelblockglaukom	(1) Angiogenese-Hemmer, Cortison-haltige Salben/Medikamente oder Cortison-Sprays, Docetaxel, Paclitaxel (2) Anästhetika (Ketamin, Succinylcholin), Antidepressiva (Amitriptylin, Imipramin, Mianserin, Paroxetin, Fluoxetin, Citalopram, Escitalopram), Antiepileptika (z. B. Gabapentin, Topiramat), Antihistaminika (Promethazin, Cimetidin, Ranitidin), Antiparkinsonmittel (Trihexyphenidyl, Amantadin, L-Dopa, Cabergolin), Antipsychotika (Perphenazin, Fluphenazin), Parasympatholytika (Atropin, Ipratropium, Tiotropium), Sulfonamide (Acetazolamid, Hydrochlorothiazid, Cotrimoxazol)

* wichtigste Symptome: verschwommenes Sehen, reduzierte Farbempfindlichkeit und reduzierte Dunkeladaptation

10.1.2 Trockenes Auge

Das trockene Auge (= Benetzungsstörung, Dry Eye Syndrom, Keratoconjunctivitis sicca oder Office-Eye-Syndrom) gehört heute zu den häufigsten Augenproblemen (ca. 10-30 % der Bevölkerung) und tritt besonders ab dem 40. Lebensjahr auf. Bei dieser multifaktoriellen Erkrankung wird durch eine verminderte Tränenproduktion oder geänderte Tränenfilm-Zusammensetzung die interpalpebrale Augenoberfläche nicht mehr ausreichend benetzt und beschädigt. Zu den geschilderten, oft unangenehmen Beschwerden (v. a. bei Kontaktlinsenträgern) zählen Juckreiz, Brennen und Rötung der Augen, Fremdkörpergefühl, Reiben der Augen sowie erhöhte Lichtempfindlichkeit.

Die Liste möglicher medikamentöser Auslöser ist lang (siehe Tabelle 10.2, Abbildung 10.4). Häufig sind mehrere Pathomechanismen beteiligt. Problematisch sind auch **Konservierungsmittel** in Ophthalmika wie Benzalkoniumchlorid.

Das Vorliegen eines Sicca-Syndroms schließt den Einsatz konservierungsmittelhaltiger Augentropfen nicht grundsätzlich aus (z. B. Carboanhydrasehemmer), aber erfordert nach den Fachinformationen eine engmaschige Überwachung. Auch das Tragen von Kontaktlinsen erfordert bei Einsatz konservierungsmittelhaltiger Augentropfen laut Fachinformation lediglich einen zeitlichen Abstand von 15 Minuten nach dem Einträufeln bevor diese wieder eingesetzt werden können [15].

Auslöser ophthalmologischer Beschwerden unter den Taxanen (Paclitaxel, Docetaxel) ist eine Mukositis mit entzündlichen Veränderungen. Auch unter den smKI (small molecular Kinase-Inhibitoren = „INIBe") treten häufig Sehstörungen und trockene Augen auf (siehe Tabelle 10.2). Der Einsatz von ICIs ist ebenfalls mit einem erhöhten Risiko für Nebenwirkungen am Auge (v. a. Nivolumab, Pembrolizumab) verbunden. Zukünftige epidemiologische Studien sind erforderlich, um diese unerwünschten Ereignisse besser zu quantifizieren [41].

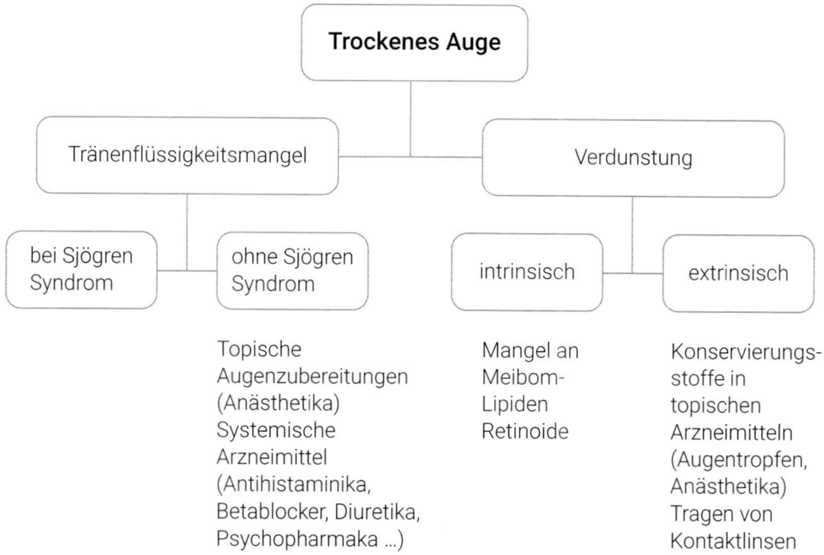

Abbildung 10.4: Arzneimittelbedingte Ursachen des trockenen Auges nach [30]

Tabelle 10.2: Arzneimittelbedingte systemische Auslöser für das trockene Auge

- Analgetika
- Antihistaminika
- Antihypertensiva
  (Betablocker: Atenolol, Propranolol, Timolol, Diuretika: Hydrochlorothiazid)
- Antiparkinsonmittel (Trihexyphenidyl)
- Biologika (Zytokin-Blockade)
- Botox*
- Hormontherapie (orale Kontrazeptiva, Hormonersatz-Therapie)

Fortsetzung Tabelle 10.2: Arzneimittelbedingte systemische Auslöser für das trockene Auge

- M_3-Rezeptor-Antagonisten (Darifenacin, Scopolamin-Pflaster)
- Migränemittel (Ergotamin)
- Prostaglandin-Analoga (Latanoprost, Tafluprost)
- Psychopharmaka (Benzodiazepine, Neuroleptika, Tri- und tetrazyklische Antidepressiva)
- Vitamin-A-Analoga (Isotretinoin and Tretinoin)
- Vitamine (Niacin)
- Zytostatika (z. B. Doxorubicin, Bortezomib, Imatinib, Dasatinib, Erlotinib, Gefitinib, Methotrexat, Nivolumab, Pemetrexed, Taxane)

* bei Bleopharospasmus/Hemifazialer Spasmus

10.1.3 Konjunktivitis

Eine der häufigsten Ursachen eines roten Auges stellt die Konjunktivitis (Bindehautentzündung) dar. Aus einer Gefäßerweiterung oberflächlicher Bindehautgefäße resultieren die Hyperämie und das Bindehautödem mit Sekretabsonderungen.

Zu nennen sind Zytostatika (häufig: Afatinib, Capecitabin, Cytarabin, Erlotinib, Gefitinib, Cetuximab, Panitumumab, Pemetrexed, Rituximab; gelegentlich: 5-Fluorouracil; sehr selten: Methotrexat; unbekannte Häufigkeit: Carmustin, Epirubicin).

Patient:innen mit einer **Isotretinoin**-Therapie sollten über mögliche Augenprobleme aufgeklärt werden. In den ersten zwölf Monaten treten bei jedem siebten Behandelten okuläre Nebenwirkungen auf. Im Rahmen einer Studie traten bei 13,8 % der Isotretinoin-Gruppe okulare UE auf, gegenüber 9,6 % der Isotretinoin-naiven Gruppe und 7,1 % der aknefreien Gruppe. Während einer Nachbeobachtungszeit von 1 Jahr hatte die Isotretinoin-Gruppe ein signifikant um 70 % höheres Risiko für okulare UE (v. a. Konjunktivitis: 4,0 %; 2,4 %; 1,9 %) [42]. Erklärt wird dies mit einer Hemmung der Meibom-Drüsen (siehe Abbildung 10.2).

Bei jeder Konjunktivitis älterer Patient:innen sollte nach der Einnahme von **Bisphosphonaten** gefragt werden, auch wenn diese unter den Bisphosphonaten selten auftritt. Der Pathomechanismus ist noch nicht geklärt [4].

Der Einsatz von **Biologika** zur Minimierung proinflammatorischer Zytokine als Schlüsselrolle in der Pathogenese von rheumatischen und Hauterkrankungen ist je nach Antikörper und Target mit einer meist milden bis moderaten Konjunktivitis verbunden (siehe Tabelle 10.3).

Tabelle 10.3: Konjunktivitis bei Zytokin-Blockade (+ häufig, +/– gelegentlich)

Antikörper	Target	Dermatologische Indikation	Konjunktivitis
Adalimumab	TNF-α-Antagonist	Psoriasis, Plaque-Psoriasis (Kinder und Jugendliche)	+
Certolizumab	TNF-α-Antagonist	Plaque-Psoriasis	+/–
Dupilumab	IL-4/IL-13-Antagonist	Atopische Dermatitis	+
Etanercept	TNF-α-Antagonist	Plaque-Psoriasis (Kinder, Jugendliche, Erwachsene)	nicht aufgetreten
Golimumab	TNF-α-Antagonist	/	+/–
Infliximab	TNF-α-Antagonist	Psoriasis	+

Fortsetzung Tabelle 10.3: Konjunktivitis bei Zytokin-Blockade (+ häufig, +/− gelegentlich)

Antikörper	Target	Dermatologische Indikation	Konjunktivitis
Ixekizumab	IL-17 A-Antagonist	Plaque-Psoriasis	+/−
Rituximab	Anti-CD20-Antagonist	/	+
Sarilumab	IL-6-Antagonist	/	nicht aufgetreten
Secukinumab	IL-17 A-Antagonist	Psoriasis	+/−
Tocilizumab	IL-6-Antagonist	/	+
Ustekinumab	IL-12/23-Antagonist	Plaque-Psoriasis	nicht aufgetreten

Während die Prävalenz der Konjunktivitis bei Patient:innen mit atopischer Dermatitis im Vergleich zu gesunden Patient:innen erhöht ist, hat sich die Dupilumab-induzierte Konjunktivitis mit Häufigkeiten zwischen 9 und 38 % als bemerkenswertes Verträglichkeitsproblem (Rötung, Brennen und Fremdkörpergefühl der Augen) herausgestellt. Der Fokus richtet sich auf die Hemmung der IL-4-Signalübertragung durch den Typ-1-Rezeptor (IL-4Rα und gemeinsame Gammakette), was die Polarisation von TH2 zu TH1 triggert und dann zu einer Interferon-γ-vermittelten Apoptose der Becherzellen und einer Verringerung der Mucinproduktion führt [43].

10.1.4 Hyperämie

Eine konjunktivale Hyperämie tritt bei topisch angewandten Prostaglandin-Analoga relativ häufig auf (20-40 %). Die Freisetzung von NO führt zu einer direkten Vasodilatation konjunktivaler Gefäße. Auch die Konservierungsmittel in den meisten Prostaglandin-Zubereitungen haben einen zusätzlichen toxischen proinflammatorischen Effekt. Latanoprost scheint eine geringere Hyperämie auszuüben als Travoprost oder Bimatoprost. Konservierungsmittelfreie Tropfen verbessern die subjektive und objektive Augentoleranz [6]. Auch unter Phosphodiesterase-Hemmern (PDE-5) und Analgetika sind Bindehautrötungen dokumentiert. Bei Panitumumab finden sich Angaben mit 3 % (14 Tage nach der ersten Dosis).

10.1.5 Intraoperatives Floppy-Iris-Syndrom (IFIS)

IFIS äußert sich während einer Kataraktoperation mit fortschreitender Miosis, schlaffer undulierender Iris und ausgeprägter Tendenz zum Irisprolaps bei 2 bis 3 % der Patient:innen. Besonders häufig tritt die Nebenwirkung unter einer Medikation mit Tamsulosin (40 % bis 100 % der Patient:innen) auf und seltener bei anderen Alphablockern (Alfuzosin, Doxazosin, Silodosin, Terazosin) mit 0 bis 66,7 %. IFIS sind auch bei Finasterid, Donepezil, Labetalol, Mianserin, Zyclopenthixol und pflanzlichem Sägepalmenfruchtextrakt beschrieben.

Vor der Erstverordnung eines Alphablockers sollten Patient:innen nach einer geplanten Kataraktoperation gefragt und die Einnahme gegebenenfalls verschoben werden. Patient:innen sind darüber aufzuklären, dass sie ihre Augenärzte auf die Einnahme hinweisen müssen. Die minimale Einnahmedauer ist nicht bekannt. Auch ein Absetzen vor OP verhindert mögliche Schäden nicht.

10.1.6 Glaukom

Neben Glucocorticoiden finden sich zahlreiche nicht steroidale Wirkstoffgruppen (siehe Tabelle 10.1), die den Augeninnendruck erhöhen. Der Anstieg bei täglichem topischen Glucocorticoid-Einsatz ist nach drei bis sechs Wochen unterschiedlich ausgeprägt (siehe Tabelle 10.4).

Bei einer Steroidresponse kommt es nach topischer oder systemischer Anwendung von Steroiden zu einer Vermehrung von extrazellulärer Matrix im Trabekelmaschenwerk und dadurch zu einer Erhöhung des Kammerwasserabflusswiderstands. 30–40 % der Normalbevölkerung sind Steroidresponder. Etwa 5 % entwickeln Druckanstiege vom Ausgangswert von mehr als 15 mmHg. Diese Patienten werden als „High Responder" bezeichnet [44]. Bei Steroid-Respondern entspricht der Effekt systemischer Gaben nur etwa 60 % des Effekts nach topischer Gabe. Das höchste drucksteigernde Potenzial hat Dexamethason. Inhalative Steroide haben nur in hohen Dosen Auswirkung auf den intraokulären Druck, intranasal angewandte nach bisheriger Datenlage gar nicht. Folgende Dosisbeziehung sind beschrieben: 1,4 mmHg-Anstieg des intraokularen Drucks pro 10 mg täglicher Dosissteigerung Prednisolon.

Tabelle 10.4: Responder-Einteilung nach topischer Glucocorticoid-Gabe (Betamethason und Dexamethsaon)

Responder-Rate	hoch	moderat	gering/ keine
Anteil der Bevölkerung	5 %	1/3	2/3
Druckanstieg (mmHg) vom Ausgangswert	>15	6–15	<6
Intraokularer Druck (mmHg)	>31	20–31	<20

Sulfonamide und Sulfonamid-Derivate (Achtung: Kombinationsarzneimittel mit Hydrochlorothiazid) können zu einem Winkelblockglaukom führen. Symptome wie verringerte Sehschärfe oder Augenschmerzen können innerhalb von Stunden bis Wochen nach Therapiebeginn auftreten, zu einem akuten Glaukomanfall führen und in einen permanenten Sehverlust münden.

Auch **Topiramat** verändert den Flüssigkeitsgehalt okulärer Strukturen, was eine Verengung der vorderen Augenkammer und ein Ödem des Ziliarkörpers verursacht. Damit wird der Abfluss des Kammerwassers behindert und der Augeninnendruck kann ansteigen, meist innerhalb der ersten zwei Wochen. Fallberichte mit 25 mg und höheren Dosen sowie bei Kindern als auch Erwachsenen liegen vor.

10.1.7 Keratitis

Die Prävalenz unter 5-FU liegt bei 3,8 %. Retinoide (Isotretinoin) und Antineoplastika (Cytarabin, Cetuximab, Gefitinib, Panitumumab) führen selten zu schwerwiegender und ulzerativer Keratitis.

Keratitis und ulzerative Keratitis können zu einer dauerhaften Schädigung des Sehvermögens führen. Bei Symptomen wie Entzündung des Auges, verstärkte Tränensekretion, Lichtempfindlichkeit, verschwommenes Sehen, Schmerzen im Auge oder gerötetes Auge, sollte umgehend an einen Augenarzt überwiesen werden.

10.1.8 Optikusneuritis

Bei einer Sehnerventzündung gehen den Sehstörungen (Verminderung der Sehschärfe, des Farbsehens, der Kontrastempfindlichkeit) manchmal Schmerzen der Augenregion voraus.

Als Auslöser bekannt sind unter anderem Antituberkulostatika (Isoniazid, Ethambutol), Amiodaron (sehr selten), SSRI (sehr selten), Fludarabin (gelegentlich) und Ciclosporin bekannt. Mehrere Fallberichte über Corticosteroid-induzierte Optikusneuritis sind berichtet (48 Patient:innen).

10.1.9 Optikusneuropathie

Mögliche Arzneimittelauslöser sind in Tabelle 10.5 zusammengefasst. Die meisten Erkenntnisse liegen für PDE-5-Hemmer, Amiodaron, Linezolid, Ethambutol und Isoniazid vor.

Amiodaron-induzierte Optikusneuropathie fand sich bei 1,8 % der Patient:innen. Als Mechanismus wird eine Lipidablagerung im Sehnerv diskutiert. Sehr häufig sind Mikroablagerungen an der Vorderfläche der Augenhornhaut mit Sehstörungen (Schleiersehen, Farbhöfe um Lichtquellen), die reversibel sind (6 bis 12 Monate nach Absetzen).

Tabelle 10.5: Arzneimitte , die eine Optikusneuropathie hervorrufen können

Amiodaron	Lithium
Bromocriptin	Methotrexat
Chloramphenicol	Naproxen
Corticosteroide	Omeprazol
Cyclophosphamid	Orale Kontrazeptiva
Disulfiram	Paroxetin
Ethambutol	PDE-5-Hemmer
Fludarabin	Sulfonamide
Interferon	Tamoxifen
Isoniazid	Tetracycline
Isotretinoin	Vigabatrin
Linezolid	Vinca-Alkaloide

10.1.10 Okulogyre Krise

72 Arzneimittel sind bekannt, die eine okulogyre Krise (akute Dyskinesie der Augen mit unwillkürlicher, krampfhafter Augendrehung nach oben oder seitwärts) verursachen können. Darunter finden sich unter anderem Antiallergika (Cetirizin), Antiepileptika (Carbamazepin, Lamotrigin), Neuroleptika (Phenothiazine, Melperon, Amisulprid, Olanzapin) und Prokinetika (Domperidon, Metoclopramid), die zu einer Imbalance zwischen dopaminerger (D_2) und cholinerger Rezeptor-Blockade führen.

Vermutlich sind die schwachen anticholinergen Effekte bei Antihistaminika Grund für die Nebenwirkung.

Die okulogyre Krise kann Sekunden bis mehrere Stunden anhalten und mehrmalig am Tag auftreten (unter Lamotrigin sind Fälle von 1 bis 20 Episoden/Tag beschrieben).

Bei Kindern sind insbesondere Cetirizin und Metoclopramid Auslöser einer okulogyren Krise.

10.1.11 Uveitis

Entzündliche Veränderungen der Uvea betreffen definitionsgemäß Aderhaut, Iris oder Ziliarkörper. Arzneimittelbedingte Nebenwirkungen an der Iris (Atrophie: Chinin, Mitomycin C, Zysten: Glaukomtherapeutika, Hyperpigmentierung: topische Prostaglandin-Analoga) sind selten.

Uveitis ist unter anderem bei folgenden Arzneimitteln dokumentiert: Bisphosphonate, Fluorochinolone, 5-Fluorouracil (topisch), Interferon-α, Sulfonamide, TNF-α-Inhibitoren. Bei topischer oder intravitrealer Applikation ist eine Uveitis nach 24 bis 48 Stunden möglich.

10.2 UAW ausgewählter AM-Gruppen am Auge

10.2.1 Analgetika

Indomethacin führt in seltenen Fällen zu Ablagerungen an der Oberfläche der Hornhaut und somit zu visuellen Veränderungen.

Im Rahmen der European Eye Study zeigte sich bei Patient:innen ab dem 65. Lebensjahr unter täglicher **ASS**-Einnahme ein doppelt so hohes Risiko (OR: 2,22; KI 1.61–3.05), eine feuchte AMD zu entwickeln, wie Menschen, die das Medikament seltener einnahmen. Für das Fortschreiten einer trockenen AMD zeigte sich dagegen kein erhöhtes Risiko.

Sehstörungen sind unter **Naproxen** häufig und bei **Ibuprofen** unter Kurz- wie auch beim Langzeitgebrauch gelegentlich möglich. Ein Fall von Retrobulbärneuritis unter 3-mal täglich 400 mg Ibuprofen nach zwei Tagen ist beschrieben.

Coxibe führen gelegentlich zu Sehstörungen (verschwommenes Sehen), aber auch Konjunktivitis, okulare Blutungen und Verschluss von Netzhautarterien und -venen sind dokumentiert. Als Mechanismen werden neben des COX-regulierten Blutflusses retinaler Gefäße auch Sulfonamid-Strukturen verantwortlich gemacht. Die Arzneistoffe werden in die Tränenflüssigkeit sezerniert und tragen so zu einer vorrübergehenden Entzündung der Bindehaut bei.

Bei Augentropfen mit **NSAR** (Ketorolac, Diclofenac) treten häufig konjunktivale Hyperämie, Augenreizungen, Augenschmerzen, Ödem des Auges und/oder des Lides und Hornhautdefekte auf.

10.2.2 Antiallergika

Antihistaminika und Cromoglicin können Sehstörungen wie Akkommodationsstörungen oder eine okulogyre Krise verursachen. Okulogyre Krisen unter Cetirizin sind auch bei Kindern beschrieben.

10.2.3 Antiepileptika

Diese Wirkstoffgruppe hat ein großes Nebenwirkungspotenzial. Am Auge kommt es häufig zu Sehstörungen, die unspezifisch sind und meist bei einer Überdosierung auftreten. Antiepileptika führen in höheren Dosen häufig (bis zu 15 %) zu Nystagmus (Gabapentin, Topiramat) und Diplopie.

Unter Topiramat sind weitere ophthalmologische Nebenwirkungen wie Ödem des Ziliarkörpers, Muskelstörungen (Blepharospasmus, okulogyre Krise), Skleritis, periokuläre Schmerzen und Ödeme sowie eine Erhöhung des Augeninnendrucks dokumentiert.

Bei mehr als 30 % der Patient:innen kommt es unter Vigabatrin zu Einschränkungen des Gesichtsfeldes. Hierbei erblinden die Außenbereiche des Sehfeldes. Auch unter Tiagabin treten diese Einschränkungen auf, allerdings sehr selten.

10.2.4 Antiinfektiva

Antiinfektive Medikamente können zu Veränderungen an den vorderen Augensegmenten führen oder Nebenwirkungen durch Augenschmerzen und Sehstörungen verursachen und sollten frühzeitig erkannt werden.

Antibiotika

Die topische Anwendung von Aminoglykosiden führt bei circa 4 % der Patient:innen zu lokalen Effekten wie Augenbrennen, allergischen und toxischen Reaktionen der Bindehaut sowie Lidbeschwerden.

Fluorochinolone erreichen auch im Auge eine hohe Konzentration. Als Nebenwirkungen finden sich unter anderem Hornhautperforationen, eine optische Neuropathie sowie Netzhautblutungen. Das Risiko für Netzhautablösungen unter oraler Gabe ist um den Faktor 4,5 erhöht, was durch den Einfluss auf das Kollagen- und Bindegewebe des Glaskörpers erklärt wird. Dennoch dürfte die Gefahr im Einzelfall gering sein. Ein möglicher Pathomechanismus für Netzhautablösungen sind Störungen im Kollagen- und Bindegewebe des Glaskörpers. Die Nebenwirkung trat in einer Fall-Kontroll-Studie im Durchschnitt nach 4,8 Tagen auf. Insgesamt legt die verfügbare Literatur einen Zusammenhang zwischen dem Einsatz von Fluorochinolonen und dem Risiko für eine Netzhautablösung nahe [28].

Unter systemischer Gabe sind Sehstörungen inklusive Diplopie und verschwommenem Sehen (insbesondere im Verlauf von ZNS-Reaktionen) beschrieben. Als Mechanismus für die im Mittel nach 9,6 Tagen auftretende Diplopie (Bereich: 1 Tag–5 Monate) ist eine Tendinitis der extraokularen Muskulatur wahrscheinlich.

Ebenfalls ist an eine bilaterale Uveitis zu denken, die im Mittel nach 13 Tagen (Bereich: 0 bis 20 Tage) auftrat.

Bei okulärer Anwendung von **Moxifloxacin** treten bei mehr als 1 % der Anwender:innen Augenbeschwerden (Brennen der Augen), Augenschmerzen und Konjunktivitis auf. Bei oraler Gabe sind Iris-Transillumination und Sphinkter-Paralyse neue unerwünschte Effekte.

Linezolid kann eine Optikusneuropathie (ein- oder beidseitig) verursachen – bis hin zum Verlust des Sehvermögens. Augensymptome wie verminderte Sehleistung und Farbwahrnehmung treten mit einer Latenzzeit von mindestens drei Monaten in Erscheinung. Schwere

Verläufe in Abhängigkeit von der Therapiedauer (16 bis mehr als 28 Tage) sind beschrieben. Die maximale Behandlungsdauer sollte laut Fachinformation 28 Tage nicht überschreiten [7].

Tetracyclin-bedingte ZNS-Nebenwirkungen können sich als Photophobie äußern. Gelegentlich kann eine transitorische akute Kurzsichtigkeit (Myopie) auftreten, vermutlich durch eine leichte Schwellung der Linse. Bei Minocyclin sind zusätzlich sehr selten, Sklera-Pigmentierung mit blaugrauer oder bräunlich bis schwarzen Einfärbungen bekannt.

Antituberkulostatika (EMB >>INH)

Diese Arzneistoffgruppe hat ein breites Nebenwirkungsprofil (→ Kapitel „Knochen", „Haut" und „Leber"). **Ethambutol** (EMB) kann eine Optikusneuritis auslösen, die wenige Wochen nach Therapiebeginn (<2 Monate) auftritt. Die Nebenwirkung wurde bisher nur bei Erwachsenen dokumentiert und ist dosisabhängig (18 % bei mehr als 35 mg/kg/Tag, 5 bis 6 % bei 25 mg/kg/Tag und weniger als 1 % bei 15 mg/kg/Tag). Es beginnt mit einem Ausfall des Farbsinnes im Rot-Grünbereich sowie Gesichtsfeldeinschränkungen und Sehkraftabnahme (bis zum völligen Visusverlust). Es kann nur ein Auge betroffen sein oder auch beide Augen. Der genaue Mechanismus ist noch unklar. Bei intermittierender EMB-Gabe ist das Risiko niedriger. Dennoch sollte auch hier eine regelmäßige Augenarztkontrolle in monatlichen Abständen erfolgen. Eine adäquate Protein- und Zinkaufnahme ist ratsam. Niereninsuffizienz erhöht das Neuritis-Risiko.

Bei **Isoniazid** (INH) wird gegenwärtig keine Dosisbeziehung gesehen. Bei Kombination mit EMB sind Sehstörungen (siehe EMB) zu erwarten. **Streptomycin** kann Optikusneuropathien auslösen, Augenmuskelschäden sind dokumentiert (selten). **Rifampicin** verfärbt durch seine Eigenfarbe die Tränenflüssigkeit bräunlich-rot und weiche Kontaktlinsen rot-orange. Sehstörungen und Optikusneuritis sind selten.

Antivirale Arzneimittel

Arzneimittelassoziierte retinale Toxizität und andere Nebenwirkungen des Auges werden zunehmend unter einer antiretroviralen Therapie (HAART) berichtet. Eine Verbesserung der CD4-Werte mit HAART kann zu einem entzündlichen Immunrekonstitutionssyndrom (IRIS) führen. Die häufigste Art der Augen-IRIS ist die Immunwiederherstellungs-Uveitis (IRU). Sie manifestiert sich meist wenige Wochen nach Beginn einer HAART bei 16 bis 63 % der HIV-Patient:innen mit CMV (Cytomegalie-Viren)-Retinitiden. Dabei spielen zahlreiche Risikofaktoren eine Rolle, unter anderem eine niedrige CD4-Zellenzahl/µl (<200) sowie eine hohe Viruslast vor Therapiestart. CMV-IRIS manifestiert sich okulär mit Katarakt, Glaukom und okulärer Hypertension. Jüngere Patient:innen schienen später eine IRU zu entwickeln als ältere Patient:innen nach HAART, was darauf hindeutet, dass Langzeit-Follow-ups für diese Patient:innen wesentlich sind [35].

Verschwommenes Sehen tritt unter **Ritonavir** häufig und unter **Efavirenz** gelegentlich auf. **Atazanavir** führt zu einem Ikterus der Augen, **Nevirapin** während der ersten sechs Wochen zu Konjunktivitis.

Cidofovir kann intraokulare Entzündungen sowie eine erhebliche Minderung des Augeninnendrucks (Inzidenz: 9 % mehr als 50 % vom Ausgangswert vor der Behandlung) verursachen.

Ganciclovir und sein Prodrug Valganciclovir führen häufig zu Netzhautablösung, Augenschmerzen und Makulaödem.

Antimykotika

Unter den Antimykotika fallen bei den relevanten Nebenwirkungen am Auge die Triazole der zweiten Generation auf [22].

Sehr häufige Nebenwirkung von **Voriconazol** sind vorübergehende Sehstörungen (einschließlich verschwommenen Sehens, Photophobie, Chloropsie, Chromatopsie, Farbenblindheit, Zyanopsie, Nachtblindheit, Oszillopsie, Photopsie, szintillierenden Skotoms, verminderter Sehschärfe, visuelles Leuchten, Gesichtsfelddefekt, Mouches volantes und Xanthopsie). Diese treten einige Minuten nach Erhalt von oralem oder intravenösem Voriconazol auf und bildeten sich in der Mehrzahl innerhalb von 60 Minuten spontan und vollständig zurück, selbst wenn der Arzneistoff fortgesetzt verabreicht wird.

Es gibt Hinweise darauf, dass diese Effekte dosisabhängig sind (häufiger bei höheren Dosen) und nicht von der Applikationsform abhängen [45]. Die Inzidenz von Sehstörungen variiert in Studien sehr stark (6 %-45 %) [22]. Der Wirkungsmechanismus ist unbekannt, Wirkort ist höchstwahrscheinlich die Netzhaut.

Einige Nebenwirkungen (siehe Tabelle 10.6) waren anhaltend, wie verschwommenes Sehen, Optikusneuritis und Papillen-Ödem.

Bei **Posaconazol** sind es vor allem Augenschmerzen (4 %). Sehstörungen treten nur gelegentlich auf (<1 %). Bei **Itraconazol** sind Sehstörungen (einschließlich Verschwommensehen und Diplopie) selten.

Tabelle 10.6: Nebenwirkungen von Voriconazol (nach systemischer Gabe)

Häufigkeit	Art der Sehstörung
Sehr häufig	Sehstörungen (einschließlich verschwommenes Sehen, Chromatopsie, Photophobie)
Häufig	Papillen-Ödem, Störungen des Sehnervs (einschließlich optischer Neuritis), Nystagmus, Skleritis, Blepharitis
Selten	Nervus-opticus-Atrophie, Netzhautblutungen, Hornhauttrübungen

10.2.5 Onkologika

Nebenwirkungen am Auge treten bei klassischen Chemotherapeutika, zielgerichteten Krebstherapien (niedermolekulare Kinase-Inhibitoren, monoklonale Antikörper) und Immuntherapien auf.

Die Nebenwirkungen der **klassischen Chemotherapeutika** sind vielfältig. Taxane führen zu trockenen Augen. Neurotoxizitäten treten vor allem bei Carmustin, Vinca-Alkaloiden (Vinblastin, Vincristin) und Platin-Verbindungen wie Cisplatin (besonders bei Hochdosen) auf und sind meist geringgradig sowie reversibel. Optikusneuropathie, -neuritis und Retinopathien sind beschrieben. Hochdosierte Chemotherapien, starke Kombinationstherapien und intraarterielle Verabreichung mancher Substanzen können hingegen irreversible Schäden zur Folge haben.

Die Häufigkeit **Tamoxifen**-bedingter Nebenwirkungen liegt meist unter 1 %, da heute geringe Dosen verwendet werden. Eine verminderte Sehschärfe durch intraretinale Einlagerung ist nur zum Teil reversibel und dosisabhängig. Das Risiko für Katarakte steigt mit der Dauer der Tamoxifen-Einnahme. Innerhalb der ersten zwei Jahre (bei Frauen >50 Jahre) kann es zu Optikus-Schäden (-Neuropathie, -Neuritis) kommen. Auch unter **Aromatasehemmern** sind Augennebenwirkungen möglich wie Linsentrübungen (häufig: Anastrozol, gelegentlich: Letrozol). An eine Komedikation mit Bisphosphonaten, um den Knochenverlust unter Aromatasehemmern zu kompensieren, sollte bei der Nebenwirkungsbeurteilung gedacht werden.

Die okularen Nebenwirkungen von **Biologika** sind klinisch relevant und können je nach verwendetem Medikament bei bis zu 70 % der Patient:innen auftreten [16].

Eine Analyse von zwölf zielgerichteten Onkologika (SM-KIs) und vier MAKs ergab mehrheitlich geringe Schweregrade okularer Nebenwirkungen. Am häufigsten sind Konjunktivitis (→ „Häufige Augenbeschwerden → Konjunktivits“) und Sehstörungen (z. B. Ibrutinib: häufig Verschwommensehen). SM-KIs scheinen eine höhere Inzidenz von Augentoxizität (37,5 %) zu haben als monoklonale Antikörper (28,6 %). Die schwerwiegendsten unerwünschten Ereignisse im Auge traten mit EGFR-, MEK- und CTLA-4-Inhibitoren und gezielten Antikörpern auf [12].

Die **Tyrosin-Kinase-Inhibitoren(TKI)-Therapie** (Imatinib, Nilotinib, Dasatinib, Ponatinib und Bosutinib) können zu Schwellungen im Augenbereich (sogenannte periorbitale Ödeme) durch Flüssigkeitseinlagerungen führen, sehr häufig unter Imatinib. Diese sind meistens morgens am stärksten ausgeprägt. Möglich sind unter TKI extrem tränende Augen, aber auch trockene Augen (siehe Tabelle 10.2). Des Weiteren können Blutungen in der Augenbindehaut sowie – vor allem unter Imatinib und Nilotinib – verschwommenes Sehen auftreten. Dies hängt möglicherweise damit zusammen, dass die Augen tränen und Veränderungen im Flüssigkeitshaushalt der Linse auftreten. Um die Nebenwirkungen im Augenbereich günstig zu beeinflussen, sollte möglichst salzarm gegessen werden. Gegebenenfalls ist die Gabe eines harntreibenden Mittels zu erwägen [5].

Ophthalmologische unerwünschte Ereignisse unter den **Immun-Checkpoint-Inhibitoren (ICI)** sind allgemein bekannt und Sehstörungen, wenn auch vermutlich selten, visusbedrohend, wenn sie nicht frühzeitig erkannt werden. Das derzeitige Verständnis von unerwünschten Ereignissen am Auge wurde mit ICI hauptsächlich in Form von Fallberichten und Fallserien berichtet. Am Auge traten unerwünschte Ereignisse (Uveitis, trockenes Auge, Optikusneuritis und Myasthenia gravis) bei einem mittleren Beginn von 35 Tagen nach der ICI-Therapie auf [8].

Aus der Familie der **immunvermittelten inflammatorischen Erkrankungen (IMiDs)** tritt eine Trübung der Augenlinse (Katarakt) unter Lenalidomid (sehr häufig) und Pomalidomid (häufig) auf [18].

10.2.6 TNF-α-Blocker

Die Anwendung von TNF-Inhibitoren ist paradoxerweise entgegen ihrer therapeutischen, antiinflammatorischen Wirkung mit dem Auftreten oder Wiederauftreten von entzündlichen Augenerkrankungen assoziiert, insbesondere die Uveitis unter Etanercept (unklarer Mechanismus) [3]. Zwar liegen immer mehr Daten zu okularen Nebenwirkungen (siehe Tabelle 10.7) im Zusammenhang mit der Anti-TNF-α-Therapie vor allem in der Rheumatologie vor, doch stammen die meisten verfügbaren Daten aus nicht kontrollierten Studien, was fundierte Schlussfolgerungen unmöglich macht [31].

Das Risiko für eine entzündliche, demyelinisierende Erkrankung des Nervus opticus ist erhöht, vorwiegend bei Patient:innen mit rheumatoider Arthritis. Es ist von einem Klasseneffekt auszugehen [20]. Der TNF-α-Inhibitor ist abzusetzen. Auch die Begleitmedikation sollte analysiert werden (evtl. Antituberkulostatika).

Praxistipp
Patient:innen unter TNF-α-Therapie sollten eine engmaschige Kontrolle des Augenstatus erhalten. Auf mögliche Frühsymptome wie Farbsinnstörung, zentrale Störung und Papillen-Schwellung ist zu achten. Für eine gute Patient:innen-Selbstkontrolle ist eine Aufklärung über die Frühsymptome wichtig. Durch frühzeitiges ärztliches Absetzen ist eine Schadensbegrenzung anzustreben.

Tabelle 10.7: Unerwünschte Arzneimittelwirkungen von TNF-α-Inhibitoren am Auge

Häufigkeit	Adalimumab	Infliximab	Etanercept	Certolizumab	Golimumab
Häufig	Eingeschränktes Sehvermögen, Konjunktivitis	Konjunktivitis			
Gelegentlich	Blepharitis, Anschwellen des Auges, Doppeltsehen	Keratitis, periorbitale Ödeme, Hordeolum	Uveitis, Skleritis	Sehstörungen (einschließlich verschlechterter Sehvermögen), Augen- und Augenlidentzündungen, Störungen der Tränensekretion	Sehstörungen (z. B. verzerrtes Sehen, verminderte Sehschärfe), Konjunktivitis, allergische Reaktionen am Auge (z. B. Juckreiz und Reizungen)
Selten	Optikusneuritis	Optikusneuritis Endophthalmitis	Optikusneuritis, okulare Myositis	Optikusneuritis	Optikusneuritis

10.2.7 Anti-VEGF-Therapie (Angiogenese-Inhibitor)

Im Vergleich mit den Glucocorticoiden (hemmen u. a. die Aktivierung des VEGF-Gens) muss eine direkte Rezeptorblockade zu den gleichen Nebenwirkungen führen. Die Wirkstoffe Aflibercept, Bevacizumab, Brolucizumab und Ranibizumab werden zur Behandlung der feuchten AMD intravitreal appliziert.

Ein Vergleich (Netzwerk-Metaanalyse) zeigt keine relevanten Unterschiede im Nebenwirkungsprofil, so auch bei der schweren aber nur gelegentlich auftretenden **Endophthalmitis** (eine Infektion im Augeninneren) [26].

Die Inzidenzrate von unerwünschten Augenereignissen ist in den ersten Monaten höher, wie die deutsche OCEAN-Studie mit Ranibizumab (44 %) zeigte. Innerhalb der Beobachtungszeit von 24 Monaten blieb diese ziemlich konstant (ca. 30 %) [36].

Praxistipp
Eine Endophthalmitis ist so rasch wie möglich zu behandeln – auf Symptome achten (dumpfer Augenschmerz, ein akut rotes Auge, eine Bindehautschwellung und eine Sehschärfenminderung).

10.2.8 Bisphosphonate

Diese Wirkstoffgruppe ist für zahlreiche Organnebenwirkungen bekannt (z. B. bisphosphonat-induzierte Osteonekrosen → Kap. 9 „Knochen" oder Nierenschäden mit akuten und chronischen Funktionseinschränkungen sowie nephrotischem Syndrom → Kap. 5 „Niere"). Auch am Auge sind Entzündungen von stickstofffreien Verbindungen (Etidronat, Clodronat) als auch von Aminobisphosphonaten (Alendronat, Ibandronat, Pamidronat, Risedronat, Zoledronat) beschrieben. Diese zeigen sich bei Patient:innen dann in der Regel als einseitige Augenbeschwerden und Sehstörungen. Dazu zählen Konjunktivitis, Skleritis, Episkleritis und Uveitis bis hin zu einer ausgedehnten Retinitis.

Das Risiko okularer Nebenwirkungen scheint bei intravenöser Gabe höher zu sein als bei oraler Gabe. Mit einem Auftreten ist nach Wochen, Monaten oder sogar Jahren zu rechnen. Die Ereignisse sind reversibel und heilen in manchen Fällen (Skleritis) erst nach Absetzen des Bisphosphonates ab. Das relative Risiko einer Uveitis/Skleritis liegt nach sechs Monaten bei 1,23 (95 % KI 0,85-1,79). Bei Erstanwender:innen von oralen Bisphosphonaten ist nach fünf Jahren das Risiko erhöht (Uveitis um 45 %, Skleritis um 51 %). Das absolute Risiko ist allerdings gering. Nach intravenöser Gabe kann sich eine Uveitis schon nach 24 bis 48 Stunden ausbilden und das vermutlich dosisunabhängig. Der genaue Mechanismus für die Entzündungsentstehung ist bisher nicht bekannt.

10.2.9 Glaukomtherapeutika

Viele topische Arzneistoffe können den Augeninnendruck senken. Die wichtigsten lokalen Nebenwirkungen der einzelnen Stoffgruppen sind in Tabelle 10.8 zusammengefasst.

Die Abbruchrate der Behandlung mit **Dorzolamid** durch arzneimittelbedingte unerwünschte Wirkungen am Auge, häufig vor allem Konjunktivitis und Lidreaktionen (Entzündung des Augenlids, Juckreiz am Auge, Irritation des Augenlids) liegt ungefähr bei 3 %.

Die häufigste unerwünschte Wirkung topisch angewandter **Prostaglandin-Analoga** ist die Irishyperpigmentierung (bis zu 30 %). Besonders scheinen gemischtfarbige Regenbogenhäute betroffen zu sein (grün-blau, blau-grau). Die verstärkte Irispigmentierung durch Zunahme der Melanogenese tritt nach längerem Gebrauch (3 bis 6 Monate) auf. Höheres Patient:innenalter (> 75 J.) scheint ein wichtiger Risikofaktor zu sein. Nach dem Tropfen sollte der Patient die überschüssige Flüssigkeit von der Haut abwischen. Zu den charakteristischen Störeffekten zählt neben der Wimpernverfärbung auch das vermehrte Wachstum in Dicke, Länge oder Anzahl der Wimpern (über 10 %). Die Hyperämie schon nach kurzer Anwendung (5 Tage) tritt bei Latanoprost (1 %) seltener und milder auf als bei Bimatoprost und Travoprost (10 %). Herpeskeratitis und Makulaödeme wurden beobachtet.

Tabelle 10.8: Okulare Nebenwirkungen von Glaukomtherapeutika

Arzneistoffklassen	UAW am Auge (lokal)
Parasympathomimetika (z. B. Pilocarpin, Carbachol)	Miosis, Myopisierung
Sympathomimetika (z. B. Adrenalin)	Reaktive Hyperämie, Allergie Makulaödem, Pigmentablagerungen
Betablocker (z. B. Betaxolol, Timolol)	Trockenes Auge, lokalanästhetischer Effekt, Kontaktlinsenunverträglichkeit
Carboanhydrasehemmer*	
Systemisch (Acetazolamid)	Praktisch keine, selten Myopisierung
Lokal (Brinzolamid, Dorzolamid)	Verschwommensehen, Brennen, Tränen, Allergien, evtl. Hornhautödem
α_2-Agonisten (Clonidin, Apraclonidin, Brimonidin)	Verschwommensehen, Konjunktivitis, trockenes Auge
Prostaglandine (z. B. Latanoprost, Bimatoprost)	Hyperämie der Bindehaut, Wimpernwachstum, Reizerscheinungen an den Augen, Irispigmentierungen (Veränderung der Augenfarbe)
Konservierungsstoffe (z. B. Benzalkoniumchlorid)	Augenreizungen

* CAVE: Sulfonamid-Struktur (Allergien)

10.2.10 Glucocorticoide

Grundsätzlich ist das Auftreten von Nebenwirkungen von vielen Faktoren abhängig, unter anderem von der Stärke des Corticosteroids, von der Lokalisation, der Art und der Dauer der Applikation sowie der Höhe der Dosierung.

Um die gefährlichen Augenkomplikationen (Glaukom, selten Katarakt) zu vermeiden, sollten um die Augen herum nur die schwächsten Glucocorticosteroide (Klasse I: Hydrocortison, Prednisolon, Dexamethason) verwendet werden. Bei der systemischen Gabe bei chronisch-entzündlichen Krankheiten werden Prednisolon-Dosen um die 5 mg/Tag (Low-dose-Bereich) angestrebt. Je niedriger die Dosis, desto weniger ist mit Nebenwirkungen zu rechnen. Bei Langzeittherapien steigt die Infektionsneigung (viral, fungal, bakteriell), die Gefahr der Linsen- und Glaskörpertrübungen und bei vorbestehender Keratitis der Hornhaut-Perforation.

In einem systematischen Review zur Langzeitnebenwirkungen einer oralen Therapie bei Kindern (Einsatz länger als 15 Tage) lag die Katarakt-Inzidenz bei 5,9 % [39].

Anzeichen von verschwommenem Sehen oder anderen Sehstörungen treten auch bei Nasensprays und Inhalationssprays auf. Die Nebenwirkungshäufigkeit ist bisher meist nicht bekannt. Das Risiko eines erhöhten Augeninnendrucks ist signifikant erhöht [34]. Die Gefahr, dass eine echte Augenerkrankung auftritt, etwa ein Glaukom, war in einer systematischen Analyse allerdings nicht erhöht [32]. Damit gibt einen weiteren Hinweis darauf, dass Corticoide in dieser Darreichungsform keine bedenklichen Nebenwirkungen auf den gesamten Körper haben. Allerdings ist der Beobachtungszeitraum von zwölf Monaten relativ begrenzt.

Bei Injektionen in den Glaskörper mit **Triamcinolonacetonid** (IVTA = Intravitreal Triamcinolone Acetonide, 4 bis 8 mg) treten im Vergleich zu früheren systemischen Gaben weniger Nebenwirkungen auf. Jedoch bleibt ein nicht unerhebliches Risiko für Augeninnendruck-Erhöhungen und Katarakt-Bildung sowie injektionsspezifische Nebenwirkungen wie Endophthalmitiden (steril und infektiös), Glaskörperblutungen, Netzhautblutung und -ablösung, das mit der Injektionszahl ansteigt.

Die zu beachtenden Risiken und Managementmaßnahmen bei der intravitrealen Injektion von niedrig dosiertem Dexamethason (Ozurdex® 0,7 mg) sind in einem Blaue-Handbrief (Stand 08/2018) zusammengefasst. Im Rahmen der Phase-III-Studien zeigten die Hälfte der Patient:innen mindestens eine Nebenwirkung. Die am häufigsten berichteten Nebenwirkungen waren erhöhter intraokulärer Druck und konjunktivale Blutungen. Bei Anwendung bei Uveitis-Patient:innen findet sich als dritthäufigste Nebenwirkung eine Linsentrübung (11,8 %).

10.2.11 Herzglykoside

Sehstörungen während der Therapie sind seltener als kardiale oder andere nicht kardiale Symptome, werden jedoch von einigen Autoren als spezifischer angesehen. Augensymptome sind zahlreich. Die Digoxin-Spiegel in den Analysen variieren ebenfalls stark, aber viele liegen im supratherapeutischen oder deutlichen toxischen Bereich. Meist sind die Patient:innen älter (>60 J.) [29].

Am häufigsten sind Störungen des Farbsehens und unscharfes Sehen (Höfe um helle Lichtquellen). Als Mechanismus wird eine Hemmung der retinalen Na^+/K^+-ATPase angesehen. Die Inzidenz und Schwere der Farbsehstörung korreliert mit dem Glykosid-Plasmaspiegel. Die Störung kann vor, simultan oder nach kardialer Toxizität auftreten. Die Symptome können sich schon nach einem Einnahmetag bemerkbar machen, meist jedoch innerhalb der ersten zwei Therapiejahre.

Die Veränderung im Farbsehen (Grün-Gelb-Bereich) tritt schon im therapeutischen Bereich auf (Acetyldigoxin: keine Häufigkeitsangabe; Digitoxin: gelegentlich; Digoxin: gelegentlich; Methyldigoxin: keine Häufigkeitsangabe).

10.2.12 Interferone

Vor Therapiebeginn sollte eine Augenuntersuchung erfolgen. Auch während der Behandlung sind regelmäßige Untersuchungen ratsam insbesondere bei Patient:innen mit Begleiterkrankungen, die mit einer Retinopathie im Zusammenhang stehen (z. B. Diabetes, Hypertonie). **Interferon α -assoziierte Retinopathie** als typische Nebenwirkung fand sich in prospektiven Studien bei 2 bis 69 % der erwachsenen Hepatitis-C-Virus-Patient:innen und trat meist in den ersten drei bis fünf Monaten nach Behandlungsbeginn auf. Die Retinopathie-Prävalenz bei behandelten Kindern ist sehr niedrig (1 %), da die oben genannten Risikofaktoren fehlen. Weitere Nebenwirkungen sind in Tabelle 10.9 genannt.

Tabelle 10.9: Nebenwirkungen von Interferon α (IntronA®) allein oder in Kombination mit Ribavirin

Häufigkeit	Art der Sehstörung
Sehr häufig	Verschwommenes Sehen
Häufig	Konjunktivitis, Sehstörungen, Störungen an den Tränendrüsen, Schmerzen am Auge
Selten	Netzhautblutungen, Retinopathie (einschließlich Makula-Ödem), Verschluss einer Netzhautarterie oder -vene, Optikusneuritis, Papillen-Ödem, Verlust der Sehschärfe bzw. des Gesichtsfeldes, Cotton-Wool-Herde

Für **Interferon ß** liegen einzelne Fallberichte über eine MS-bezogene Interferon-Retinopathie vor. Sie tritt seltener auf (bis 2009 nur 5 Fallberichte in der Literatur), ist nach Therapieunterbrechung ohne spezifische Therapie reversibel (kann einige Monate dauern) und von Risikofaktoren begleitet.

10.2.13 Phosphodiesterase (PDE)-Hemmer

PDE-5-Hemmer führen häufig zu Sehstörungen wie verändertes Farbsehen (Blau-Grün-Spektrum) oder erhöhte Lichtempfindlichkeit. Bei **Sildenafil** treten diese dosisabhängigen Nebenwirkungen (50 mg: 3 %; 100 mg: 11 %, 200 mg: 40-50 %) deutlich häufiger auf als unter **Vardenafil** und **Tadalafil** (siehe Tabelle 10.10). Der Grund dafür liegt in der geringeren Selektivität zu PDE-6, welches in den Photorezeptoren (Stäbchen, Zapfen) der Retina vorkommt, und bei Vardenafil und Tadalafil erst bei höheren Konzentrationen eine PDE-6-Hemmung erfolgt.

Tabelle 10.10: Okulare Nebenwirkungen von PDE-5-Hemmern

	Tadalafil	Sildenafil	Vardenafil
Häufig	/	Sehstörungen, Veränderungen des Farbsehens, Verschwommenes Sehen	/
Gelegentlich	Verschwommenes Sehen, Augenschmerzen	Bindehautstörungen, Augenstörungen, Photophobie, okuläre Hyperämie, Tränenflussstörungen	Sehstörungen, okulare Hyperämie, Veränderung des Farbsehens, Augenschmerzen, Photophobie
Selten	Gesichtsfeldausfall, Schwellungen der Augenlider, Hyperämie im Bereich der Bindehaut, NAION, Augenvenenverschluß	Glaukom, Doppeltsehen, NAION*, Netzhautblutung, verminderte Sehschärfe	Anstieg Augeninnendruck, vermehrte Tränenbildung

* NAION= nicht-arteriitische anteriore ischämische Optikusneuropathie

Unter PDE-5-Hemmern kann sich die Sehschärfe vermindern. Ursache für diese plötzliche Verschlechterung des Sehvermögens (mit oder ohne Schmerzen) könnte eine nicht-arteriitische anteriore ischämische Optikusneuropathie (NAION) sein [38]. Hier muss schnell gehandelt werden (Arzneimittel absetzen, Augenarztbesuch), da bei NAION schon nach wenigen Stunden durch eine arterielle Hypoperfusion die Nervenfasern irreversibel geschädigt werden. Obwohl die PDE-5-Hemmer zu einer Vasodilatation führen, wird ein möglicher Zusammenhang gesehen (FDA-Einstufung: „possible causal"). Auch sind Fallberichte eines Makulaödems veröffentlicht.

10.2.14 Statine

Alle Statine sind mit Nebenwirkungen am Auge (1,8 %) assoziiert, aber unter Atorvastatin und Simvastatin war die Inzidenz in einer retrospektiven Analyse von Daten der FDA und dem Adverse Drug Reactions Advisory Committee (ADRAC) am höchsten [21]. Zu den Augennebenwirkungen zählen Doppelsehen, Hängen des oberen Augenlids sowie Lähmungserscheinungen der Augenbewegungen. Diese Effekte treten nicht sofort, sondern nach durchschnittlich 156 Behandlungstagen auf und sind dosisabhängig. Die Nebenwirkungen traten in Verbindung mit Muskel- und Lebererkrankungen häufiger auf. Die Störeffekte sind nach Absetzen reversibel [46].

Auch Augenblutungen unter Statin-Anwendung sind dokumentiert (nach 300 Tagen Einnahme). Ferner sind Linsentrübungen beschrieben, die unter Simvastatin niedriger sind (6 % vs. 16 % Atorvastatin). Die Behandlung mit Statinen ist nicht mit der Entwicklung eines Katarakts verbunden. Ob die pleiotropen Effekte einen Schutz bieten können, muss weiter untersucht werden [19].

10.2.15 Phytotherapeutika und Nahrungsergänzungsmittel

Mehr als 16 Therapeutika/Inhaltsstoffe können zu Nebenwirkungen führen, acht davon sind klinisch bedeutsam: Ginkgo biloba, Echinacea purpurea, Chamomilla, Glycyrrhiza, Canthaxanthin, Datura, Niacin und Vitamin A [47].

Ginkgo kann zu Netzhautblutungen führen, vor allem bei gleichzeitiger Einnahme von Antikoagulanzien. Patient:innen berichten plötzlich von schwarzen Punkten („Rußregen").

Bei Echinacea- und Kamillenextrakt treten Konjunktivitis, Sehstörungen unter Niacin und Glycyrrhiza auf.

10.3 Literatur Kapitel Auge

[1] Ambizas EM, Patel PN: Drug-Induced Optic Neuropathy. US Pharm 2011;36(4):HS2-HS6

[2] Barth J, Schelenz C: Orale Tumortherapie – DO's and DON'Ts. Onkologische Pharmazie 2011;13(3):14–23

[3] Castillejo M, Becerra C, Ding Y, Kenol B et al.: Ocular side effects of antirheumatic medications: a qualitative review. BMJ Open Ophthalmology 2020;5:e000331

[4] Clark EM, Durup D: Inflammatory eye reactions with bisphosphonates and other osteoporosis medications: what are the risks? Ther Adv Musculoskelet Dis 2015;7(1):11–16

[5] DLH: Imatinib, Nilotinib, Dasatinib, Ponatinib, Bosutinib –Umgang mit Nebenwirkungen (Stand: Januar 2018) [URL: https://www.leukaemie-hilfe.de/fileadmin/user_upload/dlh-info-blaetter/dlh_infoblatt_TKI_2018.pdf

[6] El Ameen A, Vandermeer G, Khanna RK, Pisella PJ: Objective ocular surface tolerance in patients with glaucoma treated with topical preserved or unpreserved prostaglandin analogues. Eur J Ophthalmol 2019 Nov;29(6):645–653

[7] Fachinformation ZYVOXID® 600 mg Filmtabletten, Stand September 2021

[8] Fang T, Maberley DA, Etminan M: Ocular adverse events with immune checkpoint inhibitors. Journal of Current Ophthalmology 2019;31:319–322

[9] Farkouh A, Frigo P, Czejka M. Systemic side effects of eye drops: a pharmacokinetic perspective. Clin Ophthalmol 2016;10:2433–2441

[10] Fraunfelder FW, Richards AB. Diplopia, blepharoptosis, and ophthalmoplegia and 3-hydroxy-3-methyl-glutaryl-CoA reductase inhibitor use. Ophthalmology 2008;115(12):2282–2285

[11] French DD, Margo CE: Postmarketing surveillance rates of uveitis and scleritis with bisphosphonates among a national veteran cohort. Retina 2008;28(6):889–893.

[12] Fu C, Gombos DS, Lee J, et al. Ocular toxicities associated with targeted anticancer agents: an analysis of clinical data with management suggestions. Oncotarget 2017;8(35):58709–58727

[13] Gani J, Perlis N, Radomski SB: Urologic medications and ophthalmologic side effects: a review. Can Urol Assoc J 2012;6(1):53–58

[14] Garg P, Yadav S: Ocular Side Effects Of Systemic Drugs. Era J Med Res 2019;6(1):1–9

[15] GBA (2016): https://www.g-ba.de/downloads/40–268-3936/2016–08-18_AM-RL-IX-X_Carboan hydrasehemmer_G1S2_ZD.pdf

[16] Hager T, Seitz B. Ocular side effects of biological agents in oncology: what should the clinician be aware of? Onco Targets Ther 2013;7:69–77

[17] Huber M, Stahlmann R: Arzneimittelnebenwirkungen am Auge bei systemischer Therapie mit Antiinfektiva. Dtsch Med Wochenschr 2012; 137(3):85–89

[18] Ludwig H et al.: Prevention and management of adverse events of novel agents inmultiple myeloma: a consensus of the European Myeloma Network. Leukemia 2018;32:1542–1560

[19] Mach F et al.: Adverse effects of statin therapy: perception vs. the evidence – focus on glucose homeostasis, cognitive, renal and hepatic function, haemorrhagic stroke and cataract, European Heart Journal 2018;39(27):2526–2539

[20] Maucorps C, Chawadronow V, Branger P et al.: A one year follow up about two cases of optic neuritis under golimumabtherapy (anti-TNFa) for ankylosing spondylitis revealing demyelinating-disorders and multiple sclerosis. Fundamental and Clinical Pharmacology 2018; 32(Suppl. S1), 93

[21] Mizranita V, Pratisto EM. Statin-associated ocular disorders: the FDA and ADRAC data. Int J Clin Pharm 2015; 37: 844–850

[22] Mourad A, Perfect JR: Tolerability profile of the current antifungal armoury. J Antimicrob Chemother. 2018;73(suppl_1):i26-i32

[23] Müller-Breitenkamp U, Wegener A: Risiken im Überblick – Unerwünschte Arzneimittelwirkungen am Auge. PZ Prisma 2009;16(4):197–202

[24] Omoti AE, Omoti CE: Ocular toxicity of systemic anticancer chemotherapy. Pharmacy Practice 2006;4(2):55–59

[25] Penedones A, Mendes D, Alves C, Marques FB. Drug-induced ocular adverse reactions: review of the safety alerts issued during the last decade. J Ocul Pharmacol Ther 2015;31(5):258–268

[26] Plyukhova AA, Budzinskaya MV, Starostin KM et al.: Comparative Safety of Bevacizumab, Ranibizumab, and Aflibercept for Treatment of Neovascular Age-Related Macular Degeneration (AMD): A Systematic Review and Network Meta-Analysis of Direct Comparative Studies. J Clin Med 2020;9(5):1522

[27] Prakash B, Kumar HM, Palaniswami S, Lakshman BH: Ocular Side Effects of Systemic Drugs Used in Dermatology. Indian J Dermatol 2019;64(6):423–430
[28] Raguideau F et al.: Association Between Oral Fluoroquinolone Use and Retinal Detachment. JAMA Ophthalmol. 2016;134(4):415–421
[29] Renard D, Rubli E, Voide N, Borruat FX, Rothuizen LE. Spectrum of digoxin-induced ocular toxicity: a case report and literature review. BMC Res Notes 2015;8:368
[30] Smith JA, Albeitz J, Begley C et al.: The Epidemiology of Dry Eye Disease: Report of the Epidemiology Subcommittee of the International Dry Eye WorkShop. The Ocular Surface 2007;5(2):96–112
[31] Susanna FN, Pavesio C: Okuläre Nebenwirkungen von biologischen Anti-TNF-Medikamenten – eine Übersicht. Kompass Ophthalmol 2020;6:120–126
[32] Valenzuela CV, Liu JC, Vila PM, Simon L, Doering M, Lieu JEC. Intranasal Corticosteroids Do Not Lead to Ocular Changes: A Systematic Review and Meta-analysis. Laryngoscope 2019;129(1):6–12
[33] Wick-Urban B: Nebenwirkung getrübter Blick. Pharm Ztg 2012;157(24):2072–2079
[34] Ye Q , He XO. D'Urzo, A: A Review on the Safety and Efficacy of Inhaled Corticosteroids in the Management of Asthma. Pulm Ther 2017;3:1–18
[35] Yeo TH, Yeo TK, Wong EP, Agrawal R, Teoh SC. Immune recovery uveitis in HIV patients with cytomegalovirus retinitis in the era of HAART therapy-a 5-year study from Singapore. J Ophthalmic Inflamm Infect. 2016;6(1):41. doi:10.1186/s12348–016–0110–3
[36] Ziemssen F, Hammer T, Grueb M, Mueller B, Berk H, Gamulescu MA, Voegeler J, Wachtlin J, Ocean Study Group. Reporting of Safety Events during Anti-VEGF Treatment: Pharmacovigilance in a Noninterventional Trial. J Ophthalmol 2020;2020:8652370
[37] Ahmad R, Mehta H. The ocular adverse effects of oral drugsAust Prescr 2021;44(4):129–136
[38] Penedones A, Alves C, Batel Marques F. Risk of nonarteritic ischaemic optic neuropathy with phosphodiesterase type 5 inhibitors: a systematic review and meta-analysis. Acta Ophthalmol 2020;98(1):22–31
[39] Aljebab F, Choonara I, Conroy S. Systematic Review of the Toxicity of Long-Course Oral Corticosteroids in Children. PLoS One 2017;12(1):e0170259
[40] Constable PA, Al-Dasoogi D, Bruce R, Prem-Senthil M. A Review of Ocular Complications Associated with Medications Used for Anxiety, Depression and Stress. Clinical Optometry 2022;14:13–25
[41] Fang T, Maberley DA, Etminan M. Ocular adverse events with immune checkpoint inhibitors. J Curr Ophthalmol 2019;31(3):319–322
[42] ZZZ Neudorfer M, Goldshtein I, Shamai-Lubovitz O et al. Ocular adverse effects of systemic treatment with isotretinoin. Arch Dermatol 2012;148(7):803–808.
[43] Aszodi N, Thurau S, Seegräber M, de Bruin-Weller M, Wollenberg A. Management der Dupilumab-assoziierten Konjunktivitis beim atopischen Ekzem. J Dtsch Dermatol Ges 2019;17(5):488–492
[44] Rüfer F, Uthoff D. Klinik und Therapie des Steroidglaukoms. Klin Monbl Augenheilkd 2013;230(7): 692–696
[45] Zheng RJ, Li Y, Guo CY et al. Voriconazole Induced Hallucinations and Visual Disturbances in a Female Child: A Case Report and Literature Review. Front Pediatr 2021;9:655327
[46] Abdelmasih R, Abdelmaseih R, Reed J. A Rare Case of Statin-Induced Diplopia: An Often-Overlooked but Reported Side Effect. Cureus 2021;13(5):e15117
[47] Fraunfelder FW. Ocular side effects from herbal medicines and nutritional supplements. Am J Ophthalmol 2004;138(4):639–647

11 Blutbildveränderungen und Elektrolytverschiebungen

Die Inzidenz von idiosynkratischen arzneimittelinduzierten hämatologischen Erkrankungen variiert in Abhängigkeit von der Erkrankung und dem damit verbundenen Arzneistoffen. Nur wenige epidemiologische Studien haben die tatsächliche Häufigkeit dieser Nebenwirkungen bewertet, aber diese Reaktionen scheinen selten zu sein. Frauen sind im Allgemeinen anfälliger für die hämatologischen Wirkungen von Arzneimitteln als Männer. Ähnlich wie bei den meisten UAWs treten arzneimittelinduzierte hämatologische Störungen bei älteren Erwachsenen häufiger auf. Auch das Sterberisiko scheint mit zunehmendem Alter größer zu sein. Eine Berücksichtigung der Blutzellen sowie Elektrolyte als notwendige Biomarker ist wichtig für die Arzneistoffauswahl, Dosierung und Sicherheitsbewertung [5].

Die Liste an Arzneistoffen mit Potenzial für Veränderungen im Blutbild auf zellulärer Ebene (Übersicht Blutbildveränderungen siehe Tabelle 11.1) und Verschiebungen von Elektrolyten (Mengen- und Spurenelementen) ist lang mit einer großen Anzahl häufig verwendeter Medikamente. Obwohl diese Listen Ärzten helfen können, spezifische Arzneimittelursachen für unerwünschte Ereignisse zu identifizieren, kann die große Anzahl der beteiligten Wirkstoffe dies zu einem schwierigen Prozess machen. Jedoch hängt das Gefährdungsausmaß wesentlich vom Risikoprofil eines Patient:innen ab.

Tabelle 11.1: Veränderungen von Blutzellen von der „Norm"

Veränderung vom Normwert	Erythrozyten	Leukozyten	Thrombozyten
Verringerung	Anämie	Leukozytopenie (Agranulozytose) Lymphopenie	Thrombozytopenie
Erhöhung	Erythrozytose	Leukozytose Lymphozytose	Thrombozytose

Die Anämie mit den vielen unterschiedlichen Anämie-Formen (z. B. aplastische Anämie, hämolytische Anämie, megaloblastäre Anämie, Eisenmangelanämie), Thrombozytopenie und Agranulozytose sind die häufigsten arzneimittelinduzierten hämatologischen Nebenwirkungen. Die zugrundeliegenden Mechanismen sind vielfältig [18].

Obwohl arzneimittelinduzierte hämatologische Störungen weniger häufig sind als andere Arten von Nebenwirkungen, sind sie mit einer erheblichen Morbidität und Mortalität verbunden. Aplastische Anämie ist die häufigste Todesursache, gefolgt von Thrombozytopenie, Agranulozytose und hämolytischer Anämie. Besonders im Blick stehen **Psychopharmaka** und **Onkologika**.

Prinzipiell können alle Klassen psychiatrischer Medikamente (typische und atypische Antipsychotika, Antidepressiva, Stimmungsstabilisatoren und Benzodiazepine) hämatotoxisch wirken. Zu den möglichen Nebenwirkungen gehören in absteigender Häufigkeit Neutropenie, Agranulozytose, Eosinophilie, Thrombozytopenie sowie Anämie. Darüber hinaus wird auch regelmäßig von Leukozytose, Thrombozytose und gestörter Plättchenfunktion berichtet. Folgende Ursachen kommen in Frage: Knochenmarkssuppression, immunvermittelte Zellzerstörung und direkte Knochenmarkstoxizität. Das größte Risiko für derartige Nebenwirkungen haben kaukasische Frauen und Patient:innen mittleren Alters.

Neutropenie, Thrombozytopenie und Agranulozytose können typischerweise nicht nur bei Clozapin und Phenothiazinen auftreten, auch mit anderen Antipsychotika wie Risperidon und Quetiapin, insbesondere wenn eine Polypharmakotherapie mit Stimmungsstabilisatoren erfolgt. Bei neueren Arzneistoffen wie Lurasidon und Cariprazin fehlen schlüssige Informationen zur Inzidenz potenziell schwerwiegender Nebenwirkungen. [23]

Das Fallberichte wichtig sind für die Nebenwirkungsevidenz, zeigt sich bei **Checkpoint-Inhibitoren**. Panzytopenie und Agranulozytose, die bislang nicht als bekannte Nebenwirkungen galten, werden vom PEI im Jahr 2017 als neues potenzielles Risikosignal beurteilt. Es dürfte sich hier um einen Klasseneffekt handeln, da bei Auftreten einer derartigen Nebenwirkung unter einer Immun-Checkpoint-Inhibitor-Therapie auch bei Wechsel auf eine andere Substanz mit einer ähnlichen Problematik zu rechnen ist.

Die Inzidenz hämatologischer Toxizitäten bei insgesamt 5088 Karzinom-Patient:innen, die Immun-Checkpoint-Inhibitoren im Zuge ihrer Therapie erhielten, wurde in einer Metaanalyse von 26 Studien ermittelt [27]. Das Risiko einer all-grade-Anämie unter einer PD-1-Inhibitor-Monotherapie lag bei 5 %, insbesondere bei Patient:innen mit Nierenzellkarzinom; das Risiko einer all-grade-Thrombopenie bei 2 % und das einer Neutropenie bei 1 %, das Risiko einer hochgradigen hämatologischen Toxizität war jedoch gering. Die Hämatotoxizität unter einer Kombination von PD-1-Inhibitoren mit Ipilimumab, Peptidimpfstoff oder Chemotherapie war wesentlich höher und betrug für eine all-grade Anämie 13 %, für eine all-grade Thrombopenie 6 % und Neutropenie 4 %, eine hochgradige Thrombozytopenie wurde bei 4 % dieser Patient:innen beobachtet. Aus diesen Studien heraus ist es schwierig, den Pathomechanismus der jeweiligen Blutbildveränderungen zu ermitteln. Es ist jedoch zu vermuten, dass mit Krankheit und Chemotherapie assoziierte Blutbildveränderungen bei dieser Analyse einen wesentlichen Anteil ausmachten [27].

Auch die Anwendung von Strahlentherapie bei Patient:innen mit Immun-Onkologika kann eine Thrombozytopenie induzieren [28].

Das myelosuppressive Risiko bei **Methotrexat** war assoziiert mit der Nichteinnahme von Folsäurepräparaten, gleichzeitigen Medikationen und einer niedrigen Nierenfunktion [11]. Durch falsche Anwendung sind Intoxikation möglich mit folgenden häufigen Symptomen betreffend das hämatologische und gastroenterologische System, wie z. B. Leukopenie, Thrombozytopenie, Anämie, Panzytopenie, Neutropenie, Myelosuppression, Mukositis, Stomatitis, Geschwüre im Mund, Übelkeit, Erbrechen sowie gastrointestinale Ulzerationen und Blutungen. Es wurden Todesfälle durch Sepsis/septischen Schock, Nierenversagen und aplastische Anämie berichtet. Die MTX-Checkliste (02/2020) für Arzt und Apotheker trägt wesentlich zur Risikominimierung bei.

11.1 Anämie

In der klinischen Praxis gilt es zu beachten, dass multiple Faktoren zur Entwicklung einer Anämie beitragen können, wie unter anderem Vitaminmangelzustände, Blutverluste (arzneimittelbedingt u. a. durch NSAR, Glucocorticoide, Falithrom, DOAKs, SSRI/SNRI, Cholinesterasehemmer) oder Hämolyse. Die multifaktorielle Pathogenese der Anämie macht diese zu einem komplexen medizinischen Problem.

So sind neben den Risikopotentialen der myeolosuppressiven Arzneistoffe (z. B. Azathioprin, Psychopharmaka) auch Interaktionen (z. B. Azathioprin + Allopurinol) sowie Nährstoffdefizite (PPI, MTX) zu beachten [10].

11.2 Agranulozytose

Die arzneimittelinduzierte Agranulozytose ist eine der schwerwiegendsten Nebenwirkungen und tritt bei einer breiten Arzneistoffvielfalt auf.

Neutropenien/Agranulozytosen können über immunologische Zerstörung der zirkulierenden Granulozyten ausgelöst werden durch:

(1) medikamenteninduzierte Antikörper (z. B. Amoxicillin, Carbimazol, Cefamandol, Cefoxitin, Chinidin, Cimetidin, Diclofenac, Dicloxacillin, Metamizol, Oxacillin, Penicillin G, Propylthiouracil, Thiamazol, Trimethoprim)
(2) nicht immunologisch durch direkte Schädigung der blutbildenden Zellen im Knochenmark (myeloische Vorstufen) (z. B. Methotrexat, Phenothiazie, insbesondere Chlorpromazin, Clozapin, Dapson, Procainamide, Rituximab).

Die Manifestation von Agranulozytose ist typischerweise verzögert und möglicherweise lebenslang bedrohlich. Die Schädigung der Granulozyten ist zeit- und dosisunabhängig und die Sensibilisierung hält wahrscheinlich lebenslang an, so dass die geringste Dosis der betreffenden Substanz oder des betreffenden Medikamentes immer wieder eine Neutropenie/ Agranulozytose verursachen kann [15].

Zu Beginn der Therapie sollten die Medikamente überprüft und das Blutbild überwacht werden (regelmäßiges Monitoring). Wenn Agranulozytose auftritt, sollten alle potenziell auslösend Arzneistoffe sofort abgesetzt werden.

Agranulozytose tritt mit typischen Antipsychotika (erste Generation) weniger wahrscheinlich auf als mit atypischen Antipsychotika (zweite Generation) [25].

Metamizol kann gemäß Leitlinie zur Behandlung nicht spezifischer Kreuzschmerzen in der niedrigsten wirksamen Dosierung und so kurzzeitig wie möglich angewendet werden, wenn NSAR aufgrund der Risikogefahr für nephrologische, gastrointestinale oder kardiale Nebenwirkungen nicht möglich sind. Auch für geriatrische Patient:innen findet sich eine entsprechende Empfehlung in der Priscus- sowie auch der FORTA-Liste [16].

Die Kombination von Metamizol, z. B. zur postoperativen Schmerztherapie, und Methotrexat (Rheumatherapie) sollte vermieden werden, insbesondere bei älteren Patient:innen. Es wird angenommen, dass sich die hämatotoxischen Eigenschaften beider Wirkstoffe additiv verstärken. Zudem bestehen Hinweise, dass Metamizol die Bioverfügbarkeit von Methotrexat erhöhen könnte. Auf Symptome von Hämatotoxizität wie Agranulozytose sollte geachtet werden (AVP, 2020).

Praxistipp
Bei der Verschreibung von Medikamenten mit bekanntem Risiko einer Agranulozytose ist der Patient über mögliche Symptome (u. a. Fieber, Halsschmerzen, enorale Schleimhautläsionen) aufzuklären. Eine Sicherungsaufklärung soll erfolgen, wenn über einige Tage Metamizol verabreicht wurde und/oder Patient:innen mit einer laufenden Metamizol-Medikation aus stationärer oder ambulanter Behandlung entlassen werden, da sich eine Agranulozytose auch einige Tage nach Absetzen von Metamizol manifestieren kann [26].

11.3 Beeinflussung der Thrombozyten

Arzneimittelinduzierte Nebenwirkungen auf die Blutplättchen sind durch die kurze Lebenszeit sehr vielschichtig. Auch der gewünschte therapeutische Effekt einer Thrombozytenfunktionsstörung beim Einsatz von Blutverdünnern (dosisabhängig Acetylsalicylsäure, Clopidogrel und Anti-GP lib-/IIIa-Inhibitoren) erhöht das Risiko einer unerwünschten Blutung (z. B. intrakraniell, gastrointestinal, Nasenblutung, Zahnfleischblutung). Eine Kombination mit NSAR erhöht das Risiko zusätzlich.

Es lassen sich Störungen der Thrombozytenfunktion feststellen mit verlängerten Blutungszeiten, aber normalen Thrombozytenzahlen. Antidepressiva mit Hemmung der Serotonin-Wiederaufnahme (SSRI, SNRI) in Thrombozyten führen zu einer verminderten Aggregationsfähigkeit. In Bezug auf gastrointestinale Blutungen zeigt sich ein erhöhtes Risiko vergleichbar demjenigen unter Thrombozytenaggregationshemmern wie zum Beispiel Acetylsalicylsäure. In Bezug auf spontane intrakranielle Blutungen ist das Risiko bei Antidepressiva mit starker Affinität zum Serotonin-Transporter (Clomipramin, Duloxetin, Fluoxetin, Paroxetin und Sertralin) um 25 % höher als niedriger Affinität zum Serotonin-Transporter (Agomelatin, Desipramin, Doxepin, Mirtazapin, Moclobemid, Nortriptylin, Reboxetin, Trimipramin). Das potenzielle Risiko intrakranieller Blutungen ist insbesondere für antikoagulierte Patient:innen erhöht [21].

Verlängerte Blutungszeiten durch Störung der Blutplättchen-Adhäsion oder -Aggregation finden sich auch bei hochdosierten Penicillinen und andere β-Lactam-Antibiotika, Immunsuppressiva und Phenothiazinen (z. B. Levomepromazin).

11.3.1 Arzneimittelinduzierte Thrombozytopenie

Arzneimittelinduzierte Thrombozytopenie = DITP (Drug-induced thrombocytopenia) als deutlich unterschätztes klinisches Problem wird mit mehr als 303 Arzneistoffen in Verbindung gebracht. Die Thrombozytenzahl liegt normalerweise unter 100×10^9/l. Daher kann DITP oft zu plötzlichen und schweren Blutungskomplikationen und sogar zum Tod führen.

Thrombozytopenien können durch verschiedenste Ursachen hervorgerufen werden und sind besonders häufig bei hospitalisierten, schwer kranken Patient:innen. Aus diesem Grund kann es vorkommen, dass die medikamentös induzierte Thrombozytopenie als Ursache eines Abfalls der Thrombozytenzahl übersehen wird. Eine medikamentös induzierte Thrombozytopenie sollte in Fällen von akut aufgetretener, isolierter Thrombozytopenie unbekannter Ursache immer in Betracht gezogen werden. Medikamenteninduzierte Immunthrombozytopenien treten typischerweise circa 7 bis 14 Tage nach Beginn der Arzneistoffgabe auf oder akut am gleichen Tag, wenn der Patient durch frühere Einnahme des Medikaments bereits immunisiert ist. Die Thrombozytenwerte steigen erst nach Absetzen des Medikaments wieder an, in der Regel dauert dies vier bis fünf Halbwertszeiten des Wirkstoffs. Thrombozytentransfusionen führen nicht zum Anstieg der Thrombozytenwerte, solange Antikörper und Medikament noch zirkulieren.

Ein besseres Verständnis der Pathophysiologie der verschiedenen arzneimittelassoziierten Thrombozytopenien können bei der Entwicklung von Managementstrategien helfen, diese Nebenwirkung zu vermeiden. Auch der Fokus bei Kindern ist klinisch relevant. In einer Analyse eines chinesischen Kinderkrankenhauses von 2009 bis 2020 fanden sich 18 Arzneistoffe mit diesem Risikosignal: 14 Antiinfektiva (Vancomycin, Imipenem, Fluconazol, Sulfamethoxazol, Meropenem, Teicoplanin, Fusidinsäure, Ceftizoxim-natrium, Ceftazidim, Cefpiramid, Cefepime, Linezolid, Cefoperazon-Natrium, Sulbactam-Natrium und Latamoxef-Natrium), ein Antihistaminikum (Chlorpheniramin), ein Antimykotikum (Nystatin), ein Kardiotonikum (Milrinon) und ein Antikoagulans (Heparin) [13].

Anti-PD-1/PD-L1-Antikörper-bedingte Thrombozytopenie als oft lebensbedrohliche Situation erfordert eine regelmäßige Überwachung der Thrombozytenzahl während der Behandlung. Eine Strahlentherapie ist ebenfalls in Kombination mit Immunonkologika als potenzielles Risiko zu beachten [28].

11.4 Elektrolytverschiebungen

Eine große Arzneistoffpalette für die Krebsbehandlung kann schwerwiegende und möglicherweise lebensbedrohliche Störungen der Serumelektrolyt-Konzentrationen über verschiedene Mechanismen induzieren wie durch nephrotoxische tubuläre Schädigung, Durchfallinduktion und/oder Tumor-Lyse-Syndrom, SIADH (=Syndrom der inadäquaten ADH-Sekretion) sowie als off-target-Effekt (CAR-T-Zelltherapie). Die Prävalenz von Elektrolytverschiebungen ist sehr abhängig vom Setting. Bei onkologischen stationären Patient:innen lag diese bei 60,7 %. Die meisten dieser Patient:innen haben mehr als eine Abweichung (2 Elektrolyte: 21 %, 3 Elektrolyte: 12 %, 4 Elektrolyte: 6 %) [1].

Die Kenntnisse über die physiologische Verteilung und komplexen Regulationsmechanismen sind entscheidend, um Verschiebungen von der Norm schnell einschätzen zu können, da diese mit einer erhöhten Morbidität sowie Mortalität vor allem bei älteren Patient:innen einhergehen. So sind die Elemente Eisen in Form von Ferritin, Kalium, Zink, Magnesium sowie Selen hauptsächlich im intrazellulären Raum vorhanden, während die Elemente Natrium, Calcium und Kupfer hauptsächlich im extrazellulären Raum zu finden sind.

Die Verschiebungen sind multifaktoriell und damit das Erkennen und die Ursachenkorrektur nicht einfach [2]. Als Risikofaktoren lassen sich neben dem **höheren Patient:innenalter** (verminderte/erhöhte Zufuhr, geändertes Trinkverhalten, Nierenfunktionsabnahme) vor allem **chronische Erkrankungen** (Diabetes, Diarrhoen, Herzinsuffizienz, COPD, chronische Infekte, Alkoholismus) sowie **Arzneimittel** (Polypharmazie) benennen. Die Hyponatriämie ist die häufigste Elektrolytstörung in der ambulanten Versorgung [22]. Bei Frauen treten folgende Elektrolytverschiebungen häufiger auf: Hyponatriämie, Hypokaliämie, Hypercalciämie, Dysmagnesiämie und Hypophosphatämie [29].

Die Ursachen für eine Elektrolytverschiebung bei **Kalium** und **Magnesium** sind häufig gleich:

1. veränderte Zufuhr (z. B. Ernährung, Alkoholismus)
2. veränderter Bedarf (z. B. Bewegung, Schwangerschaft) und
3. veränderte Ausscheidung (Nierenfunktion).

Von besonderer Bedeutung ist die Magnesium-Abhängigkeit der Na+/K+-Pumpe. Das erklärt auch, warum ein chronischer Magnesiummangel die intrazelluläre Kaliumkonzentration vermindern kann. Die Supplementierung von beiden Elektrolyten ist daher notwendig. Tabelle 11.2 gibt eine Übersicht zu den wichtigsten Elektrolytverschiebungen.

Tabelle 11.2: Elektrolytveränderungen, Symptome, Arzneimittelauswahl und Pathomechanismen

Elektrolyt-Veränderung [Serumspiegel]	Symptome/Arzneimittel	Anmerkungen/Mechanismus
Hypokaliämie [<3,5 mmol/l]	Symptome: Apathie, Herzrhythmusstörungen, Hypotonie, Verwirrtheit, Obstipation	
	Glucocorticoide	Renin-Angiotensin-Aldosteron-System stimuliert
	Insulin, β-Sympathomimetika	Kaliumverteilung von den Extra- in den Intrazellularraum
	Laxanzien (Cave Selbstmedikation)	Erhöhte enterale Ausscheidung
	Antiinfektiva: Aciclovir, Teicoplanin, Cefepim, Meropenem [19]	–
Hyperkaliämie [32] [mild: 5,0–5,4 mmol/l, mittelschwer: 5,5–5,9 mmol/l, schwer: 6,0–6,4 mmol/l, lebensbedrohlich: > 6,5 mmol/l]	Symptome: unspezifische wie Übelkeit und Diarrhö, Muskelschwäche bis hin zur Parese, Parästhesien und Palpitation.	
	Betablocker Digitalisintoxikation Zellschaden (Tumorlyse durch Zytostaika, Hämolyse, Rhabdomyolyse durch Statine)	Zellulärer Kaliumaustritt

Fortsetzung Tabelle 11.2: Elektrolytveränderungen, Symptome, Arzneimittelauswahl und Pathomechanismen

Elektrolyt-Veränderung [Serumspiegel]	Symptome/Arzneimittel	Anmerkungen/Mechanismus
	RAAS-Hemmung (ACE-Hemmer, AT1-Antagonisten, Renininhibitoren) NSAR und COX-2-Inhibitoren Calcineurininhibitoren Heparin	Hemmung Aldosteron-Synthese
	Aldosteron-Antagonisten, Kaliumsparende Diuretika Trimethoprim, Pentamidin	Wirkungsverminderung Aldosteron
	Risedronat, Doxazosin [19]	–
Hyponatriämie [leicht: 130–135 mmol/l, moderat: 125–129 mmol/l, schwer: < 125 mmol/l]	Die meisten pharmakogenen Hyponatriämie verlaufen asymptomatisch und erfordern keine Dosisanpassung. Symptome: Gangunsicherheit, Kopfschmerzen, Schwindel, Stürze, Frakturen, Osteoporose	Die Serum-Natrium-Konzentrationen normalisieren sich, wenn die entsprechenden Medikamente abgesetzt werden.
	Analgetika (NSAR, Paracetamol, Opioide) Antidepressiva (SSRI: Fluoxetin, Sertralin, Citalopram, Paroxetin, NSMRI) Antiepileptika (Carbamazepin, Oxcarbazepin, Valproinsäure, Phenytoin, Lamotrigin) Antipsychotika (Haloperidol, Levomepromazin) Benzodiazepine Chemotherapeutika (Cyclophosphamid, Cisplatin, Carboplatin, MTX, Vincristin) Diuretika (Thiazide), Drogen (Amphetamin)	Syndrom der inadäquaten ADH-Sekretion (SIADH) – Störung der Osmoregulation, die durch eine pathologisch erhöhte Sekretion von ADH gekennzeichnet ist (ca. 30 % der Hyponatriämiefälle)
	PPI: Omeprazol, Esomeprazol, Pantoprazol (Lansoprazol am geringsten)	SIADH (?) [33]
Hypernatriämie [>145 mmol/l]	Symptome (je nach Entwicklungsgeschwindigkeit): Schwäche, Apathie, Agitiertheit, Krampfanfälle, Bewusstseinstrübung, Koma	
	Hypertone NaCl- oder $NaHCO_3$-Infusion (v. a. auf Intensivstationen)	Salzüberladung
	Lactulose	Wasserverlust
	Antibiotika	Vermehrte Na-Zufuhr
	SGLT-2-Hemmer (am Therapieanfang)	RAAS-Aktivierung

Fortsetzung Tabelle 11.2: Elektrolytveränderungen, Symptome, Arzneimittelauswahl und Pathomechanismen

Elektrolyt-Veränderung [Serumspiegel]	Symptome/Arzneimittel	Anmerkungen/Mechanismus
Hypocalciämie [<2,2 mmol/l] [9], 17]	Symptome: Müdigkeit, Abgeschlagenheit, Reizbarkeit, depressive Stimmung, verlängerte QT-Zeit Auch durch Hyperphosphatämie und Hypomagnesiämie induziert.	Meist mild und asymptomatisch
	TKIs (sehr häufig): Cabozantinib, Lenvatinib, Nilotinib, Pazopanib, Regorafenib, Sorafenib	Intrazelluläre Interferrenz mit Prozessen der Calcium-Homöostase [34]
	Aminoglykoside CAR-T-Zelltherapie Foscarnet	–
	Antiepileptika	Vitamin-D-Mangel
	Bisphosphonate (i. v. > oral) Denosumab	Verringerte Knochenresorption, Prädisponierende Faktoren: Nierenfunktions-einschränkungen, Vitamin-D-Mangel
	Cisplatin (dosisabhängig)	Magnesiummangel-induziert
	Protonen-Pumpen-Inhibitoren > H_2-Blocker	Verringerte Calcium-Absorption
	Schleifendiuretika	Vermehrte renale Ausscheidung sowie Magnesiummangel-induziert
Hypercalciämie [>2,6 mmol/l]	Symptome: unspezifisch an Verdauungstrakt (Übelkeit), Herz (Bluthochdruck), Nervensystem (Verwirrtheit), der Muskulatur (Schwäche) und den Nieren (großer Durst)	
	Vitamin-D-Überdosierung	Erhöhte Aufnahme
	Thiazid-Diuretika	Rückresorption
	Lithium	Hyperparathyroidismus
Hypophosphatämie [<0,8 mmol/l][6,35]	Symptome: Müdigkeit, Schwäche und Herzinsuffizienz. Außerdem treten Gewichtsverlust, Übelkeit und Erbrechen, Herzrhythmusstörungen und Atembeschwerden auf.	Lange Zeit symptomlos (Phosphat-Knochenreserve)

Fortsetzung Tabelle 11.2: Elektrolytveränderungen, Symptome, Arzneimittelauswahl und Pathomechanismen

Elektrolyt-Veränderung [Serumspiegel]	Symptome/Arzneimittel	Anmerkungen/Mechanismus
	Insulin, Glukagon, Epinephrin, Dopamin, β-2-Agonisten, Theophyllin, Salicylate	Transzellulärer Shift
	Diuretika (Thiazide, Schleifen-) Tetracycline Aminoglykoside Virostatika: Adefovir, Tenofovir	Erhöhte renale Ausscheidung
	Onkologika: VEGF-Inhibitoren (Bevacizumab,Sorafenib), TKIs, Azacitidin, Ifosfamid, Cisplatin, CAR-T-Zelltherapie, Immun-Checkpoint-Inhibitoren	z. T. proximale Tubulusschädigung
	parenterales hochmolekulares Eisen (Eisencarboxymaltose >Eisenderisomaltose)	FGF23-vermittelt
	Antazida (Aluminiumhaltig), Phosphatbinder (Patiromer), Vitamin-D_3-Mangel, Alkohol	Verringerte Aufnahme/ Absorption
	Bisphosphonate (i. v.), Denosumab	PTH-Erhöhung
Hyperphosphatämie [> 1,46 mmol/l] [31]	Symptome: durch begleitende Hypocalciämie verursacht, bis zur Tetanie	Meist asymptomatisch
	Brentuximab, Obinutuzumab, Ibritumomab, Ofatumumab TKIs Proteasom-Inhibitoren Lenalidomid CAR-T Zelltherapie Venetoclax	Tumor-Lyse-Syndrom
Hypomagnesiämie [< 0,7 mmol/l] [8,35]	Symptome: erhöhte Reizbarkeit, innerer Unruhe, Gefühl der Erschöpfung, Kopfschmerzen, kalte Füße, Wadenkrämpfe, verlängerte QT-Zeit	
	Antibiotika (Aminoglykoside, Amphotericin B) Diuretika (Osmo-, Thiaziddiuretika) Zytostatika (Carbo- und Cisplatin, Cetuximab, Panitumumab) Calcineurin-Inhibitoren	Erhöhte renale Ausscheidung (TRPM6) sowie tubuläre Zellschädigung
	PPI > H_2-Blocker	Verminderte Absorption

Fortsetzung Tabelle 11.2: Elektrolytveränderungen, Symptome, Arzneimittelauswahl und Pathomechanismen

Elektrolyt-Veränderung [Serumspiegel]	Symptome/Arzneimittel	Anmerkungen/Mechanismus
	Metformin, Insulin-Therapie	Zellulärer Shift
	Bisphosphonate, Denosumab	Bindung von Mg
	Teriparatid	Unbekannt
	orale Kaliumbinder (Polystyrolsulfonate, Patiromer)	Bindung von Mg
Hypermagnesiämie [>1,6 mmol/l]	Symptome: unspezifische Symptome wie Übelkeit, Erbrechen und Hautrötung; motorische Schwäche, Verschwinden von Muskelreflexen, leichte Sedierung	
	Magnesium (i. v.)	Vermehrte Zufuhr

11.4.1 Hyponatriämie

Klinische Manifestationen von Hypo- und Hypernatriämie sind ähnlich und betreffen hauptsächlich das Zentralnervensystem. Sie hängen mit dem Schweregrad und der Geschwindigkeit der Entwicklung einer Natrium-Störung im Serum zusammen: Verwirrtheit, Verhaltensänderungen, Kopfschmerzen, Reizbarkeit, Übelkeit und Erbrechen, Lethargie, Schläfrigkeit/Koma, Krampfanfälle bis hin zum Atemstillstand.

Arzneimittelinduzierte Hyponatriämie liegt bei circa 5 % der ambulanten und 15 % der stationären Patient:innen vor, die in den meisten Fällen als mild eingestuft wird. Als Arzneimittel erhöhen neben Diuretika auch ACE-Hemmer, Antiepileptika, Antidepressiva (SSRI, MAO-Hemmer), PPI, Sulfonylharnstoffe und Onkologika das Risiko. Unter Hyponatriämie kommt es zu einer verminderten Knochenmineralisation und zu einer erhöhten Osteoklasten-Aktivität (→ Kap. 9 Knochen).

Im Allgemeinen haben ältere Patient:innen ein höheres Risiko, eine Hyponatriämie zu entwickeln, während sie **Langzeit-PPI** anwenden. Das Risiko einer Hyponatriämie ist unter Ranitidin viel geringer. Unter den PPI scheint Lansoprazol das niedrigste Risiko für eine Hyponatriämie zu haben, daher könnte dies eine Option sein, die geprüft werden kann, wenn Patient:innen mit Hyponatriämie-Risiko mit einem PPI behandelt werden müssen. Diese Patient:innen könnten möglicherweise auf eine niedrige Dosis gesetzt und entsprechend überwacht werden. In vielen Studien hat Omeprazol das höchste Risiko. Es sollte jedoch beachtet werden, dass sich einige Studien nur mit Omeprazol befassten, da es einer der am häufigsten verwendeten PPI ist, was es schwierig macht, PPI genau zu vergleichen. Eine schwedische Studie (72 % Frauen, medianes Alter 76 J.), die sich mit Blick auf Krankenhausaufenthalte aufgrund von PPI-assoziierter Hyponatriämie befasste, ergab folgende OR: Omeprazol 2,67 (2,37–3,01); Pantoprazol 2,06 (1,32–3,19); Lansoprazol 1,19 (0,72–1,94); Esomeprazol 2.89 (2,21–3,79). Eine schwere Hyponatriämie trat innerhalb der ersten drei Monate auf [4].

Fallbeispiel

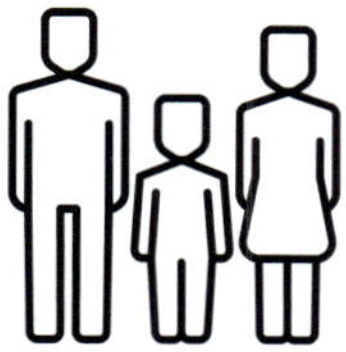

© tentacula-stock.adobe.com

Frau **100 Jahre** (74 kg, BMI 30,4 kg/m^2, GFR: 26,8 ml/min)
Erstdiagnose mit 98 Jahren paroxysmales Vorhofflimmern, Asthma

Amlodipin	5 mg	(1–0–0)
Torasemid	10 mg	(1–0–0)
Digitoxin	0,07 mg	(1–0–0)
Ramipril	5 mg	(1–0–0)
Simvastatin	20 mg	(0–0–1)
ASS	100 mg	(1–0–0)
Revinty® (Fluticason+Vilanterol)	184/22 µg	(abend 1 Hub)
Eferox® (Levothyroxin)	100 µg	(1–0–0)

Klinikaufnahme nach Exsikkose aus Altenheim, **Überdosierung Diuretika**, symptomatische hypoosmolale **Hyponatriämie** (119 mmol/l, 258 mosm/kg), milde Hyperkaliämie (Kalium 5,1 mmol/l), Hypocalciämie (Calcium 2,14 mmol/l), Blutdruck 102/67 mmHg, Sinusrhythmus, Herzfrequenz 92 Schläge/min

11.4.2 Hypokaliämie

Vielschichtige Mechanismen wirken auf den Kaliumhaushalt: Glucocorticoide mit mineralocorticoider Wirkkomponente wie Prednisolon können die renale Kaliumausscheidung erhöhen. Zudem begünstigen Glucocorticoide eine Hypokaliämie, da sie das Renin-Angiotensin-Aldosteron-System stimulieren und die Ausschüttung von Aldosteron fördern. Eine Verteilung von Kalium aus dem Extrazellulär- in den Intrazellulärraum fördern unter anderem Insulin, β-Sympathomimetika und Theophyllin.

Praxistipp

Bei missbräuchlicher Verwendung von **Laxanzien** (langfristig, hoch dosiert, sodass flüssige Stühle resultieren) kommt es zu Kaliumverlusten über den enteralen Weg. Deshalb sind Hinweise zum bestimmungsgemäßen Gebrauch auch in der Selbstmedikation wichtig, zum Beispiel nicht täglich anwenden und nur so hoch wie nötig dosieren.

11.4.3 Hyperkaliämie

Die Hyperkaliämie als lebensbedrohliche Elektrolytstörung ist ernst zu nehmen. Die akute Hyperkaliämie stellt immer einen medizinischen Notfall dar. Hyperkaliämien sind mit einer erhöhten Mortalität assoziiert. Die Hyperkaliämie ist bislang nicht einheitlich definiert und Normwerte für das Serum-Kalium werden in Leitlinien, Publikationen und Fachinformationen unterschiedlich angegeben. Grundsätzlich geht man jedoch bei einer Serum-Kaliumkonzentration von über 5 mmol/l von einer Hyperkaliämie aus.

Der Nebenwirkungsfokus richtet sich vor allem auf ältere Patient:innen. Die Kaliumsekretion kann aufgrund von Krankheiten wie Herzinsuffizienz, Bluthochdruck, Diabetes, chronischen und akuten Nierenschäden, die bei älteren Menschen mit zunehmendem Alter häufiger auftreten können, verringert sein. Das Risiko wird durch die bei diesen Komorbiditäten eingesetzten Arzneistoffgruppen (u. a. ACE-Hemmer, ARB, Spironolacton) zusätzlich erhöht. Das Hyperkaliämie-Risiko unter Einnahme von Spironolacton ist dosisabhängig (>25 mg). Hyperkaliämien können auch durch evidenzbasierte Arzneimitteltherapien (Kombination >Mono) induziert werden.

Vor allem Patient:innen im Krankenhaus haben ein erhöhtes Risiko. In einer deutschen Studie (n=200, 82,5 %>65 J., chronische Nierenerkrankung: Stadium ≥3) erhielten 8 % während ihres ersten Krankenhausaufenthalts 4 bis 6 kaliumverstärkende Medikamente (Hyperkaliämie 37,5 %), die bei drei Viertel von ihnen nach der Entlassung nicht deeskaliert wurden und im Rahmen der Rehospitalisierung bei 66,7 % eine Hyperkaliämie vorlag [24].

Bei ambulanten Patient:innen mit leichter Hyperkaliämie (5,0 bis 5,5 mmol/l) und Risikofaktoren (Nierenfunktionsstadien 3–5, Typ-1-Diabetes, höhere Serumkaliumspiegel) ist das Risiko für ein Fortschreiten der Hyperkaliämie innerhalb von zwei Jahren erhöht, was ein chronisches Management mit häufigerer Überwachung und rechtzeitiger und angemessener Behandlung der Hyperkaliämie erfordert. In einer Studie verschlechterte sich innerhalb von sechs Monaten bei 7,9 % der Kaliumspiegel [7].

Die Umstellung auf eine kaliumarme Ernährung (Zufuhr <40 mmol/l) ist in der Praxis mühsam umzusetzen. Auf kaliumsteigernde Arzneistoffe (RAAS-Blockade) kann man wegen der Prognoseverbesserung meist schwer verzichten. Die Senkung des Kaliumspiegels bei Risiko-Patient:innen gelingt mit Kaliumbindern (Anwendung der unterschiedlichen Arzneiformen unbedingt erklären). Der Kalium-Zielspiegel sollte unter 5,0 mmol/l liegen, um einen Sicherheitspuffer bei kurzfristigen akuten Anstiegen sicherzustellen.

Praxistipp

Die Compliance für eine Ernährungsumstellung wird deutlich erhöht, wenn über die möglicherweise lebensbedrohlichen Konsequenzen einer Hyperkaliämie aufgeklärt wird. Dieser wichtige und effektive Managementschritt sollte nicht übersprungen werden, da so eventuell Folgemedikationen zur Kaliumsenkung und ihre Nebenwirkungen reduziert werden können.

Tabelle 11.3: Management-Maßnahmen zur Verhinderung einer Hyperkaliämie

	Hypertonie	Herzinsuffizienz	Niereninsuffizienz
Vermeidung kaliumhaltiger Nahrungsmittel	x	x	x
Diuretika (Thiazide, Schleifendiuretika bei einer GFR < 30 ml/min/1,73 m^2)	x	x	x
Keine NSAR	x	x	x
Reduktion der RAAS-Blockade		x	x
Kaliumkontrolle	alle 6 Monate	alle 4 Wochen	1–2 Wochen

11.4.4 Hypomagensiämie

Hypomagnesiämien (<0,70 mmol/l) sind in der Allgemeinbevölkerung nicht selten und häufig bei Diabetikern (bis 48 %), älteren Menschen (33 %), Sportlern (>50 %), Schwangeren (72 %), Alkoholikern (30 %) sowie kritisch Kranken (bis 65 %). Eine Hypomagnesiämie ist ein deutliches Zeichen für einen Mg-Mangel. Normalwerte schließen jedoch Mangelzustände nicht aus. Grund dafür ist, dass sich im Plasma nur 0,3 % des gesamten Mg befinden und das Plasma-Mg durch Freisetzung aus Geweben lange aufrechterhalten wird [36].

Auf Anzeichen oder Symptome ist zu achten, beispielsweise neuromuskuläre Symptome und Herzrhythmusstörungen. Auch bei Vorliegen anderer Elektrolytstörungen (z. B. Hypokalzämie und Hypokaliämie) ist an einen gleichzeitigen Magnesiummangel zu denken, was bei geriatrischen Patienten gerne vergessen wird (siehe Fallbeispiel).

Bei **PPI-Therapien** werden vor dem Start und dann bei Hochdosis-PPI regelmäßige Spiegelkontrollen empfohlen. Eine Hypomagnesiämie trat in vielen Fällen nach einer längeren Behandlung (> 2 Wochen) auf. Bei Patienten, die PPI einnahmen, war die mittlere Zahl der QT-verlängernden Risikofaktoren signifikant höher als bei Patienten, die dies nicht taten, ein Unterschied, der hauptsächlich auf niedrigere Magnesiumspiegel zurückzuführen war [37].

Die Anwendung von **Thiazid-Diuretika** ist mit niedrigeren Magnesiumspiegeln im Serum und einem erhöhten Risiko einer Hypomagnesiämie verbunden, nicht jedoch die Anwendung von Schleifendiuretika (z. B. Torasemid). Auch die Kombination von Thiaziddiuretika mit einem kaliumsparenden Diuretikum erhöht das Risiko nicht [38].

Ein Magnesiummangel ist per se therapiebedürftig und erfolgt meist oral mit Dosierungen von 10–20 mmol (240–480 mg) pro Tag. Der PPI kann die Korrektur der Hypomagnesiämie verlangsamen und daher einen Wechsel auf einen Histamin-2-Rezeptor-Antagonist notwendig machen. Die hochdosierte parenterale Therapie sollte dem erfahrenen Kliniker vorbehalten bleiben (Cave: Hypermagnesämie) [36].

11.4.5 Hypermagnesiämie

Eine erhöhte Magnesiumzufuhr (nicht selten iatrogen durch fehlerhafte i. v. Gaben und/oder fortgeschrittene Niereninsuffizienz) kann zu einer Erhöhung des Magnesiumspiegels führen [3]. Eine vermehrte Einnahme magnesiumhaltiger Nahrungsmittel (Nüsse, Schokolade) reicht in der Regel nicht aus, um den oberen Grenzwert eines normalen Serumspiegels zu überschreiten. Bei parenteraler Ernährung kann das Risiko für eine Hypermagnesiämie jedoch erhöht sein.

Bsp. AKDÄ Drug Safety Mail 2013–54: Der Hersteller informiert in einem Rote-Hand-Brief über folgende Risiken im Zusammenhang mit der Anwendung von Numeta G 16 % E®: Es besteht ein mögliches Risiko für das Auftreten einer Hypermagnesiämie bei der Verabreichung von Numeta G 16 % E® an reife Neugeborene und Kinder bis zu einem Alter von zwei Jahren, im Besonderen bei Patient:innen mit eingeschränkter Nierenfunktion und Neugeborenen, deren Mütter vor der Geburt zusätzlich Magnesium erhielten.

Aus einer Literaturstudie des PRAC geht hervor, dass die Ausscheidung von Magnesium möglicherweise nicht ausreicht, um die Aufnahme von Magnesium im Darm bei Patient:innen mit eingeschränkter Nierenfunktion auszugleichen. Da Kinder eine empfindlichere Gruppe sind und ein höheres Risiko haben, eine Hypermagnesiämie zu entwickeln, insbesondere dann, wenn sie unter Nierenfunktionsstörung oder Flüssigkeitsmangel leiden, wurde 2017 die Fachinformation angepasst für Arzneimittel mit einer zugelassenen Indikation für Kinder, die Magnesiumhydroxid als aktive Substanz enthalten. Ein Hinweis zur Warnung vor dem Risiko einer Hypermagnesiämie bei Kindern wurde aufgenommen.

11.5 Literatur Kapitel Blutbild

[1] Alem A, Edae CK, Kelta Wabalo E, et al.: Factors influencing the occurrence of electrolyte disorders in cancer patients. SAGE Open Medicine 2021. doi:10.1177/20503121211052861

[2] Berardi R, Torniai M, Lenci E et al.: Electrolyte disorders in cancer patients: a systematic review. J Cancer Metastasis Treat 2019;5:79.

[3] Cavell GF et al.: Iatrogenic magnesium toxicity following intravenous infusion of magnesium sulfate: risks and strategies for prevention. BMJ Case Rep 2015; 2015: bcr2015209499.

[4] Falhammar H, Lindh JD, Calissendorff J, Skov J, Nathanson D, Mannheimer B. Associations of proton pump inhibitors and hospitalization due to hyponatremia: A population-based case-control study. Eur J Intern Med 2019;59:65–69.

[5] Geerts AF et al.: Laboratory tests in the clinical risk management of potential drug-drug interactions: a cross-sectional study using drug-dispensing data from 100 Dutch community pharmacies. Drug Saf 2009;32(12):1189–1197.

[6] Imel EA, Econs MJ: Approach to the Hypophosphatemic Patient. J Clin Endocrinol Metab 2012;97:696–706.

[7] Israni R, Betts KA, Mu F et al.: Determinants of Hyperkalemia Progression Among Patients with Mild Hyperkalemia. Adv Ther 2021;38:5596–5608.

[8] Liamis G, Hoorn EJ, Florentin M, Milionis H. An overview of diagnosis and management of drug-induced hypomagnesemia. Pharmacol Res Perspect 2021;9(4):e00829.

[9] Liamis G, Milionis HJ, Elisaf M. A review of drug-induced hypocalcemia. J Bone Miner Metab 2009;27(6):635–642.

[10] Madrazo L, Jones E, Hsia CC: Azathioprin-induced serve anemia potentiated by the concurrent use of allopurinol. CMAJ 2021;193(3):94–97.

[11] Mori S, Hidaka M, Kawakita T, et al.: Factors Associated with Myelosuppression Related to Low-Dose Methotrexate Therapy for Inflammatory Rheumatic Diseases. PLoS One 2016;11(4):e0154744.

[12] Nebenwirkung aktuell: Interaktion von Methotrexat mit Metamizol. Arzneiverordnung in der Praxis 2020;4783–49.189:

[13] Nie X, Jia L, Peng X et al. Detection of Drug-Induced Thrombocytopenia Signals in Children using Routine Electronic Medical Records. Front Pharmacol 2021;12:756207.

[14] Niklewski G, Biermann T: Spezielle Aspkete der Psychopharmakologie in der Onkologie. AMT 2013;31(7/8):184–192.

[15] Njue L, Baerlocher GM: Medikamentös-induzierte Neutropenien/Agranulozytosen. der informierte arzt 2018;2:23–26.

[16] NVL: Nationale Versorgungsleitlinie Nicht-spezifischer Kreuzschmerz, 2. Auflage, 2017.

[17] Penack O, Koenecke C: Complications after CD19+ CAR T-Cell Therapy. Cancers 2020, 12, 3445; doi:10.3390/cancers12113445

[18] Qahtani S: Drug-induced megaloblastic, aplastic, and hemolytic anemias: current concepts of pathophysiology and treatment. Int J Clin Exp Med 2018;11(6):5501–5512.

[19] Ramírez E, Rossignoli T, Campos AJ et al. Drug-induced life-threatening potassium disturbances detected by a pharmacovigilance program from laboratory signals. Eur J Clin Pharmacol 2013;69(1):97–110.

[20] Rattay B, Benndorf RA. Drug-Induced Idiosyncratic Agranulocytosis – Infrequent but Dangerous. Front Pharmacol 2021;12:727717.

[21] Renoux C, Vahey S, Dell'Aniello S, Boivin JF: Association of Selective Serotonin Reuptake Inhibitors With the Risk for Spontaneous Intracranial Hemorrhage. JAMA Neurol 2017;74(2):173–180.

[22] Rondon-Berrios H, Berl T. Mild Chronic Hyponatremia in the Ambulatory Setting: Significance and Management. Clin J Am Soc Nephrol 2015;10(12):2268–2278.

[23] Solmi M, Murru A, Pacchiarotti I, et al. Safety, tolerability, and risks associated with first- and second-generation antipsychotics: a state-of-the-art clinical review. Ther Clin Risk Manag 2017;13:757–777.

[24] Sommer J, Seeling A, Rupprecht H: Adverse Drug Events in Patients with Chronic Kidney Disease. Associated with Multiple Drug Interactions and Polypharmacy. Drugs & Aging 2020;37:359–372.

[25] Sood S. Neutropenia with Multiple Antipsychotics Including Dose Dependent Neutropenia with Lurasidone. Clin Psychopharmacol Neurosci. 2017;15(4):413–415.

[26] Stamer UM, Stammschulte T, Erlenwein J et al.: Empfehlungen zur perioperativen Anwendung von Metamizol. Anästh Intensivmed 2019;60:403–409.

[27] Sui JD, Wang Y, Wan Y, Wu YZ. Risk of hematologic toxicities with programmed cell death-1 inhibitors in cancer patients: a meta-analysis of current studies. Drug design, development and therapy 2018;12:1645–1657.

[28] Tamanoi D, Saruwatari K, Imamura K et al.: A Case of Pembrolizumab-related Immune Thrombocytopenia in a Patient with Lung Adenocarcinoma Treated by Radiotherapy: Potential Immune-related Adverse Event Elicited by Radiation Therapy. Intern Med Advance 2022.

[29] Tazmini K, Nymo SH, Louch WE et al.: Electrolyte imbalances in an unselected population in an emergency department: A retrospective cohort study. PLoS One 2019;14(4):e0215673.

[30] Using Routine Electronic Medical Records. Front Pharmacol 2021;12:756207.

[31] Verzicco I, Regolisti G, Quaini F, et al.: Electrolyte Disorders Induced by Antineoplastic Drugs. Front Oncol 2020;10:779.

[32] Zieschang S: Hyperkaliämie im Praxisalltag. AVP 2019;46(1–2):59–64

[33] Wang M, Zhang L, Jia, M, *et al.* Syndrome of inappropriate antidiuretic hormone secretion is associated with different proton pump inhibitor use: a pharmacovigilance study. *BMC Nephrol* 2022;23:191

[34] Berends AMA, van der Horst-Schrivers ANA, Oosting SF, et al. Hypocalcemia induced by tyrosine kinase inhibitors: targeted treatment with ‚untargeted' side effects. Acta Oncol 2020;59(6):726–729

[35] Adhikari S, Mamlouk O, Rondon-Berrios H, Workeneh B: Hypophosphatemia in cancer patients. Clinical Kidney Journal 2021;14(10):2304–2315.

[36] Micke O, Vormann J, Classen HG, Kisters K: Magnesium: Bedeutung für die hausärztliche Praxis – Positionspapier der Gesellschaft für Magnesium-Forschung e.V Dtsch Med Wochenschr 2020;145(22):1628–1634

[37] Lazzerini PE, Bertolozzi I, Finizola F et al. Proton Pump Inhibitors and Serum Magnesium Levels in Patients With Torsades de Pointes. Front Pharmacol 2018;9:363

[38] Kieboom BCT, Zietse R, Ikram MA, Hoorn EJ, Stricker BH. Thiazide but not loop diuretics is associated with hypomagnesaemia in the general population. Pharmacoepidemiol Drug Saf 2018;27(11):1166–1173

12 Nebenwirkungen am Ohr

12.1 Einführung

Hörverlust ist langfristig mit Auswirkungen auf die Lebensqualität, insbesondere bei Kindern, Jugendlichen und älteren Erwachsenen, verbunden. Die klinischen Folgen sind vielfältig und umfassen u. a. Isolation, Verlust des Selbstwertgefühls und Abbau der kognitiven Fähigkeiten. Das gilt gleichermaßen für den Verlust der vestibulären Funktion.

Ototoxizität als eine unerwünschte Arzneimittelwirkung kann zu reversibel und irreversibel Schädigung der Innenohrstrukturen, einschließlich der Cochlea und das des Vestibularapparates führen mit vorübergehenden oder dauerhafteren Symptomen wie Hörverlust, Tinnitus und/oder Gleichgewichtsstörungen. Cochlea-Schäden manifestieren sich durch sensorischen neuralen Hörverlust und Tinnitus. Tinnitus kann mit Hörverlust verbunden sein oder ohne klinisch offensichtliche Hörveränderungen auftreten. Ohrgeräusche können auch eine Folge zentraler Arzneimittelwirkungen sein. Im Einzelfall kann die Unterscheidung zwischen arzneimittel- und krankheitsbedingtem Ereignis schwer sein. Ein beeinträchtigtes Hörvermögen im höheren Lebensalter stellt einen Risikofaktor für Stürze dar. Als wesentliche Ursachen gelten eine Beeinträchtigung des Richtungshören und der akustischen Orientierung. Hörstörungen können zahlreiche Folgeerkrankungen wie beispielsweise Depressionen, Demenz oder Verletzungen hervorrufen [13].

12.2 Anatomie

Das Ohr kann man anatomisch und funktionell in drei Abschnitte (siehe Abbildung 12.1) einteilen:

- Außenohr mit Ohrmuschel und Gehörgang → Schallsammlung
- Mittelohr mit Trommelfell und Gehörknöchelkette (Hammer, Amboß und Steigbügel) → Schallverstärkung
- Innenohr mit dem Gleichgewichtsorgan und Hörorgan (ovales Fenster, Gleichgewichtsorgan, Hörschnecke=Cochlea, Cortisches Organ) → Schallleitung durch Transmission.

Die Schallwellen aus der Luft werden so in das flüssige Medium des Innenohres übertragen und die Basilarmembran in Abhängigkeit der Schallfrequenz in oszillierende Schwingung versetzt mit Ausschlägen in unterschiedlichen Bereichen (höhe Töne kurz hinter dem ovalen Fenster, tiefe Töne bis in die Nähe der Schneckenspitze). Die Zilien der inneren Haarzellen verschieben sich gegeneinander und lösen durch sich verändernde Elektrolytkonzentrationen (Kalium, Natrium, Calcium) in den Lymphflüssigkeiten Aktionspotenziale aus (mechanoelektrische Signaltransduktion). An den inneren Haarzellen findet die mechanoelektrische Signaltransduktion statt. Über Axone des 8. Hirnnervens (Nervus vestibulocochlearis) gelangen die Aktionspotenziale in das Stammhirn und werden dort nach mehrfacher Verschaltung in

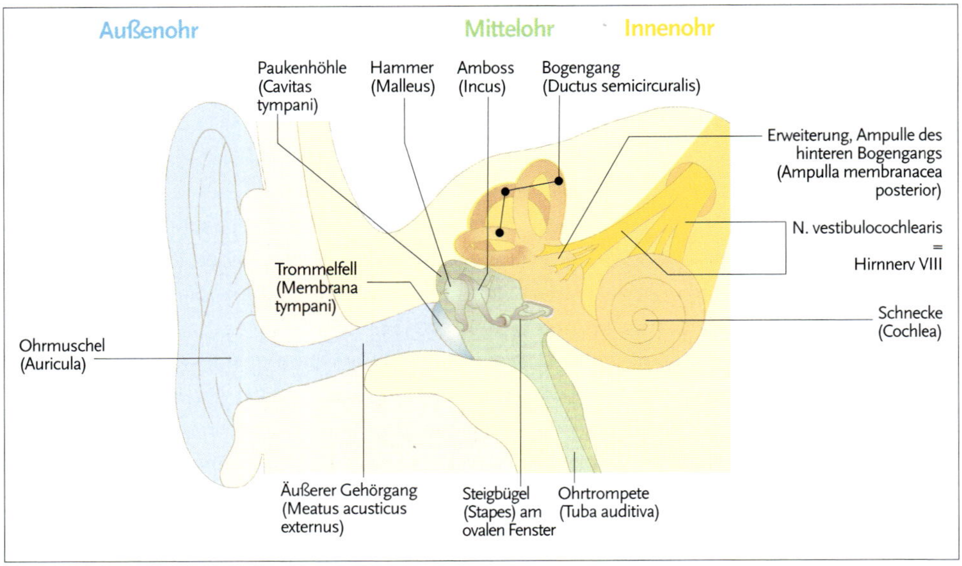

Abbildung 12.1: Anatomischer Aufbau des Ohres
© PZ Grafik Wosczyna

Kernkomplexen der zentralen Hörbahn an den auditiven Kortex im Temporallappen des Gehirns geleitet [12].

Jede Strukturschädigung zwischen äußerem Ohr und auditivem Kortex kann zur einem Hörverlust (Schwerhörigkeit) führen (siehe Tabelle 12.1). Auch eine Corona-Infektion kann sich auf die Funktionalität des Ohres auswirken mit Tinnitus (14,8 %), Hörverlust (7,6 %) sowie mit Gleichgewichtsproblemen und Schwindel (7,2 %) [1]. Letztlich können sich auch Effekte der Behandlung (Hydroxychloroquin, Azithromycin) überlagern. Medikamenten-induzierter Hörverlust betrifft im Allgemeinen zuerst die hohen Frequenzen durch Schädigung der äußeren Haarzellen an der Basis der Cochlea. Zu den bekanntesten ototoxischen Arzneimitteln gehö-

Tabelle 12.1: Überblick zu Auswirkungen von Strukturschäden am Ohr

Arten der Schwerhörigkeit	Ursache	Ohrstruktur	Beispiele
Schallleitungs-Schwerhörigkeit	Störung der Schalleitung	Ohrmuschel, Gehörgang, Mittelohr	Ohrenschmalzpfropfen, verstärkte Ohrenschmalzbildung
Schallempfindungs-Schwerhörigkeit	Störung der Haarzellen	Cochlea	Hörsturz, MS Infektionen, **Arzneimittel**
Neurale Schwerhörigkeit	Störung der Reizweiterleitung	Nervus vestibulocochlearis	Tumore, MS
Zentrale Schwerhörigkeit	Störung des Reizverarbeitung	Stammhirn, Hörrinde	Schlaganfall, MS, Blutungen, Hirntumor

ren die Aminoglykosid-Antibiotika (vestibulartoxisch: Gentamicin, cochleotoxisch: Amikacin), Platin-haltige Chemotherapeutika, Schleifendiuretika und Analgetika/Antiphlogistika. Bei einer Trommelfellperforation dürfen ototoxische Arzneistoffe nicht lokal (Tropfen, Salbe) verabreicht werden. Sie könnten in das Innenohr gelangen.

12.3 Risikofaktoren

Zahlreiche prädisponierenden Faktoren für arzneimittelbedingte Hörschäden sind bekannt: Alter, Geschlecht, Therapiedauer (Langzeittherapie > Kurzzeittherapie), Verabreichungsweg, Infusionsgeschwindigkeit (schnell > langsam), Dosierung, individuelle Empfindlichkeit, genetischen Faktoren, Polypharmazie sowie veränderter Nieren- und Leberfunktion. Die Prävalenz und Inzidenz dieser Faktoren müssen klinisch ermittelt werden, was jedoch durch die Variabilität der Krankengeschichte der Patienten erschwert ist [6,13].

Im Versorgungsalltag werden insbesondere bei *älteren Patienten* Tinnitus und Hörverlust als potenzielle arzneimittelinduzierte Nebenwirkung übersehen, da die Hörleistung mit dem Alter abnimmt und die zunehmende Gebrechlichkeit für neue Symptome verantwortlich gemacht wird.

Negative Auswirkungen auf das Ohr haben ebenfalls *chronische Erkrankungen* wie Bluthochdruck, Diabetes mellitus aber auch MS (Multiplen Sklerose). Bei der MS treten u. a. auf: Schwindel (20–35 %), Hörverlust (0,7–25 %) und Tinnitus (1 %) [20]. Die MS-Therapeutika (Immunstimulantien: Glatiramer 1,3 %; Immunspressiva: Natalizumab: 2,3 %) verursachen selten Schwindel [4].

Eine Studie zur Prävalenz der Polypharmazie ergab, dass über zwei drittel der Patienten mehr als fünf verschiedene Medikamente einnahmen, von denen wiederum bei 94 % potenziell ototoxische Arzneimitteln darunter waren, bei 10 % sogar fünf oder mehr („Oto-Polypharmazie") [6].

Bei einer arzneimittelbedingten Beeinträchtigung des Hörorgans ist nur eine Modifikation der derzeit verwendeten Pharmakotherapie ein rationelles Vorgehen. Dabei war bei 30 Patientenfällen mit Schwindel oder Tinnitus oft der Wechsel von Omeprazol auf Pantoprazol, der Wechsel auf ein weniger interaktionsbehaftetes Statin oder das Absetzen von Gingko (CYP3A4-Interaktion) erfolgreich [16].

Praxistipp
Vorsicht ist angebracht bei einer Multimedikation, denn Arzneimittel mit ototoxischen und schwindelauslösenden Nebenwirkungen können sich gegenseitig verstärken.

Die Wichtigkeit von Spontanmeldesystemen für das Sicherheitsprofil von Arzneistoffen zeigt sich auch beim medikamenteninduziertem Hörverlust, die mit ergänzenden Daten das Medikationsmanagement wertvoll unterstützen können. Patienten, die mit **Aminoglykosiden** behandelt werden, sollten engmaschig für mindestens 2 Wochen überwacht werden. Nach der Verabreichung von **Makroliden** (Erythromycin, Azithromycin), **Pneumokokken-Impfstoffen** und **Carbamazepin** kann es erforderlich sein, Patienten einige Tage lang auf Hörverlust zu überwachen. Eine sorgfältige Beobachtung für mehrere Monate wird empfohlen bei **Platinverbindungen**, **Sulfonamiden** (Furosemid, Torasemid), **Interferone** und **Virostatika** zur Behandlung von HCV-Infektionen. Bei TKIs und monoklonalen Antikörpern gegen Krebs wurden keine Risikosignale für Hörverlust ermittelt [18].

Die fehlende Evidenz zum ototoxischen Risiko vieler neuer Arzneistoffe auch gegen die COVID-19-Infektion macht eine Überwachung notwendig. Nach der Behandlung von COVID-19 mit Virustatika, monoklonalen Antikörpern sowie nach Impfung wurden Nebenwirkung im audio-vestibulären Bereich berichtet (u. a. Schwindel, verschwommenes Sehen mit Schwindel, Tinnitus). Insgesamt sind diese Nebenwirkungen selten oder mit derzeit unbekannter Häufigkeit [19].

Vor einer Behandlung mit ototoxischen Mitteln sollten Ärzte nach Möglichkeit das Hörvermögen messen und es auch unter der Therapie weiterhin regelmäßig überwachen. Generell gilt bei Anwendung von ototoxischen Substanzen, dass eine gleichzeitige Gabe anderer potenziell oto- und/oder nephrotoxischer Substanzen zu meiden ist, insbesondere bei älteren und/ oder bereits schwerhörigen Patienten. Während einer Schwangerschaft sollten ototoxische Antibiotika vermieden werden, da sie das fetale Labyrinth schädigen können. Für Patienten, die ototoxische Medikamente mit reversiblen Nebenwirkungen erhalten, müssen die Patienten keinem routinemäßigen Hörscreening unterzogen werden, es sei denn, es treten subjektive Hörveränderungen, Tinnitus- oder Gleichgewichtsfunktion auf [8].

765 Arzneistoffe wurden bewertet und eingeteilt nach Schädigungsmuster/pharmakologischem Mechanismus: ototoxisches Arzneimittel; Arzneimittel, die Tinnitus hervorrufen; Arzneimittel, die Schwindel oder Benommenheit hervorrufen; Medikamente, die generelle Hörstörungen hervorrufen und der Nebenwirkungshäufigkeit [2]. Eine Arzneistoffauswahl findet sich in Tabelle 12.2.

Tabelle 12.2: Arzneimittelbedingtes Schädigungsmuster am Ohr und Häufigkeiten (a: sehr häufig, b: häufig, c: gelegentlich, d: selten, e: sehr selten, + (k.A.): unbekannt, FI: Fachinformation) [2]

Arzneistoffgruppen	Arzneistoff	Schädigungsmuster			
		ototoxisch	Tinnitus	Schwindel/ Benommenheit	Hörstörungen
ZNS und Bewegungsapparat					
Antiepileptika	Carbamazepin			e	
	Gabapentin		+ (k.A.)	b	
	Valproinsäure			b	
Analgetika	Acetylsalicylsäure	+ (k.A.)	+ (k.A.)	+ (k.A.)	
	Buprenorphin		d	b	
	Diclofenac		e	e	
	Ibuprofen		d	d	
Antirheumatika	Hydroxychloroquin	c	+ (k.A.)	b	
	MTX		d	c	

Fortsetzung Tabelle 12.2: Arzneimittelbedingtes Schädigungsmuster am Ohr und Häufigkeiten (a: sehr häufig, b: häufig, c: gelegentlich, d: selten, e: sehr selten, + (k.A.): unbekannt, FI: Fachinformation) [2]

Arzneistoffgruppen	Arzneistoff	Schädigungsmuster			
		ototoxisch	Tinnitus	Schwindel/ Benommenheit	Hörstö- rungen
Tranquilizer	Oxazepam			+ (k.A.)	
Muskelrelaxantien	Baclofen			+ (k.A.)	
Sedativa	Doxylamin		+ (k.A.)		
	Zopiclon			+ (k.A.)	
Antiemetika	Ondansetron			d	
	Palonosetron		c	b	
Antidepressiva	Amitripylin		+ (k.A.)	+ (k.A.)	
	Citalopram		b	b	
	Doxepin		+ (k.A.)	+ (k.A.)	
	Sertralin		+ (k.A.)	a	
	Venlafaxin		b	b	
Dopaminagonisten	Pramipexol			b	
Lokalanästhetika	Lidocain	+ (k.A.)	+ (k.A.)	+ (k.A.)	
Anti-Infektiva					
Antibiotika	Azithromyzin	+ (k.A.)		b	
	Ciprofloxacin	+ (k.A.)			
	Gentamicin	+ (k.A.)			
	Minocyclin	+ (FI:d)	e (FI:d)	+ (k.A.)	
	Moxifloxacin			b	d
	Vancomycin	d	d	d	
Tuberkulostatika	Isoniazid	+ (k.A.)	+ (k.A.)	+ (k.A.)	
Antimykotika	Terbinafin			+ (k.A.)	+ (k.A.)
	Posaconazol			c	d
	Voriconazol		d	b	d
Anthelminthika	Metronidazol			e	
Virusstatika	Emtricitabin			b	

Fortsetzung Tabelle 12.2: Arzneimittelbedingtes Schädigungsmuster am Ohr und Häufigkeiten (a: sehr häufig, b: häufig, c: gelegentlich, d: selten, e: sehr selten, + (k.A.): unbekannt, FI: Fachinformation) [2]

Arzneistoffgruppen	Arzneistoff	Schädigungsmuster			
		ototoxisch	Tinnitus	Schwindel/ Benommenheit	Hörstö-rungen
	Emtricitabin + Tenofovir			a	
	Zidovudin			+ (k.A.)	
	Zidovudin + Lamivudin			d	
Herz und Gefäße					
Alpharezeptoren-blocker	Doxazosin		+ (k.A.)	b	
	Tamsulosin			b	
Betarezeptoren-blocker	Bisoprolol			b	
	Metoporolol	c (FI:e)	a (FI:e)		
Cholesterinsenker	Atorvastatin		+ (k.A.)	+ (k.A.)	
	Simvastatin			d	
	Rosuvastatin			b	
Vasodilatatoren	Sildenafil		c	b	
	Tadalafil		c	+ (k.A.)	
Niere und Blase					
Diuretika	Hydrochlorothiazid			+ (k.A.)	
	Furosemid	d	d		
	Torasemid	e	e		
Spasmolytika	Tolterodin			b	
Sonstige					
Antiallergika	Cetirizin			d	
Onkologika	Cisplatin	a			
	Paclitaxel	e	c (FI:e)	c (FI:e)	
TKI	Bosutinib		c		
	Imatinib		c	c	
	Sorafenib		b		
	Sunitinib			b	

Fortsetzung Tabelle 12.2: Arzneimittelbedingtes Schädigungsmuster am Ohr und Häufigkeiten (a: sehr häufig, b: häufig, c: gelegentlich, d: selten, e: sehr selten, + (k.A.): unbekannt, FI: Fachinformation) [2]

Arzneistoffgruppen	Arzneistoff	Schädigungsmuster			
		ototoxisch	Tinnitus	Schwindel/ Benommenheit	Hörstö- rungen
PPI	Omeprazol			c	
	Pantoprazol			d	
MRT-Kontrastmittel			+ (k.A.)		
Prostaglandine	Travoprost		+ (k.A.)	+ (k.A.)	

12.4 Hörverlust

Während die Ototoxizität von Makroliden, Schleifendiuretika, NSAID und Chinin reversibel ist, sind die Schädigungen durch Platin-haltige Alkylanzien und Aminoglykosid-Antibiotika irreversibel.

Der Hörverlust durch **Platinverbindungen** ist je nach Gesamtdosis und Art der verwendeten Verbindung unterschiedlich. Cisplatin ist die am stärksten ototoxische Platinverbindung, während Oxaliplatin am wenigsten ototoxisch ist. Freie Radikale bewirken hier unumkehrbare Veränderungen an den Haarzellen des Innenohres. Hier ist die Einhaltung bestimmter Grenzdosen als Schwelle für eine signifikante Ototoxizität essenziell (kumulative Cisplatin-Exposition: Kinder 400 mg/m^2, Erwachsene 600 mg/m^2), wobei diese in Kombination mit Carboplatin sinkt [10,12]. Bei geringeren Dosierungen sollten die Patienten auf die erhöhte Sensibilität des Hörorgans nach Cisplatin-Chemotherapie für andere ototoxische Noxen, wie z. B. Lärm, hingewiesen werden [12].

Beim Einsatz von **Gentamicin** bei Neugeborenen sind niedrige Ototoxizitätsraten durch folgende etablierte Managementaspekte zu erzielen: geringe Behandlungsdauer (5–7 Tage), verlängertes Dosierungsintervall (alle 24–48h) und keine Kombination mit Schleifendiuretika oder anderen ototoxischen Arzneistoffen [7]. Andere Antibiotika sind bisher schwer einzuordnen. Beim Vancomycin sollten Neugeborene, insbesondere solche mit sehr niedriges Geburtsgewicht, vor der Behandlung einem Hörtest unterzogen werden sowie zur Entlassung [11].

Die regelmäßige Anwendung von **NSARs** kann das Risiko eines Hörverlusts erhöhen und die Auswirkungen könnten bei jüngeren Personen größer sein. Daher sind bei der Verschreibung von NSARs besondere Vorsichtsmaßnahmen zu treffen. Eine längere Einnahmedauer von Ibuprofen oder Paracetamol war mit einem signifikant höheren Risiko für Hörverlust verbunden. Für Acetylsalicylsäure in der üblichen Dosis fand sich das nicht. Hörverlust ist eine etablierte Nebenwirkung höherer Aspirin-Dosen (über 1–3 Gramm > 500 mg > 325 mg). Das Risiko im Rahmen der Selbstmedikation lässt sich durch einen kurzzeitige, niedrig-dosierten Analgetikaeinsatz minimieren.

Für folgende Arzneistoffe zeigten sich signifikante Risikosignale im italienischen Spontanmeldesystem (ROR >3) für Hörverlust [3]: Azithromycin, Clarithromycin, Methotrexat, Paclitaxel, Pemetrexed, Rituximab, Thalidomid, Vancomycin, Vincristin, Vinorelbin.

12.5 Tinnitus

Ein unmittelbarer Zusammenhang scheint wahrscheinlich, wenn der Tinnitus in zeitlicher Nähe zu der Medikamenteneinnahme aufgetreten ist. Nach Absetzen des Arzneimittels bildet sich die Nebenwirkung „Tinnitus" in fast allen Fällen zurück. Ein dauerhafter Tinnitus als Medikamentennebenwirkung ist für die Wirkstoffe Gentamicin und Cisplatin bekannt. Für folgende Arzneistoffe zeigten sich signifikante Risikosignale im italienischen Spontanmeldesystem (ROR >4) für Tinnitus [3]:

- Herz-Kreislauf (Doxazosin, Bisoprolol, Nebivolol, Ramipril, Irbesartan)
- Antiinfektiva (Ethambutol, Efavirenz, Sofosbuvir/Ledipasvir, Moxifloxacin)
- Immunsupressiva (Abatacept)
- Onkologika (Etoposide)

Erste Anzeichen von Ototoxizität können bei **Aminoglykosiden** bereits etwa vier Stunden nach Applikation in Form eines Tinnitus auftreten.

Der Gebrauch von **Makroliden** erhöht das Tinnitusrisiko um 25 % und scheint dosisabhängig zu sein (>14 DDD > 1–14 DDD). Diese zusätzliche reversible Nebenwirkung sollte bei längerer Therapie beachtet werden [14].

Für **Fluorochinolone** liegen einige Fallberichte zu seltenen und schwerwiegenden Ereignissen mit Tinnitus und/oder Gehörverlust vor. Basierend auf Zeitpunkt und Betrachtung anderer möglicher Risikofaktoren wurde Moxifloxacin in einem Fallbericht (Frau, 76 J.) als wahrscheinlicher reversibler Auslöser für Tinnitus eingestuft [9].

Die Anwendung von **PPI** bei Typ-2-Diabetikern war in einer Kohortenstudie mit einem erhöhten Risiko für Schwerhörigkeit oder Tinnitus (HR 1,50, 95 % KI 1,40–1,61) assoziiert [17]. Der PPI-Einsatz sollte daher auch unter Berücksichtigung dieses Risikos sorgfältig abgewogen werden, Die Mechanismen des PPI-Einflusses auf das Gehör sind komplex. Eine durch PPI verursachte Beeinträchtigung tritt erst nach Monaten oder sogar Jahren der Anwendung auf, was die Diagnose Hörverlust durch PPI-Nutzung erschwert [15].

Die Nurses Health Study II ermittelte bei jüngeren Frauen unter häufiger Einnahme von Aspirin (>4 Tage/Woche) in moderater Dosis ein höheres Tinnitus-Risiko. Die häufige Anwendung von NSAID und die häufige Anwendung von Paracetamol waren bei allen Frauen mit einem höheren Risiko für das Auftreten von anhaltendem Tinnitus verbunden, und das Ausmaß der Risiken war mit zunehmender Anwendungshäufigkeit tendenziell größer [5].

12.6 Schwindel/Benommenheit

Nicht selten sind **Schwindelzustände** der Einordnung „Benommenheit" bei Einnahmebestimmter Medikamente sowie bei Patienten mit erheblichen Stoffwechselstörungen (Hypo- und Hyperglykämie; Nieren- oder Leberinsuffizienz) zu finden. Der Schwindel legt sich nach Absetzen des Medikamentes.

Praxistipp
Symptome wie verminderte Hörwahrnehmung, Schwindel und Gangunsicherheit sollten in der Apotheke regelmäßig erfragt werden. Durch frühzeitiges Erkennen lassen sich schwere Hör- und Gleichgewichtsstörungen vorbeugen.

12.7 Literatur Kapitel Ohr

[1] Almufarrij I, Munro KJ. One year on: an updated systematic review of SARS-CoV-2, COVID-19 and audio-vestibular symptoms. Int J Audiol 2021;60(12):935–945

[2] Altissimi G, Colizza A, Cianfrone G, de Vincentiis M, Greco A, Taurone S, Musacchio A, Ciofalo A, Turchetta R, Angeletti D, Ralli M. Drugs inducing hearing loss, tinnitus, dizziness and vertigo: an updated guide. Eur Rev Med Pharmacol Sci 2020 ;24(15):7946–7952

[3] Barbieri MA, Cicala G, Cutroneo PM, et al. Ototoxic Adverse Drug Reactions: A Disproportionality Analysis Using the Italian Spontaneous Reporting Database. Frontiers in Pharmacology 2019;10:1161

[4] Barbieri MA, Sorbara EE, Battaglia A et al. Adverse Drug Reactions with Drugs Used in Multiple Sclerosis: An Analysis from the Italian Pharmacovigilance Database. Front Pharmacol 2022;13:808370

[5] Curhan SG, Glicksman J, Wang M et al. Longitudinal Study of Analgesic Use and Risk of Incident Persistent Tinnitus. J GEN INTERN MED 2022;37:3653–3662

[6] Jeong SS, Chen T, Timor TA, Busch AL, Meyer TA, Nguyen SA, Rizk HG. Prevalence of Polypharmacy in Patients With Vestibular and Balance Complaints. Ear Hear 2022, PMID: 36377041

[7] Ekmen S, Dogan E. Evaluation of Gentamicin Ototoxicity in Newborn Infants: A Retrospective Observational Study. Int J Pediatr 2021;9(3):13137–13144

[8] Lindeborg MM, Jung DH, Chan DK, Mitnick CD. Prevention and management of hearing loss in patients receiving ototoxic medications. Bull World Health Organ 2022;100(12):789–796 A.

[9] Onoh A, Linnebur SA, Fixen DR. Moxifloxacin-induced tinnitus in an older adult. Ther Adv Drug Saf. 2018;9(4):219–221

[10] Patatt FSA, Gonçalves LF, Paiva KM, Haas P. Ototoxic effects of antineoplastic drugs: a systematic review. Braz J Otorhinolaryngol 2022;88(1):130–140

[11] Rybak LP, Ramkumar V, Mukherjea D. Ototoxicity of Non-aminoglycoside Antibiotics. Front Neurol. 2021;12:652674

[12] Schermeyer L. Der intervallkorrigierte Hörverlust nach Cisplatin-basierter Radiochemotherapie von Patientinnen mit Zervixkarzinom, Dissertation Berlin, 2018.

[13] Steyger PS. Mechanisms of Aminoglycoside- and Cisplatin-Induced Ototoxicity. American Journal of Audiology 2021;30:887–900

[14] Vanoverschelde A, Oosterloo BC, Ly NF et al. Macrolide-associated ototoxicity: a cross-sectional and longitudinal study to assess the association of macrolide use with tinnitus and hearing loss. J Antimicrob Chemother 2021;76(10):2708–2716

[15] Wiciński M, Malinowski B, Puk O, Górski K, Adamkiewicz D, Chojnacki G, Walczak M, Wódkiewicz E, Szambelan M, Adamska P, Skibińska K, Socha M, Słupski M, Pawlak-Osińska K. Possible Effects of Proton Pump Inhibitors on Hearing Loss Development. Biomed Res Int 2019;2019:4853695

[16] Woroń J, Jurkiewicz D, Rapiejko P et al. Drug-induced diseases in otolaryngology – causes, clinical signs, treatment. Otolaryngol Pol 2021;75(2):1–5

[17] Yee J, Han HW, Gwak HS. Proton pump inhibitor use and hearing loss in patients with type 2 diabetes: Evidence from a hospital-based case-control study and a population-based cohort study. Br J Clin Pharmacol 2022;88(6):2738–2746

[18] Tanaka M, Hasegawa S, Nakao S et al. Analysis of drug-induced hearing loss by using a spontaneous reporting system database. PLoS One 2019;14(10):e0217951

[19] Skarzynska MB, Matusiak M, Skarzynski PH. Adverse Audio-Vestibular Effects of Drugs and Vaccines Used in the Treatment and Prevention of COVID-19: A Review. *Audiol Res* 2022;*12*(3):224–248.

[20] Ralli M, Di Stadio A, Visconti IC. Otolaryngologic Symptoms in Multiple Sclerosis: A Review. The International Tinnitus Journal 2018;22(2):160–169

13 Stichwortverzeichnis